神经内科专科护士实用手册

主　编　宿长军　王线妮　蒋　玮

副主编　徐　萍　彭阿丽　唐宝丽　闫　荣　卫　攀

编　者　（按姓氏笔画排序）

王　丽	王　越	王海荣	王薇薇	巨　婷
朱　莹	朱小宇	任凯夕	任婷婷	刘　煜
刘阿妮	刘静莉	齐　敏	闫　旭	杜　婴
李　川	李　沛	杨勋欢	张　静	张　娜
张　巍	张小娜	张园园	张阳阳	陈　玲
陈德凤	和晓莉	金　鑫	赵　幸	赵　超
赵代弟	赵笑非	姚　楠	袁琰琴	高露露
郭　俊	郭　睿	常　婷	康　锦	谢　明
雷巧玲	魏　娟			

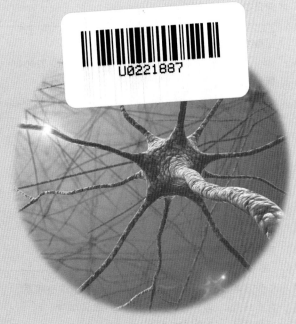

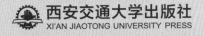
西安交通大学出版社
XI'AN JIAOTONG UNIVERSITY PRESS

图书在版编目(CIP)数据

神经内科专科护士实用手册/宿长军,王线妮,蒋玮主编. —西安:西安交通大学出版社,2023.4

ISBN 978 - 7 - 5605 - 8999 - 2

Ⅰ.①神⋯ Ⅱ.①宿⋯ ②王⋯ ③蒋⋯ Ⅲ.①神经系统疾病-护理-手册 Ⅳ.①R473.74 - 62

中国版本图书馆 CIP 数据核字(2021)第 264115 号

Shenjing Neike Zhuanke Hushi Shiyong Shouce

书 名	神经内科专科护士实用手册	
主 编	宿长军 王线妮 蒋 玮	
责任编辑	李 晶	
责任校对	秦金霞	

出版发行 西安交通大学出版社
         (西安市兴庆南路 1 号 邮政编码 710048)
网 址 http://www.xjtupress.com
电 话 (029)82668357 82667874(市场营销中心)
         (029)82668315(总编办)
传 真 (029)82668280
印 刷 西安五星印刷有限公司

开 本 787mm×1092mm 1/16 印张 17.5 字数 384 千字
版次印次 2023 年 4 月第 1 版 2023 年 4 月第 1 次印刷
书 号 ISBN 978 - 7 - 5605 - 8999 - 2
定 价 99.00 元

前　言

　　近年来，随着神经科学的迅速发展，新知识、研究成果和临床经验不断涌现，神经病学已成为生命科学的重要领域之一。神经内科护理学作为神经科学的重要分支学科，面临着更多理论和实践的挑战。

　　护士是最贴近患者、与患者接触最多的工作人员。精心有效的护理能够及时发现患者细微的病情变化、观察治疗用药的效果、减少并发症的发生，从而促进患者疾病康复和心理健康，这就要求护士必须具备更高的专业素质和人文素养。随着诊疗技术的发展和医学分科的不断细化，借鉴国外经验，结合我国实际，护理专科化是护理发展的必然趋势，专科护理使护士角色需求向更加精、专的方向发展，而专科护士的发展也受到了政府和护理学术界的重视与支持。专科护士经过专门培训，进入临床进行护理服务，力求具备丰富的工作经验、扎实的理论知识、熟练的护理技术等，为患者提供专业化服务，因此，培养专科护士是提高护理专业技术水平和促进护理专业发展的重要策略和方法。神经系统是人体最精细、结构和功能最复杂的系统，神经系统疾病具有发病急、病情变化快和病因复杂等特点，专科性强，对护士的责任心、理论知识、技术水平和急救能力等均有很高的要求，为此我们参考国内外相关文献，并结合多年临床实践编写了本书，以飨读者。

　　本书紧密结合临床护理工作，详细介绍了神经内科疾病护理方面的知识和技能，具有较强的实用性及可操作性。全书共八章，内容包括神经系统解剖、神经系统专科检查、神经系统体格检查及护理评估、神经内科常见疾病诊治与护理、神经内科常见并发症护理、神经内科重症监护、神经内科康复治疗与护理，以及神经内科护理管理。

　　本书在编写过程中得到多位神经病学专家、护理专家及同仁的帮助和指导。希望本书能为神经内科护理临床工作提供全面、专业、规范化指导，在保障患者安全的基础上，有力推动护理服务能力和服务质量的提升。本书适合神经内科专科护士、护理专业学生和进修护士阅读。神经内科专科护士可通过本书掌握常见专科疾病的护理方法和最新理念，以提升临床护理水平；护理专业学生可了解神经内科具体护理工作方法，也可有效补充护理本科所学知识；进修护士可通过本书提高自身在神经内科临床护理工作的规范性。

　　由于编写时间和水平有限，本书在内容方面难免存在不足，恳请读者和专家不吝赐教，使之不断完善。

宿长军

2022 年 12 月

目　录

第一章

神经系统解剖

神经系统分为中枢神经系统和周围神经系统。神经系统借助感受器接受内、外环境的各种信息，通过周围神经将信息传入脊髓和脑的各级中枢进行整合，然后在神经系统的统一调节和控制下，互相影响，互相协调，互相制约，完成一系列的生理功能，维持机体内环境的稳定并适应外环境的变化，保证生命活动的正常进行。

第一节　中枢神经系统

中枢神经系统(central nervus system，CNS)包括脑和脊髓，脑分为大脑、间脑、脑干和小脑等部分，脊髓由含有神经细胞的灰质和含上行及下行传导束的白质组成。不同的神经结构受损后，其临床症状各有特点。

一、大脑半球

大脑半球(cerebral hemisphere)的表面由大脑皮质所覆盖，在脑表面形成脑沟和脑回，内部为白质、基底核及侧脑室。两侧大脑半球由胼胝体连接。每侧大脑半球借中央沟、大脑外侧裂和其延长线、顶枕沟和枕前切迹的连线分为额叶、顶叶、颞叶和枕叶(图1-1)，此外，大脑还包括位于大脑外侧裂深部的岛叶和位于半球内侧面的边缘系统(由边缘叶、杏仁核、丘脑前核、下丘脑等组成)。

两侧大脑半球的功能不完全对称，按功能分为优势半球和非优势半球。优势半球为在语言、逻辑思维、分析综合及计算功能等方面占优势的半球，多位于左侧，只有一小部分右利手和约半数左利手者可能在右侧。非优势半球多为右侧大脑半球，主要在音乐、美术、综合能力、空间、几何图形和人物面容的识别及视觉记忆功能等方面占优势。大脑半球不同部位的损害可产生不同的临床症状。

(一)额叶

额叶(frontal lobe)占大脑半球表面的前1/3，位于外侧裂上方和中央沟前方，是大脑半球主要功能区之一。额叶的主要功能与精神、语言和随意运动有关。

(二)顶叶

顶叶(parietal lobe)位于中央沟后、顶枕沟前和外侧裂延线的上方。前面以中央沟与额叶分界，后面以顶枕沟和枕前切迹的连线与枕叶分界，下面以外侧裂与颞叶分界。中央沟与中央后沟之间为中央后回，为大脑皮质感觉区。中央后回后面有横行的顶间沟，将顶叶分为顶上小叶和顶下小叶。顶下小叶由围绕外侧裂末端的缘上回和围绕颞上沟终点的角回组成。

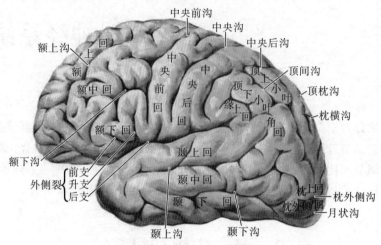

图 1-1 大脑半球外侧面

顶叶主要有以下功能分区。

（1）皮质感觉区：为中央后回深、浅感觉的皮质中枢，接受对侧肢体的深、浅感觉信息（图 1-2）。顶上小叶为触觉和实体觉的皮质中枢。

（2）运动中枢：位于优势半球的缘上回，与复杂动作和劳动技巧有关。

（3）视觉性语言中枢：又称阅读中枢，位于角回，靠近视觉中枢，为理解看到的文字和符号的皮质中枢。

（三）颞叶

颞叶（temporal lobe）位于外侧裂的下方，顶枕沟前方。颞叶的主要功能区如下。

（1）感觉性语言中枢：位于优势半球颞上回后部。

（2）听觉中枢：位于颞上回中部及颞横回。

（3）嗅觉中枢：位于钩回和海马回前部，接受双侧嗅觉纤维的传入。

（4）颞叶前部：与记忆、联想和比较等高级神经运动有关。

（5）颞叶内侧面：与记忆、精神、行为和内脏功能有关。

（四）枕叶

枕叶（occipital lobe）位于顶枕沟和枕前切迹连线的后方，为大脑半球后部的小部分。枕叶主要功能与视觉有关。

（五）岛叶

岛叶（insular lobe）又称脑岛，呈三角形岛状，位于外侧裂深面，被额叶、顶叶、颞叶所覆盖。岛叶的功能与内脏感觉和运动有关。刺激岛叶可以引起人体内脏运动改变，如唾液分泌增加、恶心、呃逆、胃肠蠕动增加和饱胀感等。岛叶损害多引起内脏运动和感觉的障碍。

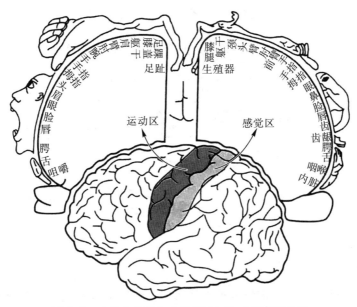

图 1-2 人体各部位与皮质运动区和感觉区的关系

（六）边缘叶

边缘叶（limbic lobe）由半球内侧面位于胼胝体周围和侧脑室下角底壁的一圆弧形结构构成，包括隔区、扣带回、海马回和钩回。边缘叶与杏仁核、丘脑前核、下丘脑、中脑被盖、岛叶前部、额叶眶面等结构共同组成边缘系统。边缘系统损害时可出现情绪及记忆障碍、行为异常、幻觉、反应迟钝等精神障碍及内脏活动障碍。

二、内囊

内囊（internal capsule）是宽厚的白质层，位于尾状核、豆状核及丘脑之间，其外侧为豆状核，内侧为丘脑，前内侧为尾状核，由纵行的纤维束组成，向上呈放射状投射至皮质各部。

完全性内囊损害可出现偏瘫、偏身感觉障碍、偏盲，多见于脑出血及脑梗死等。

部分性内囊损害可出现偏瘫、偏身感觉障碍、偏盲、共济失调、一侧中枢性面舌瘫或运动性失语等。

三、基底神经节

基底神经节（basal ganglia）亦称基底核，位于大脑白质深部，主要由尾状核、豆状核、屏状核、杏仁核组成（图 1-3）。尾状核和豆状核合称为纹状体。豆状核包括壳核和苍白球两部分。另外，红核、黑质及丘脑底核也参与基底核系统的组成。基底神经节与大脑皮质及小脑协同调节随意运动、肌张力和姿势反射，也参与复杂行为的调节。

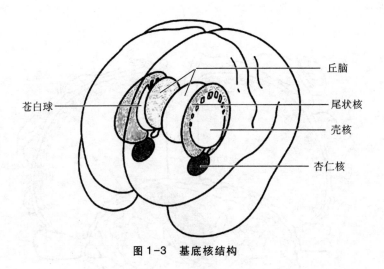

图 1-3　基底核结构

丘脑

尾状核

壳核

杏仁核

苍白球

四、间脑

间脑(diencephalon)位于两侧大脑半球之间，是脑干与大脑半球连接的中继站。间脑前方以室间孔与视交叉上缘的连线为界，下方与中脑相连，两侧为内囊(图 1-4)。间脑包括丘脑、上丘脑、下丘脑和底丘脑四部分。间脑病变多无明显定位体征，此区占位病变与脑室内肿瘤相似，临床上常称为中线肿瘤，主要表现为颅内压增高症状，临床定位较困难，需要全面分析。

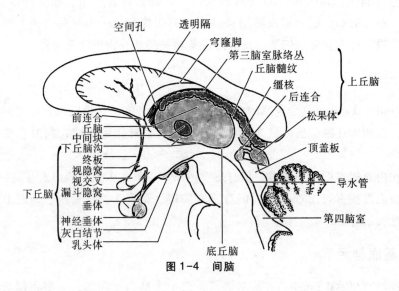

图 1-4　间脑

(一) 丘脑

丘脑(thalamus)是间脑中最大的卵圆形灰质团块，对称分布于第三脑室两侧(图 1-5)。丘脑是各种感觉(嗅觉除外)传导的皮质下中枢和中继站，其对运动系统、感觉系统、边缘系统、上行网状系统和大脑皮质的活动发挥着重要作用。

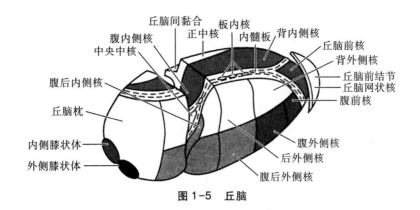

图 1-5　丘脑

（二）下丘脑

下丘脑（hypothalamus）又称丘脑下部。下丘脑是调节内脏活动和内分泌活动的皮质下中枢，下丘脑的某些细胞既是神经元又是内分泌细胞。下丘脑对体温、摄食、水盐平衡和内分泌活动进行调节，同时也参与情绪活动。

（三）上丘脑

上丘脑（epithalamus）位于丘脑内侧，第三脑室顶部周围。上丘脑的病变常见松果体肿瘤，患者可出现由肿瘤压迫中脑四叠体而引起的帕里诺综合征，表现为：①瞳孔对光反射消失。②眼球垂直同向运动障碍，特别是向上的凝视麻痹。③神经性聋。④小脑性共济失调，症状多为双侧。

（四）底丘脑

底丘脑（subthalamus）外邻内囊，位于下丘脑前内侧，是位于中脑被盖和背侧丘脑的过渡区域，红核和黑质的上端也伸入此区。底丘脑核损害时可出现对侧以上肢为重的舞蹈运动，表现为连续的不能控制的投掷运动，称偏身投掷运动。

五、脑干

脑干（brain stem）上与间脑相连，下与脊髓相连，包括中脑、脑桥和延髓。内部结构主要由神经核、上行传导束、下行传导束和网状结构组成。

（1）脑干神经核：为脑干内的灰质核团（图1-6）。

（2）脑干传导束：为脑干内的白质，包括深感觉传导束、浅感觉传导束、锥体束、锥体外通路及内侧纵束等。

（3）脑干网状结构：脑干中轴内呈弥散分布的胞体和纤维交错排列的网状区域，称网状结构，其中细胞集中的地方称为网状核，与大脑皮质、间脑、脑干、小脑、边缘系统及脊髓均有密切而广泛的联系。在脑干网状结构中有许多神经调节中枢，如心血管运动中枢、血压反射中枢、呼吸中枢及呕吐中枢等，这些中枢在维持机体正常生理活动中起着重要的作用。

六、小脑

小脑（cerebellum）位于后颅窝，小脑幕下方，脑桥及延髓的背侧。上方借小脑幕与枕叶隔开，下方为小脑延髓池，腹侧为脑桥和延髓，其间为第四脑室。小脑以小脑下脚(绳状体)、中脚(脑桥臂)、上脚(结合臂)分别与延髓、脑桥及中脑相连。小脑的功能主要是维持躯体平衡，控制姿势和步态，调节肌张力和协调随意运动的准确性。

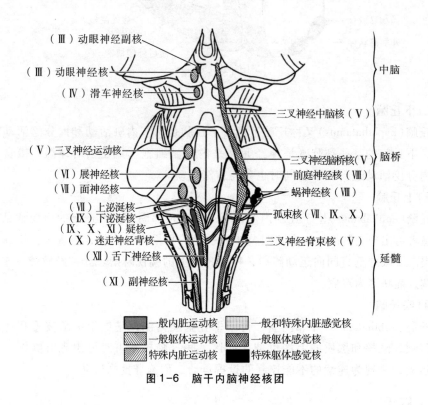

图1-6　脑干内脑神经核团

七、脊髓

脊髓(spinal cord)呈微扁圆柱体，位于椎管内，为脑干向下延伸部分。脊髓由含有神经细胞的灰质和含上行传导束及下行传导束的白质组成。脊髓发出31对脊神经，分布在四肢和躯干，也是神经系统的初级反射中枢。正常的脊髓活动是在大脑的控制下完成的。

脊髓有传导和反射两大功能。脊髓中大量的神经细胞是各种感觉及运动神经冲动传导的中转站，上行传导束及下行传导束在各种感觉及运动冲动的传导中起重要作用。此外，脊髓的独特功能——脊髓反射分为躯体反射和内脏反射，前者指骨骼肌的反射活动，如牵张反射、屈曲反射和浅反射等；后者指一些躯体—内脏反射、内脏反射和内脏—躯体反射，如竖毛反射、膀胱排尿反射和直肠排便反射等。

第二节　脑与脊髓的血管

一、脑的血管

(一)脑的动脉

脑的动脉来源于颈内动脉和椎动脉(图1-7)。以顶枕沟为界,大脑半球前2/3和部分间脑由颈内动脉分支供应,大脑半球后1/3及部分间脑、脑干和小脑由椎基底动脉供应。由此,脑的动脉分为颈内动脉系和椎基底动脉系。

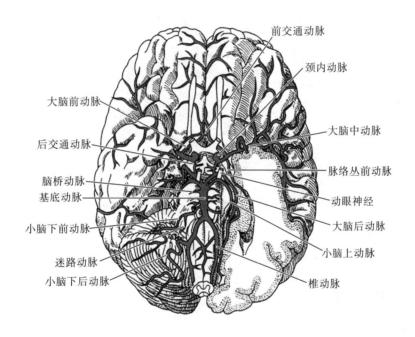

前交通动脉
颈内动脉
大脑前动脉
后交通动脉
脑桥动脉
基底动脉
小脑下前动脉
迷路动脉
小脑下后动脉
大脑中动脉
脉络丛前动脉
动眼神经
大脑后动脉
小脑上动脉
椎动脉

图1-7　脑的动脉(底面观)

(二)脑的静脉

脑的静脉分为大脑浅静脉和大脑深静脉两组。

(1)大脑浅静脉:分为大脑上静脉、大脑中浅静脉及大脑下静脉三组,收集大脑半球外侧面、内侧面及脑岛的血液,汇入脑各静脉窦,并与大脑内静脉相吻合(图1-8a)。

(2)大脑深静脉:包括大脑内静脉和大脑大静脉(图1-8b)。

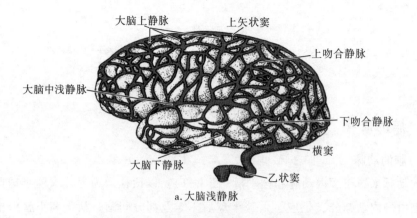

a.大脑浅静脉

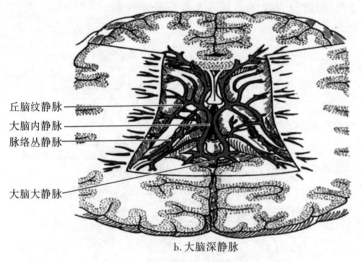

b.大脑深静脉

图1-8 脑的静脉

二、脊髓的血管

(一)脊髓的动脉

脊髓的动脉血液供应来自椎动脉的脊髓前动脉、脊髓后动脉及根动脉。在椎动脉下行过程中，不断得到根动脉的增强，共同为脊髓提供血液(图1-9)。

根据脊髓动脉分布的特点，循环量不充足的节段常位于相邻的两条根动脉分布区交界处，T_4 和 L_1 处脊髓最易发生供血不足。

(二)脊髓的静脉

脊髓的静脉主要由脊髓前静脉和脊髓后静脉引流至椎静脉丛，后者向上与延髓静脉相通，在胸段与胸内奇静脉及上腔静脉相通，在腹部与下腔静脉、门静脉及盆腔静脉多处相通。椎静脉丛内压力很低，没有静脉瓣，血流方向常随胸、腹腔压力变化(如举重、咳嗽、排便等)而改变，是感染及恶性肿瘤转移入颅的可能途径。

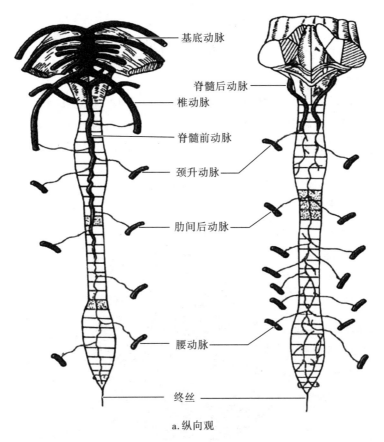

基底动脉

脊髓后动脉

椎动脉

脊髓前动脉

颈升动脉

肋间后动脉

腰动脉

终丝

a. 纵向观

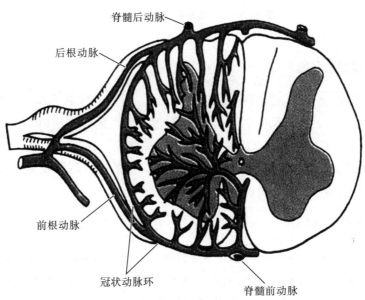

脊髓后动脉

后根动脉

前根动脉

冠状动脉环

脊髓前动脉

b. 横断面

图 1-9 脊髓血液供应

第三节　脑神经

　　脑神经(cranial nerves)为与脑相连的周围神经，共 12 对(图 1-10)。它们的排列顺序是以出入脑的部位前后次序而定的，其中第 Ⅰ、Ⅱ 对脑神经属于大脑和间脑的组成部分，在脑内部分是其 2 级神经元和 3 级神经元的纤维束，第 Ⅲ 对脑神经与脑干相连。

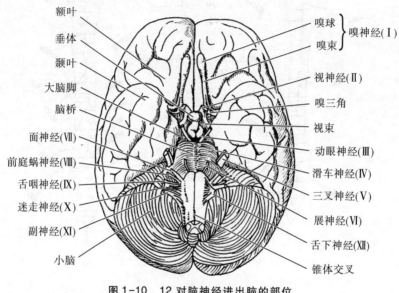

图 1-10　12 对脑神经进出脑的部位

一、嗅神经(Ⅰ)

　　嗅神经(olfactory nerve)为特殊内脏感觉神经，传导气味刺激所产生的嗅觉冲动，起于鼻腔上部(并向上鼻甲及鼻中隔上部延伸)嗅黏膜内的嗅细胞(1 级神经元)。嗅细胞是双极神经元，其中枢突集合成约 20 条嗅丝(嗅神经)，穿过筛板的筛孔和硬脑膜达颅前窝，终止于嗅球(2 级神经元)。嗅球神经元发出的纤维再经嗅束至外侧嗅纹而终止于嗅中枢(颞叶钩回、海马回前部及杏仁核)。

二、视神经(Ⅱ)

　　视神经(optic nerve)为特殊的躯体感觉神经，是由视网膜神经节细胞的轴突聚集而成，主要传导视觉冲动。视网膜内的神经细胞主要分为三层：最外层为视杆细胞和视锥细胞，它们是视觉感受器，前者位于视网膜周边，与周边视野有关，后者集中于黄斑中央，与中央视野(视敏度)有关；第二层为双极细胞(1 级神经元)；第三层为视网膜神经节细胞(2 级神经元)。神经节细胞的轴突在视乳头处形成视神经，经视神经孔进入颅中窝，在蝶鞍上方形成视交叉，来自视网膜鼻侧的纤维交叉至对侧，而颞侧的纤维不交叉，继续在同侧走行。不交叉的纤维与来自对侧视网膜的交叉纤维合成视束，终止于外侧膝状体（3级神经元）。

三、动眼神经（Ⅲ）、滑车神经（Ⅳ）和展神经（Ⅵ）

动眼神经、滑车神经和展神经共同支配眼外肌，管理眼球运动，合称眼球运动神经，其中动眼神经还支配瞳孔括约肌和睫状肌。

（一）动眼神经（Ⅲ）

动眼神经（oculomotor nerve）为支配眼肌的主要运动神经，包括躯体运动纤维和副交感纤维两种成分。

（二）滑车神经（Ⅳ）

滑车神经（trochlear nerve）含运动性纤维，起自中脑动眼神经核下端、四叠体下丘的导水管周围灰质腹侧部的滑车神经核，其纤维走向背侧顶盖，在顶盖与前髓帆交界处交叉，经下丘下方出中脑，再绕大脑脚外侧前行，穿过海绵窦外侧壁，与动眼神经伴行，经眶上裂入眶后，越过上直肌和上睑提肌向前走行，支配上斜肌。

（三）展神经（Ⅵ）

展神经（abducent nerve）含运动性纤维，起自脑桥中部被盖中线两侧的展神经核，其纤维从脑桥延髓沟内侧部出脑后，向前上方走行，越过颞骨岩尖及鞍旁海绵窦的外侧壁，在颅底经较长的行程后，由眶上裂入眶，支配外直肌。

四、三叉神经（Ⅴ）

三叉神经（trigeminal nerve）为混合性神经，含有一般躯体传入/传出纤维和特殊内脏传出纤维两种神经纤维。感觉支传导面部、口腔及头顶部的感觉，运动支支配咀嚼肌的运动。

五、面神经（Ⅶ）

面神经（facial nerve）为混合性神经，其主要成分是运动神经纤维，支配面部的表情运动；次要成分为中间神经，含有特殊内脏运动纤维、特殊内脏感觉纤维和副交感纤维，支配味觉和腺体分泌（泪腺及唾液腺的分泌），以及内耳道、外耳道等处的皮肤感觉。

六、前庭蜗神经（Ⅷ）

前庭蜗神经（vestibulocochlear nerve）又称位听神经，是特殊躯体感觉性神经，由耳蜗神经和前庭神经组成，其功能主要是传导听觉、反射性调节机体的平衡及调节机体对各种加速度的反应。

七、舌咽神经（Ⅸ）及迷走神经（Ⅹ）

舌咽神经（glossopharyngeal nerve）和迷走神经（vagus nerve）均为混合性神经，都包括特殊内脏运动纤维、一般内脏运动纤维（副交感）、一般内脏感觉纤维和躯体感觉纤维4种成分，另外，舌咽神经还包含特殊内脏感觉纤维。两者有共同的神经核（疑核和孤束核）、共同的走行和共同的分布特点。疑核发出的纤维随舌咽神经和迷走神经支配软腭、咽、喉和食管上部的横纹肌，舌咽神经和迷走神经的一般内脏感觉纤维的中枢突终止于孤束核。

八、副神经（Ⅺ）

副神经（accessory nerve）为运动神经，由延髓支和脊髓支两部分组成，分别包括特殊内脏运动纤维和躯体运动纤维，支配声带运动及胸锁乳突肌、斜方肌的运动。

九、舌下神经（Ⅻ）

舌下神经（hypoglossal nerve）为躯体运动神经，支配舌肌运动。由位于延髓第四脑室底舌下神经三角深处的舌下神经核发出轴突在橄榄体与锥体之间出脑，经舌下神经管出颅，分布于同侧舌肌。舌向外伸出主要是颏舌肌向前牵拉的作用，舌向内缩回主要是舌骨舌肌的作用。舌下神经只受对侧皮质脑干束支配。

第四节　周围神经

周围神经（peripheral nerve）是指脊髓及脑干软脑膜以外的所有神经结构，即除嗅神经、视神经以外的所有脑神经和脊神经，其中与脑相连的部分为脑神经，与脊髓相连的部分为脊神经，分布于体表、骨、关节和骨骼肌的为躯体神经，分布于内脏、血管、平滑肌和腺体的为内脏神经（又称自主神经）。多数周围神经为混合神经，包含感觉纤维、运动纤维、交感纤维、副交感纤维，还包被有结缔组织膜、血管及淋巴管等。

一、脊神经

与脊髓相连的周围神经即脊神经，每对脊神经借前根和后根相连于一个脊髓节段。前根属运动纤维，后根属感觉纤维，因此脊神经为混合神经，一般含有躯体感觉纤维、躯体运动纤维、内脏传入纤维和内脏运动纤维4种成分。31对脊神经可分为五部分：8对颈神经、12对胸神经、5对腰神经、5对骶神经和1对尾神经。

二、自主神经

自主神经支配内脏器官（如消化道、心血管、呼吸道、膀胱等）及内分泌腺、汗腺的活动和分泌，并参与调节葡萄糖、脂肪、水和电解质代谢，以及体温、睡眠和血压的调节等。自主神经包括交感神经和副交感神经，两者在大脑皮质的调节下通过下丘脑、脑干和脊髓各节段共同调节器官的生理活动，所有调节活动均在无意识控制下进行（图1-11）。

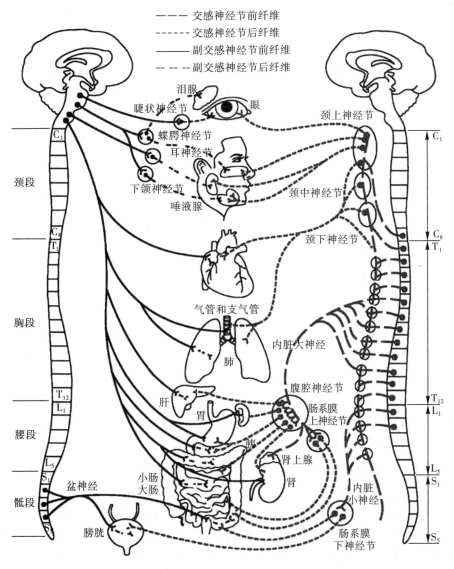

————— 交感神经节前纤维
- - - - - 交感神经节后纤维
————— 副交感神经节前纤维
- - - - - 副交感神经节后纤维

泪腺
睫状神经节
蝶腭神经节
耳神经节
下颌神经节
唾液腺
眼
颈上神经节
颈中神经节
颈下神经节
气管和支气管
内脏大神经
肺
肝
胃
胰
小肠
大肠
肾上腺
肾
内脏小神经
腹腔神经节
肠系膜上神经节
肠系膜下神经节
盆神经
膀胱

颈段
胸段
腰段
骶段

C_1
C_8
T_1
T_{12}
L_1
L_5
S_1
S_5

图 1-11　自主神经系统组成

第五节　运动系统

　　运动系统 (movement system) 由上运动神经元、下运动神经元、锥体外系统和小脑组成，要完成各种精细而协调的复杂运动，需要整个运动系统的相互配合和协调。此外，所有运动都是在接受了感觉冲动以后所产生的冲动，通过深感觉动态感知使动作能准确执行。运动系统的任何部分损害均可引起运动障碍。

一、上运动神经元

上运动神经元，又称锥体系统，包括额叶中央前回运动区的大锥体细胞及其轴突组成的皮质脊髓束（从大脑皮质至脊髓前角的纤维束）和皮质脑干束（从大脑皮质至脑干脑神经运动核的纤维束）。上运动神经元的功能是发放和传递随意运动冲动至下运动神经元，并控制和支配其活动。上运动神经元损伤后可产生中枢性（痉挛性）瘫痪。

二、下运动神经元

下运动神经元包括脊髓前角细胞、脑神经运动核及其发出的神经轴突。它是接受锥体系统、锥体外系统和小脑系统各方向冲动的最后通路，是冲动到达骨骼肌的唯一通路，其功能是将这些冲动组合起来，通过周围神经传递至运动终板，引起肌肉的收缩。下运动神经元损伤后可产生周围性（迟缓性）瘫痪。

三、锥体外系统

广义的锥体外系统是指锥体系统以外的所有躯体运动的神经系统结构，包括纹状体系统和前庭小脑系统。目前锥体外系统的解剖生理尚不完全明了，其结构复杂，纤维联系广泛，涉及脑内许多结构，包括大脑皮质、纹状体、丘脑、丘脑底核、中脑顶盖、红核、黑质、脑桥、前庭核、小脑、脑干的某些网状核以及它们的联络纤维等。

狭义的锥体外系统主要指纹状体系统，包括纹状体（尾状核、壳核和苍白球）、红核、黑质及丘脑底核，总称为基底核。锥体外系统的主要功能是调节肌张力，协调肌肉运动；维持和调整身体姿势；担负半自动的刻板动作及反射性运动，如走路时两臂摇摆等连带动作、表情运动、防御反应等。

锥体外系统损伤后，患者主要出现肌张力变化和不自主运动两大类症状。苍白球和黑质病变多表现为运动减少和肌张力增高，如帕金森病；尾状核和壳核病变多表现为运动增多和肌张力减低，如风湿性舞蹈症、手足徐动症；丘脑底核病变可发生偏侧投掷运动。

四、小脑

小脑的主要功能是维持躯体平衡、调节肌张力及协调随意运动。小脑是协调随意运动的重要结构，它并不发出运动冲动，而是通过传入纤维和传出纤维与脊髓、前庭、脑干、基底核及大脑皮质等部位联系，发挥对运动神经元的调节作用。小脑受损后主要出现共济失调与平衡障碍两大类症状。

第六节　感觉系统

感觉（sensory）是作用于各个感受器的各种形式的刺激在人脑中的直接反应。感觉包括两大类：特殊感觉（视觉、听觉、嗅觉和味觉）和一般感觉（浅感觉、深感觉和复合感觉）。感觉障碍是神经系统疾病常见的症状和体征，并对神经系统损伤的定位诊断有重要意义。特殊感觉在本章第三节"脑神经"中已分别介绍，本节主要讨论一般感觉。

一、各种感觉传导通路

各种一般感觉的神经末梢分别有其特异的感受器，接受刺激后经周围神经、脊髓（脊神经）或脑干（脑神经）、间脑传至大脑皮质的感觉中枢。

一般感觉主要传导通路包括：痛觉、温度觉传导通路，触觉传导通路，以及深感觉传导通路。

二、脊髓内感觉传导束的排列

脊髓内感觉传导束主要有传导浅感觉的脊髓丘脑束（脊髓丘脑侧束、脊髓丘脑前束），传导深感觉的薄束、楔束及脊髓小脑后束等。感觉传导束在髓内的排列不尽相同。脊髓丘脑侧束的排列由内向外依次为来自颈、胸、腰、骶的纤维；薄束和楔束在外，由内向外依次由来自骶、腰、胸、颈的纤维排列而成。髓内感觉传导束的这种层次排列特点对脊髓的髓内、髓外病变的诊断具有重要意义（图 1-12）。

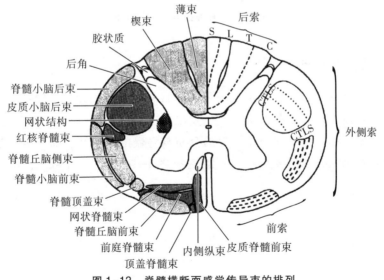

图 1-12 脊髓横断面感觉传导束的排列

三、节阶段性感觉支配

每个脊神经后根的输入纤维来自一定的皮肤区域，该区域称为皮节。人体共有 31 个皮节（图 1-13）。绝大多数的皮节由 2~3 个神经后根重叠支配，因此单一神经后根损害时感觉障碍不明显，只有两个以上后根损伤才出现分布区的感觉障碍。

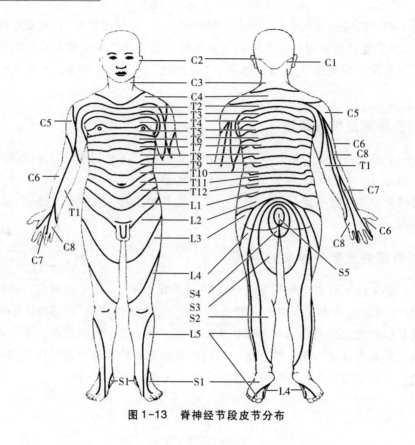

图1-13　脊神经节段皮节分布

四、周围性感觉支配

若干相邻的脊神经前支在颈部和腰骶部组成神经丛，如颈丛、腰丛和骶丛；再通过神经纤维的重新组合和支配，从神经丛发出多支周围神经。每支周围神经含多个节段的脊神经纤维，因此周围神经在体表的分布与脊髓的节段性分布不同。这是临床上鉴别周围神经损害和脊髓损害的一个重要依据（图1-14）。

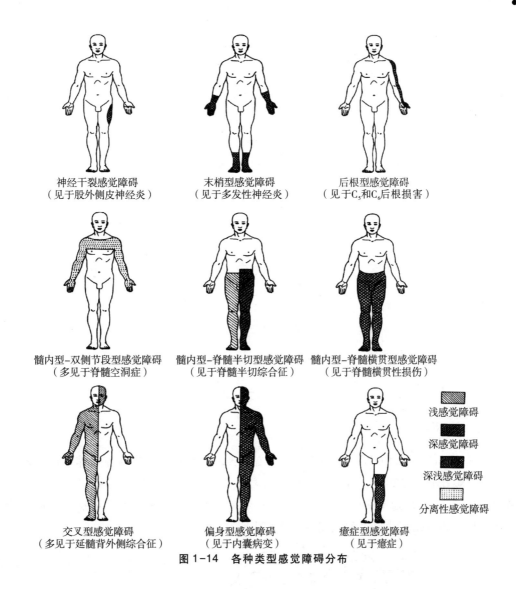

神经干裂感觉障碍
（见于股外侧皮神经炎）

末梢型感觉障碍
（见于多发性神经炎）

后根型感觉障碍
（见于C₅和C₆后根损害）

髓内型–双侧节段型感觉障碍
（多见于脊髓空洞症）

髓内型–脊髓半切型感觉障碍
（见于脊髓半切综合征）

髓内型–脊髓横贯型感觉障碍
（见于脊髓横贯性损伤）

浅感觉障碍

深感觉障碍

深浅感觉障碍

分离性感觉障碍

交叉型感觉障碍
（多见于延髓背外侧综合征）

偏身型感觉障碍
（见于内囊病变）

癔症型感觉障碍
（见于癔症）

图 1-14 各种类型感觉障碍分布

第七节 反 射

反射（reflex）是最简单也是最基本的神经活动，它是机体对刺激的非自主反应，如触觉、痛觉或突然牵引肌肉等刺激。反应可分为肌肉的收缩、肌张力的改变、腺体分泌或内脏反应。临床上主要研究肌肉收缩反射。

反射的解剖学基础是反射弧。反射弧的组成结构包括感受器、传入神经元（感觉神经元）、中间神经元、传出神经元（脊髓前角细胞或脑干运动神经元）、效应器官（肌肉、分泌腺等）。

生理反射是正常人应具有的反射，包括深反射和浅反射两大类。

一、深反射

深反射（deep reflex）是刺激肌腱、骨膜的本体感受器所引起的肌肉迅速收缩反应，亦称腱反射或肌肉牵张反射，其反射弧是由感觉神经元和运动神经元直接连接组成的单突触反射弧（图1-15）。

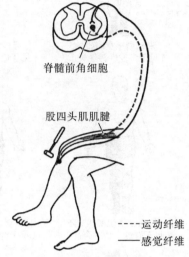

图1-15　深反射（膝腱反射）传导通路

二、浅反射

浅反射（superficial reflex）是刺激皮肤、黏膜及角膜引起的肌肉快速收缩反应。浅反射的反射弧比较复杂，除了脊髓节段性的反射弧外，还有冲动到达大脑皮质（中央前回及中央后回），然后随锥体束下降至脊髓前角细胞。因此，中枢神经系统病变及周围神经系统病变均可出现浅反射的减弱或消失（图1-16）。

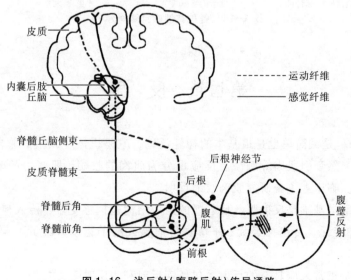

图1-16　浅反射（腹壁反射）传导通路

第二章

神经系统专科检查

第一节　神经系统影像学检查

一、数字减影血管造影

数字减影血管造影(digital substraction angiography，DSA)是将传统的血管造影与电子计算机相结合而派生的一项影像技术，具有重要的实用价值，尤其在脑血管疾病的诊断和治疗方面。其原理是将 X 线投照人体所得到的光学图像，经影像增强视频扫描及数模转换，最终经数字化处理后，骨骼、脑组织等影像被减影除去，而充盈造影剂的血管图像保留，产生实时动态的血管图像。

(一)全脑血管造影术

全脑血管造影是经肱动脉或股动脉插管，在颈总动脉和椎动脉注入含碘造影剂(泛影葡胺等)，然后在动脉期、毛细血管期和静脉期分别摄片，即可显示颅内动脉、毛细血管和静脉的形态、分布和位置。

(1)适应证：颅内血管性病变，如动脉狭窄、动脉瘤、动静脉畸形、颅内静脉系统血栓形成等；自发性脑内血肿或蛛网膜下腔出血病因检查；观察颅内占位性病变的血供与邻近血管的关系及某些肿瘤的定性。

(2)禁忌证：碘过敏(需经过脱敏治疗后方可进行检查，或使用不含碘的造影剂)；严重出血倾向、出血性疾病；严重心、肝或肾功能不全；脑疝晚期、脑干功能衰竭。

(二)脊髓血管造影术

(1)适应证：脊髓血管性病变，如脊髓血管畸形、脊髓硬脊膜动静脉瘘等；部分脑蛛网膜下腔出血而脑血管造影阴性者；了解脊髓肿瘤与血管的关系；脊髓富血性肿瘤的术前栓塞。

(2)禁忌证：碘过敏；严重出血倾向、出血性疾病；严重心、肝或肾功能不全；严重高血压或动脉粥样硬化。

(三)正常脑血管 DSA 表现

常规脑血管造影常根据颅骨的自然标志来描述脑血管形态及走向。DSA 已将颅骨及软组织影减去，仅显示脑血管影像，描述血管影像时通常人为地将每条血管分成若干段（图2-1）。DSA被认为是血管成像的"金标准"，其缺点是费用较昂贵，为有创性检查及有放射性辐射。DSA和其他血管成像技术，如CT血管成像（CTA）、MR血管成像（MRA），具有一定的互补性。

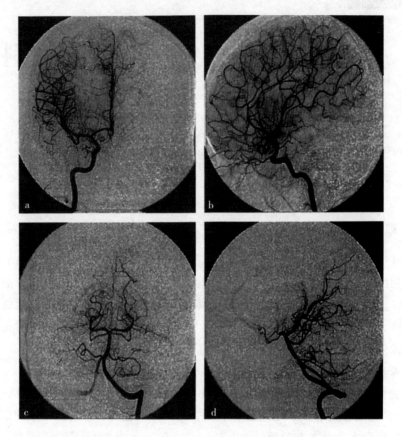

a. 颈内动脉及其分支（前后位）；b. 颈内动脉及其分支（侧位）；

d. 椎基底动脉主要分支（前后位）；d. 椎基底动脉主要分支（侧位）

图2-1 正常脑血管DSA影像

二、计算机断层扫描术

计算机断层扫描术（computer tomography，CT）是将计算机数字成像技术与X线断层扫描术相结合的一项医学影像技术。其扫描检查方便、迅速、安全，分辨率明显优于传统X线，可大大提高病变诊断的准确性，对中枢神经系统疾病有重要的诊断价值。

（一）基本原理与装置

CT的基本原理是利用各种组织对X线的不同吸收系数，通过计算机处理获得断层图像。CT装置主要由数据收集、计算机图像处理、终端图像显示三大部分组成，另外尚有图像储存及输出装置、控制台和可移动诊断床。

(二)CT 技术

CT 技术是临床常用的扫描技术，可分为以下几种类型。

（1）CT 平扫：又称非强化（非增强）扫描，即未用血管内对比剂的普通扫描。

（2）增强 CT：应用血管内对比剂的扫描。经静脉注入造影剂（甲泛葡胺或泛影葡胺）后进行 CT 检查，如果存在血脑屏障的破坏（如肿瘤或脑炎等），则病变组织区域呈现高信号的增强效应，可以更清晰地显示病变，提高诊断的阳性率。

（3）螺旋 CT：在扫描过程中，X 线球管围绕机架连续旋转曝光，曝光的同时检查床同步匀速运动，探测器同时采集数据。由于扫描轨迹呈螺旋线，故称螺旋扫描，又称体积或容积扫描。螺旋 CT 扫描更快，分辨率更高，扫描层厚可以薄至 1mm，能更清楚地显示微小病变。

（4）计算机体层血管成像（CTA）：静脉注射含碘造影剂后进行 CT 扫描，可以同时显示血管及骨性结构，可清晰显示三维颅内血管系统，能多角度观察病变，因此可部分取代 DSA 检查。头颈部 CTA 可以清楚显示主动脉、颈总动脉、颈内动脉、椎动脉、锁骨下动脉、Willis 动脉环，以及大脑前、中、后动脉及其主要分支，对闭塞性血管病变可提供重要的诊断依据，可以明确血管狭窄的程度。CTA 还可以分析斑块形态及 CT 值，判断斑块性质，鉴别软、硬斑块及溃疡斑块。CTA 检测脑动脉瘤具有较高的敏感度和特异度，但对于 <3mm 的小动脉瘤敏感度略有下降。CTA 可用于颅内、外动脉夹层的诊断，特别是动脉夹层的超急性期诊断。CTA 原始的轴位图像可显示夹层部位半月形的壁间血肿，还可以看到血管的逐渐闭塞。与 DSA 相比，CTA 不需要动脉插管，简便快捷，但不能显示小血管分支的病变。CTA 还可以预测血肿是否会扩大，可以辅助观察血肿周边血流灌注情况。

（5）CT 灌注成像（CTP）：是在静脉注射造影剂后对选定兴趣层面行同层面动态扫描，以获得脑组织造影剂浓度的变化，从而反映组织灌注量的变化。利用数学模型可计算出局部脑血流量、局部脑血容量、平均通过时间以及达峰时间，利用这些参数组成新的数字矩阵，最后通过数模转换，获得直观、清楚的各参数彩色图像，即为脑 CTP 图像。CTP 能够动态反映脑组织的血流灌注情况，在检测缺血性脑损伤及区分梗死灶和缺血性半暗带方面准确性很高，对于早期诊断急性缺血性血管疾病和指导溶栓治疗有重要价值。

(三)常见中枢神经系统病变的 CT 表现

对于神经系统疾病，CT 扫描主要用于脑出血、脑梗死、脑肿瘤、脑积水、脑萎缩以及某些椎管内疾病的诊断。特殊情况下，还可用碘造影剂增强组织显影，以明确诊断。

1. 脑血管疾病

CT 扫描可诊断早期脑出血。脑内血肿的 CT 表现和病程有关：新鲜血肿为边缘清楚、密度均匀的高密度病灶，血肿周围可有低密度水肿带；约 1 周后，高密度灶向心性缩小，周边低密度带增宽；约 4 周后变成低密度病灶。

脑梗死为低密度病灶，低密度病灶的分布与血管供应区分布一致。继发出血时可见高、低密度混杂。值得注意的是，CT 扫描对幕下病变显示效果较差，脑梗死发生 24 小时内，由于梗死灶尚未完全形成，CT 扫描也往往不能发现明显异常。对于疑似脑梗死的超早期（6 小时之内）患者，可行 CTP 联合 CTA 检查。根据 CTP 区分梗死组织和缺血性半暗带，脑血流量（CBF）轻度下降、脑血容量（CBV）正常、达峰时间（TTP）明显延迟的组织为缺血性半暗带，而 CBF 下降伴 CBV 下降、TTP 无延迟的组织为梗死区。CTA 能够很好地显示缺血区域供血动脉的狭窄或闭塞，明确脑缺血的原因。CTP 和 CTA 联合检查对于超早期脑梗死的诊断和治疗有重要价值。

2. 颅内感染

颅内感染患者常需做增强扫描。脑炎在 CT 上表现为界限不清的低密度影或不均匀混合密度影；脑脓肿呈环状薄壁强化；结核球及其他感染性肉芽肿表现为小的结节状强化灶；结核性脑膜炎可因颅底脑池增厚而呈片状强化。

3. 颅内肿瘤

CT 对颅内肿瘤诊断的主要根据如下：①肿瘤的特异性发病部位，如垂体瘤位于鞍内、听神经瘤位于脑桥小脑脚、脑膜瘤位于硬脑膜附近等；②病变的特征包括囊变、坏死、钙化等，病灶数目和灶周水肿的大小也是判断病灶性质的依据；③增强后的病变形态是最重要的诊断依据。但某些特殊类型颅内肿瘤的诊断通常需要结合其他检查手段。

4. 颅脑损伤

CT 可发现颅内血肿和脑挫伤，骨窗可发现颅骨骨折。

5. 脑变性疾病

脑变性疾病早期 CT 显示不明显，晚期可表现为不同部位的萎缩，如大脑、小脑、脑干、局限性皮质或基底核萎缩。

6. 脊髓、脊柱疾病

常规 CT 扫描即能显示脊柱、椎管和椎间盘病变，对于诊断椎间盘突出、椎管狭窄比较可靠。CT 平扫和增强还可用于脊髓肿瘤的诊断，但准确性不及 MRI。

三、磁共振成像

磁共振成像（magnetic resonance imaging，MRI）是 20 世纪 80 年代初用于临床的一种生物磁学核自旋成像技术。与 CT 相比，MRI 能显示人体任意断面的解剖结构，对软组织的分辨率高，无骨性伪影，可清楚显示脊髓、脑干和后颅窝等处的病变，而且 MRI 没有电离辐射，对人体无放射性损害。缺点是 MRI 检查时间较长，并且体内有磁性金属置入物的患者不能进行 MRI 检查。

（一）各种磁共振成像技术介绍

近年来除常规的磁共振成像外，还出现了多种新的磁共振成像技术，包括磁共振动脉造影、磁共振静脉造影、磁共振灌注加权成像、磁共振弥散加权成像、磁共振波谱成像、磁敏感加权成像、高分辨力磁共振成像、功能磁共振成像等，大大推进了神经科学的发展。

(二)磁共振成像在神经系统疾病诊断中的临床应用

MRI 主要用于脑梗死、脑炎、脑肿瘤、颅脑先天发育畸形和颅脑外伤等的诊断。除此之外，MRI 图像对脑灰质与脑白质可产生明显的对比度，常用于脱髓鞘疾病、脑白质病变及脑变性疾病的诊断。对脊髓病变如脊髓肿瘤、脊髓空洞症、椎间盘脱出、脊椎转移癌和脓肿等的诊断，MRI 有更明显的优势。然而，MRI 在诊断急性颅脑损伤、颅骨骨折、急性出血性病变和钙化灶等方面不如 CT。

第二节 神经电生理检查

一、脑电图

脑电图(electroencephalography，EEG)是脑生物电活动的检查技术，通过测定自发的有节律的生物电活动以了解脑功能状态，是癫痫诊断和分类的最客观手段。

(一)脑电图电极的安放

1. 电极的安放方法

目前国际脑电图学会建议使用的电极安放方法是国际 10～20 系统电极放置法，其特点是电极的排列与头颅大小及形状成比例，电极名称与脑解剖分区相符。放置方法：以顶点为圆心，分别向颞侧的各等分点(分为 10 等份)引直线，然后以矢状线各等分点为半径做同心圆，按相交点确定电极放置位置。参考电极通常置于双耳垂或乳突，共放置 21 个电极，可根据需要增减电极。电极可采用单极和双极的连接方法。

2. 特殊电极

(1)蝶骨电极：将不锈钢针灸针作为电极，在耳屏切迹前 1.5～3.0cm，颧弓中点下方 2cm 垂直刺入 4～5cm 进行记录。该方法与常规方法比较可明显提高颞叶癫痫脑电图诊断的阳性率。

(2)鼻咽电极：主要用于检测额叶底部和颞叶前内侧的病变，但因易受呼吸和吞咽动作影响，而且患者有明显的不适感，限制了该技术的应用。

(3)深部电极：将电极插入颞叶内侧的海马及杏仁核等较深部位进行记录。主要用于癫痫的术前定位，属非常规的检测方法，其主要并发症是出血和感染。

(二)脑电图的描记和诱发试验

脑电图的描记要在安静、闭目、觉醒或睡眠状态下进行，房间温度不宜过高或过低。临床常采用诱发试验提高脑电图的阳性率。常用的诱发方法及临床意义如下。

(1)睁闭眼诱发试验：主要用于了解 α 波对光反应的情况，方便易行，是常规的诱导方法。其操作为在描记中嘱受检者睁眼，持续 5 秒后再令其安静闭目，间隔 5～10 秒后可再重复，一般连续做 2～3 次。睁眼后 α 节律受抑制，闭目后恢复正常或增强为正常反应。

(2)过度换气：其原理是让患者加快呼吸频率和深度，引起短暂性呼吸性碱中毒，使常规检测中难以记录到的、不明显的异常变得明显。过度换气频率一般为 20 ~ 25 次/分，持续时间通常为 3 分钟，检查时应密切观察患者有无任何不适反应，如头痛、肢端麻木等，一旦 EEG 上出现痫性放电时应停止过度换气，以免出现癫痫发作。儿童过度换气时出现对称性慢波可为正常反应，成人则应视为异常。过度换气时出现痫样放电、节律异常、不对称性反应均应被视为异常。

（3）闪光刺激：方法是将闪光刺激器置于受检者眼前 20 ~ 30cm 处，刺激光源给予不同频率的间断闪光刺激，每种频率刺激 10 ~ 20 秒，间歇 10 ~ 15 秒后更换刺激频率，观察脑电波有无变化。闪光刺激是 EEG 的常规检查项目之一，特别是对光敏性癫痫具有重要价值。

（4）睡眠诱发试验：通过自然或药物引起睡眠诱发脑电图异常。主要用于清醒时脑电图正常的癫痫患者、不合作的儿童及精神异常患者。半数以上的癫痫发作与睡眠有关，部分患者在睡眠中发作，因此睡眠诱发试验可提高 EEG 检查的阳性率，尤其对夜间发作和精神运动性发作更适用。睡眠 EEG 记录时间一般在 20 分钟以上，最好为整夜睡眠记录。

（5）其他：包括药物诱发等，常用的致痫药物有戊四氮和贝美格等，该方法目前临床上已经很少应用。

（三）正常 EEG

1. 正常成人 EEG

在清醒、安静和闭眼放松状态下，脑电波的基本节律为 8 ~ 13Hz 的 α 节律，波幅为 20 ~ 100μV，主要分布在枕部和顶部；β 波的频率为 14 ~ 25Hz，波幅为 5 ~ 20μV，主要分布在额叶和颞叶；部分正常人在大脑半球前部可见少量 4 ~ 7Hz 的 θ 波；频率在 4Hz 以下的称为 δ 波，清醒状态下的正常人几乎没有该节律波，但入睡后可出现，而且由浅入深逐渐增多。频率为 8Hz 以下的脑电波称为慢波。

2. 儿童 EEG

与成人不同的是儿童以慢波为主，随着年龄的增加慢波逐渐减少，而 α 波逐渐增多，14 ~ 18 岁接近于成人脑电波。

3. 睡眠 EEG

（1）非快速眼动相：第 1 期（困倦期），由清醒状态向睡眠期过渡的阶段，α 节律逐渐消失，被低波幅的慢波取代，在顶部出现短暂的高波幅双侧对称的负相波称为 V 波；第 2 期（浅睡期），在低波幅脑电波的基础上出现睡眠纺锤波（12 ~ 14Hz）；第 3、4 期（深睡期），第 3 期在睡眠纺锤波的基础上出现高波幅慢波（δ 波），但其比例在 50% 以下，第 4 期睡眠纺锤波逐渐减少至消失，δ 波的比例达 50% 以上。

（2）快速眼动相：从非快速动眼相第 4 期的高波幅 δ 波为主的脑电图，变为以低波幅 θ 波和间歇出现的低波幅 α 波为主的混合频率脑电图，其 α 波比清醒时慢 1 ~ 2Hz，混有少量快波。

50% 以上患者在癫痫发作的间期记录到癫痫样放电，放电的不同类型则通常提示不同的癫痫综合征，如多棘波和多棘慢复合波通常伴有肌阵挛，见于全身性癫痫和光敏感性癫痫等。双侧同步对称，每秒 3 次、重复出现的高波幅棘慢复合波提示失神发作。

常见的正常及异常脑电图波形见图 2-2。

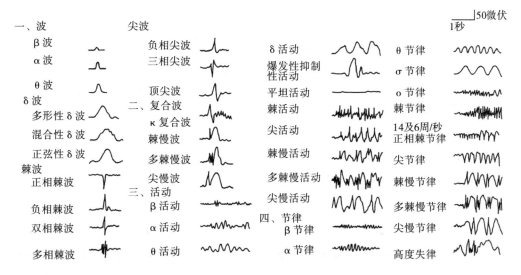

图 2-2 正常及异常脑电图波形

（四）EEG 的临床应用

EEG 检查主要用于癫痫的诊断、分类和病灶的定位；对区别脑部器质性或功能性病变和弥漫性或局限性损害，以及中毒性、代谢性、脑炎等各种原因引起的脑病等均有辅助诊断价值。

二、肌电图和神经传导速度

肌电图和神经传导速度是神经系统的重要辅助检查，两者通常联合应用，其适应证是脊髓前角细胞及以下病变，主要用于周围神经、神经肌肉接头和肌肉病变的诊断。肌电图包括常规肌电图、运动单位计数、单纤维肌电图等；广义的神经传导速度包括运动神经传导速度、感觉神经传导速度、F 波、H 反射以及重复神经电刺激等，通常意义的神经传导速度主要指运动神经传导速度和感觉神经传导速度。

（一）肌电图

肌电图（electromyogram，EMG）指用同心圆针电极记录的肌肉安静状态下和不同程度随意收缩状态下各种电活动的一种技术。

EMG 主要用于神经源性损害和肌源性损害的诊断及鉴别诊断，结合神经传导速度的结果，有助于对脊髓前角细胞、神经根和神经丛病变进行定位。四肢、胸锁乳突肌和脊旁肌 EMG 对运动神经元疾病的诊断有重要价值。

（二）神经传导速度

神经传导速度（nerve conduction velocity，NCV）是用于评定周围神经传导功能的一项诊断技术，通常包括运动神经传导速度和感觉神经传导速度的测定。

NCV 的测定可用于各种原因导致的周围神经病的诊断和鉴别诊断，能够发现周围神经病的亚临床病灶，能区分是轴索损害还是髓鞘脱失；结合 EMG 可以鉴别前角细胞、神经根、周围神经及肌源性损害等。

第三节　头颈部血管超声检查

一、颈动脉超声检查

颈动脉超声检查是广泛应用于临床的一项无创性检测手段，可客观检测和评价颈部动脉的结构、功能状态或血流动力学的改变。对头颈部血管病变，特别是缺血性脑血管疾病的诊断具有重要意义。

颈动脉超声检测技术包括二维显像、彩色多普勒血流影像及多普勒血流动力学分析等技术。颈部血管的超声检测一般采用高频线阵 5.0～10.0MHz 探头。颈部血管的检测通常包括双侧总动脉、颈内动脉颅外段、颈外动脉、椎动脉颅外段、锁骨下动脉、无名动脉等。

二、经颅多普勒超声检查

经颅多普勒超声(transcranial doppler，TCD)是利用颅骨薄弱部位作为检测声窗，应用多普勒频移效应研究脑底动脉主干血流动力学的一种无创检测技术。由于 TCD 具有实时、便携、无创、可反复检查、可长程监测的优点，使其在临床上得到广泛应用，在神经系统疾病诊断中占有重要地位。

第四节　腰椎穿刺和脑脊液检查

一、腰椎穿刺术

腰椎穿刺术(lumbar puncture)是通过穿刺第 3～4 腰椎或第 4～5 腰椎间隙进入蛛网膜下腔放出脑脊液的技术，主要用于中枢神经系统疾病的诊断和鉴别诊断。脑脊液(cerebrospinal fluid，CSF)是由侧脑室脉络丛产生的存在于脑室和蛛网膜下腔的无色透明液体，经室间孔进入第三脑室、中脑导水管和第四脑室，最后经第四脑室中间孔和两个侧孔流入到脑和脊髓表面的蛛网膜下腔和脑池，通过脑脊液循环，保持其动态平衡。正常情况下血液中的各种化学成分只能选择性地进入脑脊液中，这种功能称为血-脑脊液屏障(blood-CSF barrier，BCB)。当中枢神经系统发生病变时，BBB 破坏、通透性增高可引起脑脊液成分和压力的改变，通过腰椎穿刺检查脑脊液可了解这些变化。

（一）目的

1. 诊断性穿刺

（1）检查脑脊液的成分，了解脑脊液常规、生化（糖、氯化物和蛋白质）、细胞学、免疫学变化，以及寻找病原学证据。

（2）测定脑脊液的压力。

（3）了解椎管有无梗阻。

2. 治疗性穿刺

治疗性穿刺主要目的为注入药物或放出炎性、血性脑脊液。

（二）适应证

1. 诊断性穿刺

（1）脑血管病：测量患者颅内压，观察脑脊液是否为血性，以鉴别出血性或缺血性脑血管病，帮助决定治疗方案。

（2）中枢神经系统炎症：各种脑膜炎、脑炎，可通过脑脊液检查辅助确诊，并追踪治疗结果。

（3）脑肿瘤：腰椎穿刺提示脑脊液压力增高，脑脊液细胞数增加，蛋白含量增多有助于诊断，脑和脊髓的转移癌可能从脑脊液中找到癌细胞。

（4）脊髓病变：通过脑脊液动力学改变及常规、生化等检查，可了解脊髓病变的性质，鉴别出血、肿瘤或炎症。

（5）脑脊液循环障碍：如脑脊液吸收障碍，脑脊液鼻漏等，可通过腰椎穿刺注入示踪剂，再行核医学检查，以确定循环障碍的部位。

2. 治疗性穿刺

（1）缓解症状和促进恢复：对颅内出血性疾病、炎症性病变和颅脑手术后的患者，可通过腰穿引流出炎性或血性脑脊液。

（2）注射药物：腰椎穿刺后向蛛网膜下腔注入药物，以治疗某些疾病。如注入抗菌药物可以控制颅内感染，注入地塞米松和 α-糜蛋白酶可以减轻蛛网膜粘连，等等。

（三）禁忌证

（1）穿刺部位皮肤和软组织有局灶性感染或有脊柱结核者，穿刺有可能将细菌带入蛛网膜下腔或脑内。

（2）颅内病变伴有明显颅内高压或已有脑疝先兆，特别是疑有后颅窝占位性病变者，腰椎穿刺能促使或加重脑疝形成，引起呼吸骤停或死亡。

（3）开放性颅脑损伤或有脑脊液漏者。

（4）有脊髓压迫症状，脊髓功能处于即将丧失的临界状态。

（5）有明显出血倾向或病情危重不宜搬动者。

二、脑脊液检查

（一）常规检查

1. 性状

正常脑脊液无色透明。如脑脊液为血性或粉红色可用三管试验法加以鉴别，即连续用 3 个试管接取脑脊液，如前后各管脑脊液为均匀一致的血色提示为蛛网膜下腔出血；前后各管脑脊液的颜色依次变淡可能为穿刺损伤出血。血性脑脊液离心后如变为无色，可能为新鲜出血或损伤；离心后为黄色提示为陈旧性出血。脑脊液呈云雾状，通常是细菌感染引起细胞数增多所致，见于各种化脓性脑膜炎，严重者可呈米汤样；脑脊液放置后有纤维蛋白膜形成，见于结核性脑膜炎。脑脊液蛋白含量过高时，外观呈黄色，离体后不久自动凝固，称为弗洛因综合征，见于椎管梗阻等。微绿色脑脊液可见于铜绿假单胞菌性脑膜炎和甲型链球菌性脑膜炎。

2. 细胞数

正常脑脊液白细胞数为 $(0 \sim 5) \times 10^6/L$，主要为单核细胞。白细胞增加多见于脑脊液和脑实质的炎性病变，白细胞明显增加且以多个核细胞为主，见于急性化脓性脑膜炎；白细胞轻度或中度增加，且以单个核细胞为主，多见于病毒性感染；大量淋巴细胞或单核细胞增加为主，多见于亚急性或慢性感染；脑寄生虫感染时可见较多的嗜酸性粒细胞。

(二)生化检查

1. 蛋白质

正常脑脊液蛋白质含量为 $0.15 \sim 0.45 g/L$。脑脊液蛋白明显增高常见于化脓性脑膜炎、结核性脑膜炎、格林-巴利综合征、中枢神经系统恶性肿瘤、脑出血、蛛网膜下腔出血及椎管梗阻等，尤以椎管梗阻时增高显著。脑脊液蛋白降低见于腰穿或硬膜损伤引起脑脊液丢失、身体极度虚弱和营养不良者。

2. 糖

正常成人脑脊液糖含量为血糖的 $1/2 \sim 2/3$，正常值为 $2.5 \sim 4.4 mmol/L (45 \sim 60 mg/dL)$，小于 $2.25 mmol/L$ 为异常。糖含量明显降低见于化脓性脑膜炎，轻至中度降低见于结核性或真菌性脑膜炎(特别是隐球菌性脑膜炎)以及脑膜癌。糖含量增高多见于糖尿病。

3. 氯化物

正常脑脊液含氯化物 $120 \sim 130 mmol/L$，较血氯水平为高，为血氯的 $1.2 \sim 1.3$ 倍。氯化物含量降低常见于结核性、细菌性、真菌性脑膜炎及全身性疾病引起的电解质紊乱，尤以结核性脑膜炎最为明显。高氯血症患者其脑脊液的氯化物含量也可增高。

第五节　脑、神经和肌肉活组织检查

脑、神经和肌肉活组织检查的主要目的是为了明确病因，得出病理诊断，并且通过病理检查的结果进一步解释临床和神经电生理的改变。但是活组织检查受取材的部位、大小和病变分布的限制，也有一定的局限性，有时即使病理结果阴性，也不能排除诊断。

一、脑活组织检查

脑活组织检查是通过取材局部脑组织进行病理检查的一种方法，可为某些脑部疾病的诊断提供重要的依据。

脑活检是一种创伤性检查，有可能造成脑功能缺失，有时即使进行活检也难以确定诊断，须权衡利弊，严格掌握适应证。脑活检主要用于：①脑感染性疾病治疗效果不好需要进一步查明病因。②临床疑诊为某些遗传代谢性疾病，如脑白质营养不良、神经节苷脂沉积病、肌阵挛性癫痫、线粒体脑病和溶酶体病等。③神经影像学提示的脑内占位性病变的诊断及鉴别肿瘤、炎症和胶质增生等。④不明原因进行性痴呆的诊断与鉴别诊断。⑤脑炎症性疾病，如亚急性硬化性全脑炎、肉芽肿、结节病及血管炎等的诊断。

二、神经活组织检查

腓肠神经活组织检查是最常用的神经活组织检查，有助于确定周围神经病变的性质和病变程度的判断，是周围神经疾病病因诊断的重要依据。经取材后，标本可经过石蜡和树脂包埋，切片后根据诊断的要求，进行常规组织学染色、刚果红染色、锇酸染色以及各种免疫组织化学染色等，电镜样品还需铅、铀染色。

神经活检的适应证是各种原因所致的周围神经病，儿童的适应证还包括疑诊异染性脑白质营养不良、肾上腺脑白质营养不良等。

三、肌肉活组织检查

肌肉组织检查是临床常用的病理检查手段，其主要的临床适应证有：①肌肉疾病的诊断与鉴别诊断，包括炎症性疾病（如多发性肌炎、皮肌炎等），肌营养不良，先天性肌病，代谢性肌病（如脂质沉积病、糖原累积病、线粒体病等）、Lafora 病、蜡样脂褐素沉积症等。②鉴别神经源性或肌源性损害，如脊肌萎缩症的鉴别。③确定系统性疾病（如内分泌性肌病等）伴有肌无力者是否有肌肉组织受累、肌肉间质有无血管炎症或异常物质沉积等。

肌肉病理检查因受取材和方法等方面的限制，虽然可以为临床诊断提供很大的帮助，但仍有一定的局限性，只有结合家族史、临床表现和其他检查的结果才能对疾病做出最后诊断。

第六节　基因诊断技术

神经系统遗传病约占人类遗传病的 60%，具有家族性和终身性的特点。以往对其诊断主要依靠病史、体征、家族史调查，以及生化和酶学等辅助检查，但这些常规诊断方法难以对遗传病做出早期诊断、症状前诊断或产前诊断。基因诊断又称分子诊断，指运用分子生物学的技术方法来分析受检者的某一特定基因的结构（DNA 水平）或功能（RNA 水平）是否异常，以此来对相应的疾病进行诊断，是重要的病因诊断技术之一。基因诊断不仅能对一些疾病做出确切的诊断，也能确定与疾病关联的状态，如对疾的易感性、发病类型和阶段的确定等。基因诊断的途径主要包括 DNA 检测、基因连锁分析和 mRNA 检测。常用的基因诊断的技术包括核酸分子杂交技术、聚合酶链反应（PCR）、基因测序和基因芯片等。

第三章

神经系统体格检查及护理评估

第一节 一般检查

某些情况下神经系统症状是全身性疾病的部分表现，因此不能忽视全身体格检查。关于全身体格检查的详细内容方法可参阅《内科诊断学》，本节仅简述与神经系统疾病关系密切的部分。

一、一般情况

观察患者意识是否清晰，检查是否配合，问答是否切题；有无痛苦面容、苍白面容、异常步态或不自主运动；观察患者全身营养状况，注意有无消瘦、恶病质或明显肌肉萎缩，有无肥胖或不均匀的脂肪沉积。

二、精神状态

检查要点包括以下几方面。

1. 行为和外表

观察患者活动是否增多或减少，衣着是否整洁及是否与其年龄、性别、社会职业和环境相称。

2. 言语交流

观察患者是否能正常交流，言语是否减少或被动，语速是否增快或减慢，言语内容是否缺乏中心或脱离交谈目标。

3. 情绪反应

患者是否处于欣快、激惹、沉默、哭泣或者愤怒的情绪中，情绪反应是否与交谈内容协调。

4. 感知和思维

患者是否有错觉、幻觉、逻辑障碍、妄想和疑病观念。

三、头部和颈部

1. 头颅

观察患者有无头颅畸形、颅骨内陷，有无局部肿块或压痛；对婴幼儿患者，应注意检查囟门张力，颅缝有无分离，头皮静脉有无怒张。

2. 面部

观察患者有无面部发育异常，面部有无血管痣、皮质腺瘤、皮下组织萎缩；眼部有无角膜缘色素环、眼睑水肿、眼球突出、眼球下陷、巩膜黄染、结膜充血；有无口唇疱疹、外耳道分泌物，有无鼻旁窦和乳突压痛等。

3. 颈部

观察患者有无头部活动受限或不自主运动，如头位异常可见痉挛性斜颈和强迫头位；颅底凹陷患者可有短颈、发际低等表现；严重颈肌无力患者于坐位时可表现为头部低垂，多见于重症肌无力、进行性脊肌萎缩或消耗性疾病的晚期。

4. 颅颈部血管杂音

检查时患者取坐位，检查者使用钟形听诊器，在眼眶、颞部、乳突、锁骨上窝和下颌角下方颈总动脉分叉处听诊。如闻及杂音，应注意其强度、音调和传播方向，以及与心搏周期和颈部位置变化的关系。颅内动、静脉畸形患者可在眼眶或颞部等处听到杂音，颈动脉或椎动脉狭窄的患者可在颈部闻及血管性杂音。

四、脊柱和四肢

对脊柱应重点观察有无活动受限、前凸、后凸、侧弯和脊膜膨出，棘突有无压痛或叩痛，脊柱活动是否诱发或加重疼痛；注意有无肢体的活动受限，有无发育畸形、肢端肥大和弓形足等。

第二节　高级神经活动检查

一、意识障碍及检查

（一）以觉醒度改变为主的意识障碍

1. 嗜睡

嗜睡（somnolence）为意识障碍的早期表现，患者表现为陷入持续的睡眠状态，但能被唤醒，醒后可勉强配合检查及回答简单问题，停止刺激后患者又继续入睡。

2. 昏睡

昏睡（sopor）是一种比嗜睡重的意识障碍。患者处于深睡状态，正常的外界刺激不能使其觉醒，须经高声呼唤或其他较强烈的刺激方可唤醒，对言语的反应能力尚未完全丧失，可做含糊、简单而不完全的答话，停止刺激后又很快入睡。

3. 昏迷

昏迷（coma）是指意识完全丧失，无自发睁眼，无睡眠觉醒周期，任何言语和疼痛刺激均不能唤醒的状态。按其严重程度可分为以下三类。

（1）浅昏迷：意识大部分丧失，无自主运动，可有较少无意识自发动作。对周围事物及声、光等刺激无反应，对强烈刺激（如疼痛刺激）可有回避动作及痛苦表情，但不能觉醒。吞咽反射、咳嗽反射、角膜反射及瞳孔对光反射仍然存在。生命体征无明显改变。

（2）中昏迷：对外界的各种刺激均无反应，自发动作很少。对强刺激的防御反射、角膜反射和瞳孔对光反射减弱，大、小便失禁或潴留。此时生命体征轻度异常。

（3）深昏迷：对外界任何刺激均无反应，全身肌肉松弛，无任何自主运动。眼球固定，瞳孔散大，各种反射消失，大、小便失禁。生命体征明显异常，如出现呼吸不规则、血压下降等。

附：GCS（Glasgow coma scale）昏迷分级法。

GCS 昏迷分级法即 Glasgow 昏迷量表评分法（表3-1），本法主要依据对睁眼反应、回答问题及肢体运动的情况对意识的程度进行评估，总分15分，最低3分，按得分多少评定其意识障碍的程度，13～14分为轻度障碍，9～12分为中度障碍，3～8分为重度障碍（多数呈昏迷状态）。

表3-1　GCS 昏迷评分法

评分	睁眼反应	回答问题	肢体运动
1 分	针刺无反应	毫无反应	针刺无反应
2 分	针刺后可睁眼	难辨声音	针刺有肢体伸直
3 分	闻声睁眼	答非所问	针刺有肢体屈曲
4 分	自动睁眼	不切题	针刺有躲避反应
5 分		切题	针刺可定位

（二）以意识内容改变为主的意识障碍

1. 意识模糊

意识模糊（confusion）表现为注意力减退，情感反应淡漠，定向力障碍，活动减少，语言缺乏连贯性，对外界刺激可有反应，但低于正常水平。

2. 谵妄状态

谵妄（delirium）状态是一种急性的脑高级功能障碍，患者对周围环境的认识及反应能力均有下降，表现为认知、注意力、定向、记忆功能受损；思维推理迟钝，言语功能障碍，错觉，幻觉，睡眠觉醒周期紊乱等，可出现紧张、恐惧、兴奋和不安，甚至可有冲动和攻击行为。

（三）以意识范围改变为主的意识障碍

1. 朦胧状态

朦胧状态（twilight state）指意识范围缩小，同时伴有意识清晰度降低。意识活动集中于很窄范围，对狭窄范围内的各种刺激能够感知，并做出相应反应，常有定向障碍，可有片段的错觉、幻觉和妄想，偶尔出现攻击行为。

2. 漫游性自动症

漫游性自动症(ambulatory automatism)是意识朦胧状态的特殊形式,以不具有幻觉、妄想和情绪改变为特点。患者在意识障碍期间可表现为做出无目的、与所处环境不相适应、甚至无意义的动作,如在室内或室外无目的地徘徊、机械地重复某种日常生活中的简单动作等。

(四)特殊类型的意识障碍

1. 去皮质综合征

去皮质综合征(decorticate syndrome)多见于因双侧大脑皮质广泛损害导致的皮质功能减退或丧失,皮质下功能仍保存。患者表现为意识丧失,但睡眠觉醒周期存在,能无意识地睁眼、闭眼或转动眼球,但眼球不能随光线或物品转动,看似清醒但对外界刺激无反应。光反射、角膜反射、吞咽反射、防御反射、咀嚼动作均存在,可有吸吮、强握等原始反射,但无自发动作。大、小便失禁。四肢肌张力增高,双侧锥体束征阳性。患者身体姿势为上肢屈曲内收,腕及手指屈曲,双下肢伸直,足屈曲。去皮质综合征常见于缺氧性脑病、脑炎、中毒和严重颅脑外伤等。

2. 去大脑强直

去大脑强直(decerebrate rigidity)是病灶位于中脑水平或上位脑桥时出现的一种伴有特殊姿势的意识障碍。患者临床表现为角弓反张、牙关紧闭、双上肢伸直旋内、双下肢伸直跖屈,病理征阳性,多有双侧瞳孔散大、固定。随着病变损伤程度的加重,患者可表现为意识障碍的程度加深,本征较去皮质综合征凶险,其特殊姿势、呼吸节律、瞳孔改变成为二者临床鉴别的关键。

3. 无动性缄默症

无动性缄默症(akinetic mutism)又称睁眼昏迷(coma vigil),是由于脑干上部和丘脑的网状激活系统受损引起,此时大脑半球及其传出通路无病变。患者能注视周围环境及人物,看似清醒,但不能活动或言语,大、小便失禁,肌张力减低,无锥体束征。强烈刺激不能改变其意识状态,存在睡眠觉醒周期。无动性缄默症常见于脑干梗死。

4. 植物状态

植物状态(vegetative state)是指大脑半球严重受损而脑干功能相对保留的一种状态。患者对自身和外界的认知功能全部丧失,呼之不应,不能与外界交流,有自发或反射性睁眼,偶可发现视物追踪,可有无意义苦笑,存在吸吮、咀嚼和吞咽等原始反射,有睡眠觉醒周期,大、小便失禁。持续植物状态(persistent vegetative state)指颅脑外伤后植物状态持续 12 个月以上,其他原因所致植物状态持续 3 个月以上。

(五)昏迷患者的检查

引起昏迷的基本病因包括脑组织结构性损伤和代谢/中毒性昏迷。患者存在局灶神经系统体征通常提示结构损伤性昏迷,必须快速、准确地对全身状况,特别是神经系统功能情况做出评价,尽快明确是结构性昏迷或代谢/中毒性昏迷。昏迷患者病情危重,情况危急,采集病史应简明扼要,重点询问昏迷发生的急缓、昏迷发生前是否存在其他症状、有无外伤史、有无中毒史、有无服用毒物或过量药物，以及有无癫痫、高血压、糖尿病、肝病或肾脏疾病史。体格检查应首先注意生命体征，如气道是否通畅、呼吸是否平稳、心率和血压是否正常，其次注意患者是否有发热、呼气异味、皮疹或皮肤发绀、头皮撕裂、头皮下血肿、鼻腔及外耳道出血或脑脊液溢出、腹部是否膨隆或存在肌紧张。

昏迷患者的神经系统检查重点有四个方面：昏迷程度、眼部检查、运动功能和呼吸形式，具体如下。

1. 昏迷程度

首先观察患者的自发活动和身体姿势，是否有拉扯衣服、自发咀嚼、眨眼或打哈欠，是否有对外物的注视或视觉追随，是否自发改变姿势。可给予言语和其他刺激后观察患者反应和反射活动。

2. 眼部检查

眼部检查包括瞳孔(大小、形态、对称性及直接对光反射)、眼球位置、眼球运动、前庭-眼反射、眼底等。

3. 运动功能

判断昏迷患者是否存在肢体瘫痪的方法有以下几种。

(1)肢体坠落试验：将患者上肢抬高让其自然下落，瘫痪侧下落速度较快；患者仰卧，检查者使其被动屈髋和屈膝后突然松手，瘫痪侧下肢较快坠于床面。

(2)下肢外旋征：患者仰卧，双下肢伸直，瘫痪侧下肢呈外旋状态。

(3)痛刺激试验：针刺肢体皮肤，健侧可见回避动作，瘫痪侧回避动作明显减弱或消失。

(4)肌张力比较：瘫痪侧肢体肌张力增高。

4. 呼吸形式

通过观察患者呼吸形式的变化，可有助于判断病变部位和病情严重程度。

二、语言障碍及检查

(一)失语的分类

1. 运动性失语

运动性失语患者发音与构音功能正常，而言语的表达发生障碍、语言不流畅，但能听懂他人讲话，见于优势半球额下回后部及岛盖区病变，检查时可仔细倾听患者讲话，注意其语言是否流利清楚，词汇是否丰富，是否可复述医生的讲话。

2. 感觉性失语

感觉性失语患者接受和分析语言的功能发生障碍，轻者仅能听懂简单生活用语，重者对任何言语不能理解，由于患者不能听懂自己的话并及时纠正其错误，因此，患者虽能说话但多错乱，无法听懂，见于优势半球颞上回后部的病变，检查时可让患者指出被告知的物品或执行简单的口述动作，如闭眼、张口等，观察其是否理解。

3. 传导性失语

传导性失语患者以复述障碍为特点，患者言语流畅，但用字发音不准，复述障碍与听力理解障碍不成比例，即患者能听懂词和句却不能正确复述。神经系统检查常无阳性体征，但可见偏身感觉障碍及轻偏瘫，也可见同向偏盲，病灶部位大多在左侧缘上回。

（二）失语症检查

应首先确定患者意识清楚，检查配合，不存在可能影响检查结果的运动和感觉障碍。了解患者的文化水平，是左利手还是右利手，如为左利手还应询问书写时是否仍用右手。

临床实践过程中，医生询问病史时通过与患者的交流往往能够发现存在失语症的线索，包括言语过程中停顿、找词或犹豫，词汇使用错误，言语或对话匮乏，言语过多但不能正确表述，交谈过程中对简单的问话感到回答困难或犹豫，言语缺乏音调起伏和音韵变化。进一步的检查包括以下几个方面。

（1）言语表达能力检查：①说，包括交谈性言语（对话）、描述性言语（看图说话）、言语复述（跟读）、自发言语（计数、叙述经历）、命名物体、唱歌、解释单词或成语的意义等。②写，包括听写单词、听写句子、自动书写（造句、作文）和抄写（词、句、图）等。

（2）言语理解能力检查：①听，包括执行简单指令（睁眼、闭眼、握拳等）、是非问题选择（我是坐着的吗？门是开着的吗？天在下雨吗？）、左右定向（伸出左手、用左手摸耳朵、抬右腿等）、执行复杂指令（按顺序摸鼻子、眼睛和耳朵，手指指地板然后眼睛看天花板）。②阅读，包括朗读单字、单词和单句，找出检查者朗读的单词，执行书面命令等。

第三节 脑神经检查

一、嗅神经

检查嗅神经前应先观察鼻腔是否通顺，然后嘱患者闭目，检查者用拇指堵住患者一侧鼻孔，将装有挥发性气味但无刺激性液体（如香水、松节油、薄荷水等）的小瓶，或其它带有气味的物品，置于患者另一侧鼻孔下，让患者说出嗅到的气味，按同样方法检查对侧。

二、视神经

视神经的检查包括视力、视野和眼底检查三部分。

（一）视力

视力可分为远视力和近视力，检查时应对两眼分别测试。这里主要介绍远视力的检查方法，检查通常采用国际标准视力表，患者距视力表5m测定，视力在1.0以上为正常，<1.0即为视力减退。患者视力明显减退以至不能分辨视力表上符号时，

可嘱其在一定距离内辨认检查者任意伸出的手指数目(指数),若仍数不清,则改为用手在患者眼前左右摆动(手动),测定结果记录为指数/距离或手动/距离。视力减退更严重时,可用手电筒照射检查,了解患者有无光感,完全失明时光感消失。因此,按患者视力情况可记录为正常、减退(具体记录视力表测定结果)、指数、手动、光感和无光感。

(二)视野检查

眼球正视前方时所能看到的注视点以外的空间范围称视野,正常单眼视野颞侧约90°,鼻侧及上、下方为50°~70°。精确的视野检查需使用视野计,采用手势对比检查法可粗略地测定视野,具体方法为:患者背光与检查者相对而坐,距离约1m,嘱患者闭左眼,此时,检查者亦应将自己的右眼遮盖,然后检查者将手指从上、下、左、右周边部逐渐向中央移动,嘱患者见到手指时立即示意。以同法再测另一眼。根据正常视野即可比较出患者视野缺损的大致情况。

(三)眼底

通常在不散瞳的情况下直接用眼底镜检查眼底,可以看到放大约16倍的眼底正像。在光线较暗处请患者背光而坐或仰卧于床上,注视正前方,尽量勿转动眼球,眼底镜与患者眼球的距离不能超过2.5cm。检查患者右眼时,检查者位于患者右方,以右手持眼底镜,用右眼观察眼底。检查患者左眼时,检查者位于患者左方,以左手持眼底镜,用左眼观察眼底。发现眼底病理改变的位置可以用时钟钟点的方位表示,或以上、下、鼻上、鼻下、颞上和颞下来注明,病灶大小和间隔距离用视神经盘直径作为单位来表示(1D=1.5mm)。

三、动眼神经、滑车神经和展神经

动眼神经、滑车神经、展神经共同管理眼肌运动,合称眼球运动神经。

(一)眼裂和眼睑

检查时嘱患者双眼平视前方,观察两侧眼裂是否对称一致,有无增大或变窄,上睑有无下垂、眼睑闭合障碍等异常。

(二)眼球

(1)眼球位置:观察眼球是否突出或下陷,是否存在斜视或偏斜。

(2)眼球运动:先请患者向各个方向转动眼球,然后检查者将示指置于患者眼前30cm处,向左、左上、左下、右、右上、右下六个方向移动,嘱患者在不转动头部的情况下注视检查者示指并随示指的移动转动眼球,每个方向代表双眼的一对配偶肌功能,若眼球有某一方向的运动受限,提示该对配偶肌功能受损。

(三)瞳孔

(1)瞳孔大小:正常瞳孔直径2~5mm,<2mm为瞳孔缩小,>5mm为瞳孔扩大。

(2)瞳孔形态:正常瞳孔应为圆形,双侧等大,边缘整齐。

(3)对光反射:检查者用手电筒从侧面分别照射双眼,对光反射正常时即刻可见瞳孔缩小,移开光源后瞳孔迅速复原。

四、三叉神经

三叉神经为混合神经,其检查内容包括运动、感觉及反射三方面。

(一)运动功能

三叉神经运动支支配咀嚼肌群,包括颞肌、咬肌、翼内肌和翼外肌。检查时首先观察患者两侧颞肌和咬肌有无萎缩,然后以双手同时触摸颞肌和咬肌,嘱患者做咀嚼动作,检查者体会颞肌和咬肌收缩力量的强弱并左右对比。再嘱患者示齿,以上下门齿的中缝线为参照,观察下颌有无偏斜。

(二)感觉功能

用针、棉絮和盛冷、热水的玻璃试管测试患者面部皮肤的痛觉、触觉和温度觉,注意两侧对比,评价有无感觉过敏、感觉减退或消失,并划出感觉障碍的分布区域,判断是三叉神经周围支区域的感觉障碍还是核性感觉障碍。

(三)反射检查

1. 角膜反射

检查左眼角膜反射时,嘱患者两眼向右侧上方注视,检查者以细棉絮轻触左眼外侧角膜,检查右侧角膜反射时,嘱患者两眼向左侧上方注视,以细棉絮轻触右眼外侧角膜,正常时可见两眼敏捷闭合。刺激时同侧闭眼称为直接角膜反射,刺激时对侧闭眼称为间接角膜反射。

2. 下颌反射

检查时嘱患者稍张口,使下颌放松,检查者以左手拇指按于患者下颌的正中,用叩诊锤叩击该拇指,正常时,此反射不甚明显,反射亢进时可见下颌快速上提。

五、面神经

面神经检查包括面肌运动检查和味觉检查。

(一)面肌运动检查

检查时先观察患者两侧额纹、眼裂和鼻唇沟是否对称,有无一侧口角低垂或口角歪斜。然后嘱患者做睁眼、闭眼、皱眉、示齿、鼓腮、吹哨动作,观察其能否正常完成及左右是否对称。一侧面神经周围性(核或核下性)损害时,患侧所有面部表情肌瘫痪,表现为患侧额纹变浅、不能皱眉、闭眼无力或不全、鼻唇沟变浅,鼓腮和吹哨时患侧漏气,示齿时口角歪向健侧;中枢性(皮质脑干束或皮质运动区)损害时仅表现为病灶对侧眼裂以下面肌瘫痪。

(二)味觉检查

测试味觉时嘱患者伸舌,检查者以棉签分别蘸糖、食盐、醋,轻涂于舌前一侧,嘱患者不能讲话、缩舌和吞咽,并用手指出事先写在纸上的某个符号(甜、咸、酸、苦),先试可疑侧,再试另一侧,每试一种溶液后用温水漱口,面神经损害可使舌前2/3味觉丧失。

六、位听神经

位听神经包括耳蜗神经和前庭神经。

(一)耳蜗神经

（1）听力检查：分别检查两耳。检查时用棉球塞住一耳，采用语音、机械表音或音叉振动音测试另一侧耳听力，由远及近至能够听到声音为止，记录其距离。同法测试对侧耳听力。

（2）音叉试验：是鉴别传导性耳聋和神经性耳聋的标准方法。检查方法有林纳试验、韦伯试验、施瓦试验和镫骨活动试验。临床常用林纳试验：将击响的音叉手柄的底部紧紧压在受检者耳的乳突部，以便受检者能听到振动声。当听不到声音时，将音叉双臂移到距同侧外耳道约1cm处，检测其空气传导听力，比较同侧气导和骨导。

(二)前庭神经

前庭系统功能较复杂，涉及躯体平衡、眼球运动、肌张力维持、体位反射和自主神经功能调节等。前庭神经病变时患者主要表现为眩晕、呕吐、眼球震颤和平衡障碍。

（1）平衡功能：前庭神经损害时可表现为平衡障碍，患者步态不稳，常向患侧倾倒，转头及体位变动时更为明显。

（2）眼球震颤：前庭神经病变时可出现眼球震颤，眼震方向因病变部位和性质而不同。如急性迷路病变引起冲动性眼震，慢相向患侧，快相向健侧，向健侧注视时重，向患侧注视时减轻。中枢性前庭损害时眼震方向不一，可为水平、垂直或旋转性。

（3）前庭功能检查：①旋转试验。让患者坐在转椅上，闭目，头前倾约30°，先将转椅向右快速旋转10周后突然停止，并请患者立即睁眼注视前方。正常可见水平冲动性眼震，快相和旋转方向相反，持续20～40秒，如果<15秒则提示前庭功能障碍。间隔5分钟后再以同样方法向左旋转，观察眼震情况。②冷热水试验。检查患者无鼓膜破损方可进行试验。受试者仰卧、头倾向一侧，受试耳向上，以冷水（23°）或热水（47°）注入一侧外耳道，至引发眼球震颤时停止。注入热水时眼震快相向注入侧，注入冷水时眼震快相向对侧。前庭病变时眼震反应减弱或消失。

七、舌咽神经及迷走神经

舌咽神经、迷走神经的解剖和生理关系密切，通常同时检查。

(一)运动检查

检查发音是否有声音嘶哑、带鼻音或完全失音，嘱患者张口，观察悬雍垂是否居中、双侧软腭弓是否对称；嘱患者发"啊"音，观察双侧软腭抬举是否一致、悬雍垂是否偏斜。一侧神经麻痹时，患侧腭弓低垂，悬雍垂偏向健侧。双侧神经麻痹时，悬雍垂居中，但双侧软腭抬举受限，甚至完全不能。

(二)感觉检查

检查时用棉签或压舌板轻触双侧软腭及咽后壁，观察患者有无感觉。

(三)反射检查

1. 咽反射

检查时嘱患者张口，用压舌板分别轻触两侧咽后壁，出现咽肌收缩和舌后缩(作呕反应)，称为咽反射。舌咽、迷走神经损害时，患侧咽反射减弱或消失。

2. 软腭反射

检查时嘱患者张口，用压舌板轻触软腭或悬雍垂，正常可引起软腭提高和悬雍垂后缩。舌咽、迷走神经分别为反射的传入及传出神经，两神经受到损害时可导致反射迟钝或消失。

八、副神经

副神经支配胸锁乳突肌和斜方肌的随意运动。一侧胸锁乳突肌收缩使头部转向对侧，双侧同时收缩使颈部前屈；一侧斜方肌收缩使枕部向同侧倾斜，抬高和旋转肩胛并协助上臂上抬，双侧收缩时头部后仰。检查时首先观察患者有无斜颈或塌肩，以及胸锁乳突肌和斜方肌有无萎缩。然后让患者做转头和耸肩动作，检查者施加阻力以测试胸锁乳突肌和斜方肌肌力的强弱，并左右比较。副神经受损时，患者转头、耸肩无力，该部位肌肉可有萎缩。

九、舌下神经

检查舌下神经时，首先观察舌在口腔内的位置及形态，嘱患者伸舌，观察有无伸舌偏斜、舌肌萎缩和肌束颤动。一侧核下性舌下神经病变，伸舌偏向患侧，伴该侧舌肌萎缩，双侧舌下神经麻痹时舌不能伸出口外；一侧核上性舌下神经损害伸舌偏向健侧；核性损害可见肌束颤动。

第四节 感觉系统检查

一、浅感觉

1. 痛觉

嘱患者闭目，检查者用大针头轻刺患者皮肤，询问其有无疼痛及疼痛程度。如发现局部痛觉减退或过敏，让患者比较与正常区域差异的程度。

2. 触觉

检查者用一束棉絮轻触患者皮肤或黏膜，询问其是否察觉及感受的程度，也可以嘱患者口头计数棉絮接触的次数。

3. 温度觉

检查者分别用盛冷水(5~10℃)和热水(40~45℃)的玻璃试管接触患者皮肤，嘱患者报告"冷"或"热"。

二、深感觉

1. 运动觉

嘱患者闭目，检查者轻轻捏住患者指（趾）的两侧，做被动伸或屈的动作，嘱其说出移动的方向。如果患者判断移动方向有困难，可加大活动的幅度。如果患者不能接受移动，可再试较大的关节，如腕关节、肘关节、踝关节和膝关节等。

2. 位置觉

嘱患者闭目，检查者移动患者肢体至特定位置，嘱患者报告所放位置，或用对侧肢体模仿移动位置。运动觉和位置觉障碍见于脊髓后索病变。

3. 振动觉

将振动的音叉柄置于患者骨隆起处，如足趾、内（外）踝、胫骨、髌骨、髂嵴、肋骨、脊柱棘突、手指、尺（桡）骨茎突、锁骨和胸骨的部位，询问其有无振动的感觉，两侧对比，注意感受的程度和时限。振动觉障碍见于脊髓后索损害。

第五节　反射检查

一、浅反射

1. 腹壁反射（$T_7 \sim T_{12}$，肋间神经）

患者取仰卧位，双膝半屈，腹肌松弛。检查者用竹签沿肋缘（$T_7 \sim T_8$）、平脐（$T_9 \sim T_{10}$）和腹股沟上（$T_{11} \sim T_{12}$），由外向内轻而快速地划过腹壁皮肤，正常反应分别为上、中、下三个部位的腹壁肌肉收缩。

2. 提睾反射（$L_1 \sim L_2$，闭孔神经传入，生殖股神经传出）

患者仰卧，双下肢微分开。检查者用竹签在患者股内侧近腹股沟处，由上而下或由下而上轻划皮肤。正常反应为同侧提睾肌收缩，睾丸上提。

3. 肛门反射（$S_4 \sim S_5$，肛尾神经）

患者取胸膝卧位，检查者用竹签轻划患者肛门周围皮肤，正常反应为肛门外括约肌收缩。

二、深反射

1. 肱二头肌腱反射（$C_5 \sim C_6$，肌皮神经）

患者取坐位或仰卧位，肘部半屈，检查者将左手拇指或中指置于患者肱二头肌肌腱处，右手持叩诊锤叩击手指。正常反应为肱二头肌收缩，前臂屈曲。

2. 肱三头肌腱反射（$C_6 \sim C_7$，桡神经）

患者取坐位或仰卧位，肘部半屈，检查者以左手托住其肘关节，右手持叩诊锤叩击鹰嘴上方的肱三头肌肌腱。正常反应为肱三头肌收缩，前臂伸展。

3. 桡骨膜反射（$C_5 \sim C_8$，桡神经）

患者取坐位或卧位，肘部半屈半旋前位，检查者用叩诊锤叩击桡骨茎突。正常反应为肱桡肌收缩，肘关节屈曲，前臂旋前，有时伴有手指屈曲动作。

4. 膝反射（$L_2 \sim L_4$，股神经）

患者取坐位时，将膝关节屈曲90°，小腿自然下垂；仰卧位时，检查者左手托其膝后，使膝关节呈120°屈曲，用叩诊锤叩击膝盖下方的股四头肌肌腱。正常反应为股四头肌收缩，小腿伸展。

5. 踝反射（$S_1 \sim S_2$，胫神经）

患者取仰卧位，屈髋，下肢取外旋外展位，屈膝，检查者用左手使其足背屈，右手持叩诊锤叩击跟腱，正常反应为腓肠肌和比目鱼肌收缩，足跖屈。如卧位不能测出时，可嘱患者跪于椅面上，双足自然下垂，然后轻叩跟腱，反应同前。

6. 头面部深反射

（1）眼轮匝肌反射：检查者用一手指向后下方牵拉患者眼外眦处皮肤，然后用叩诊锤轻叩检查手指，正常时受试侧眼轮匝肌收缩（闭眼），对侧眼轮匝肌亦轻度收缩。

（2）眉间反射：检查者用叩诊锤轻叩受试者两眉间，正常可见双侧眼轮匝肌收缩，产生瞬目反应。

（3）口轮匝肌反射：检查者用叩诊锤轻叩一侧上唇或鼻部三角区处皮肤，可见同侧口轮匝肌收缩；用叩诊锤轻叩上唇正中处，可见整个口轮匝肌收缩而致噘嘴。

（4）吸吮反射：是新生儿原始反射之一，轻触婴儿口唇引起口轮匝肌收缩，出现吸吮样动作。

（5）头后仰反射：患者头部微前倾，检查者用叩诊锤轻叩上唇中部，正常时无反应，双侧皮质延髓束或弥漫性大脑损害时，头部出现短促的后仰动作。

（6）掌颏反射：刺激患者手掌大鱼际处皮肤引起同侧颏肌收缩，多见于锥体束病变和弥漫性大脑病变，可偶见于正常人。

（7）角膜上颌反射：检查者用棉签刺激一侧角膜引起同侧眼睑闭合和上唇上提动作。

（8）角膜下颌反射：检查者用棉签刺激一侧角膜引起双侧眼轮匝肌收缩（闭眼）及翼外肌收缩，使下颌偏向对侧。

（9）下颌反射：嘱患者口微张，检查者左手拇指置于下颌中央，右手持叩诊锤叩左手拇指，可引起下颌上提，正常时无反应或有轻微反应，双侧皮质延髓束损害时反射亢进，表现为下颌急速上抬。

（10）强握反射：检查者用手指触摸患者手掌，可引起患者的握持动作，见于新生儿和额叶病变患者。

三、病理反射检查

1. 巴宾斯基（Babinski）征

检查者用竹签轻划患者足底外侧，由足跟向前至小趾根部转向内侧，正常（阴性）反应为所有足趾屈曲，阳性反应为拇趾背伸，其余各趾呈扇形展开。

2. 霍夫曼(Hoffmann)征

检查者以左手握住患者前臂，右手示指和中指夹住患者中指，并使中指和手腕轻度屈向背侧，用拇指轻弹中指指甲，引起拇指和其余三指屈曲运动，称 Hoffmann 征阳性。

3. 强握反应

用手指触摸患者手掌时强直性握住检查者手指，在新生儿为正常反射，可见于成人对侧额叶运动前区病变。

4. 钟摆样膝反射

患者取坐位，小腿与足部自然下垂，做膝腱反射，患者小腿呈现钟摆样动作，来回数下方停止，缘于肌张力降低，常见于小脑病变。

5. 脊髓自主反射

脊髓横贯性病变时，针刺病变平面以下皮肤引起单侧或双侧髋、膝、踝部屈曲(三短反射)，若双侧屈曲并伴腹肌收缩，膀胱及直肠排空，以及病变以下竖毛、出汗、皮肤发红等，称为总体反射。

第六节　运动检查

一、肌力的检查

肌力是肢体随意运动时肌肉的收缩力。肌力检查是以关节为中心检查肌群的伸屈、外展、内收、旋前和旋后的功能。先观察自主活动时肢体动度，再用做对抗动作的方式测试上、下肢的肌力，双手的握力和分指力等。检查时须排除因疼痛、关节强直或肌张力过高所致的活动受限。

二、肌力的分级

通常采用六级肌力分级法，检查时让患者依次做有关肌肉收缩运动，检查者施以阻力，或嘱患者用力维持某一姿势，检查者用力改变其姿势，以判断肌力。

0 级：完全瘫痪，肌肉无收缩。

1 级：肌肉可收缩，但不能产生动作。

2 级：肢体能在床面上移动，但不能抵抗自身重力，即不能抬起。

3 级：肢体能抵抗重力离开床面，但不能抵抗阻力。

4 级：肢体能做抗阻力动作，但较正常肌力差。

5 级：正常肌力。

三、肌张力检查

肌张力指肌肉的紧张度。肌张力检查除触摸肌肉测试其硬度外，还测试完全放松的肢体被动活动时阻力大小，并进行两侧对比。检查时嘱患者放松，检查者触摸感受肌肉的硬度或紧张程度（静止肌张力），肌张力减低时肌肉柔软弛缓，肌张力增高时肌肉坚硬，或用叩诊锤轻敲受检肌肉听其声音，如声调低沉则肌张力低，声调高而脆则肌张力高。然后被动屈伸患者肢体感知阻力，肌张力降低时阻力减低或消失，关节活动范围较大，肌张力增高时阻力增加，关节活动范围缩小，可用头部下坠试验、肢体下坠试验、膝部下坠试验、上肢伸拳试验和下肢摆动试验等方法辅助测试。

（一）肌张力减低

肌张力减低常见于以下情况。

（1）牵张反射弧中断，如下运动神经元性瘫痪和后根、后索病变等。

（2）上运动神经元性瘫痪的休克期。

（3）小脑病变。

（4）某些锥体外系病变，如舞蹈症等。

（二）肌张力增高

（1）痉挛性肌张力增高：见于锥体束病变，系牵张反射增强所致。常表现为折刀状强直，下肢伸肌张力增高明显。

（2）强直性肌张力增高：见于锥体外系病变，如震颤麻痹等。表现为伸、屈肌张力均增高，呈铅管样强直或齿轮样强直。

第七节 脑膜刺激征检查

脑膜炎、蛛网膜下腔出血、脑脊液压力增高等中枢神经系统病变，使脊神经根受到刺激，导致其支配的肌肉反射性痉挛，从而产生一系列阳性体征，统称脑膜刺激征。

一、颈强直

患者取仰卧位，双下肢伸直，检查者轻托患者枕部并使其头部前屈。如颈有抵抗，下颏不能触及胸骨柄，则表明存在颈强直。颈强直程度可用下颏与胸骨柄间的距离（几横指）表示。

二、克尼格征

患者取仰卧位，检查者托起患者一侧大腿，使髋、膝关节各屈曲成90°角，然后一手固定其膝关节，另一手握住足跟，将小腿慢慢上抬，使其被动伸展膝关节。如果患者大腿与小腿间夹角小于135°就产生明显阻力，并伴有大腿后侧及腘窝部疼痛，即为克尼格（Kernig）征阳性。

三、布鲁津斯基征

患者取仰卧位，双下肢伸直，检查者托其枕部并使其头部前屈。患者颈部有抵抗及颈后疼痛感，同时双侧髋、膝关节不自主屈曲，即为布鲁津斯基（Brudzinski）征阳性。

第八节　专科护理评估

一、意识状态评估

详见本章第二节相关内容。

二、肌力评估

详见本章第六节相关内容。

三、吞咽功能评估

（一）洼田饮水试验

1. 检查方法

患者取坐位，先让患者单次喝下 2～3 茶匙水，如无问题，再让患者一次喝下 30ml 温开水，观察所需时间和呛咳情况，将检查结果分级，具体如下。

1 级（优）：能顺利 1 次将水咽下。

2 级（良）：分 2 次以上咽下，无呛咳。

3 级（中）：能 1 次咽下，有呛咳。

4 级（可）：分 2 次以上咽下，有呛咳。

5 级（差）：频繁呛咳，不能全部咽下。

2. 结果评定

正常：1 级，5 秒之内喝完。

可疑：1～2 级，5 秒以上喝完。

异常：3～5 级，用茶匙饮用，每次喝 1 茶匙，连续两次均有呛咳。

3. 疗效判断标准

痊愈：吞咽障碍消失，饮水试验评定 1 级。

显效：吞咽困难明显改善，饮水试验评定提高 2 个级别。

好转：吞咽困难改善，饮水试验评定提高 1 个级别。

无效：吞咽困难改善不显著，饮水试验评定无变化。

（二）标准吞咽功能评价（SSA）

1. 检查方法

（1）第一步：判断患者的意识状态、体位、体态、呼吸模式，咽喉活动功能及有无自主咳嗽。分值为 8～23 分，分值大于 8 时结束评估，等于 8 时进行第二步评估。

（2）第二步：5ml 饮水试验，观察患者吞咽时有无漏水、吞咽动作完成困难、重复吞咽、咳嗽等，评分分值 5～11 分，重复进行 3 次。5ml 饮水试验若 2 次以上达到 5

分，可以进行第三步。

（3）第三步：若上述步骤无异常，嘱患者吞咽 60ml 水，观察吞咽需要的时间、有无咳嗽等，总分 5～12 分。

此量表分值为 18～46 分，分值越高说明吞咽功能越差，具体见表 3-2。

表 3-2　标准吞咽功能评价量表

第一步：初步评价(8～23 分)	
(1)意识水平	1＝清醒 2＝嗜睡，可唤醒并做出言语应答 3＝呼唤有反应，但闭目不语 4＝仅对疼痛刺激有反应
(2)头部和躯干部控制	1＝能正常维持坐位平衡 2＝能维持坐位平衡但不能持久 3＝不能维持坐位平衡，但能部分控制头部平衡 4＝不能控制头部平衡
(3)有无呼吸困难	1＝正常　2＝异常
(4)有无流涎	1＝正常　2＝异常
(5)舌的活动范围是否对称	1＝正常　2＝不对称　3＝无法活动
(6)有无构音障碍、声音嘶哑、湿性发音	1＝无　2＝轻度　3＝重度
(7)咽反射是否存在	1＝存在　2＝缺乏
(8)自主咳嗽能力	1＝正常　2＝减弱　3＝缺乏
得分	
第二步：饮一匙水(量约5ml)，重复3次(5～11 分)	
(1)口角流水	1＝无/1 次　2＝＞1 次
(2)吞咽动作	1＝有　　　2＝无
(3)重复吞咽	1＝无/1 次　2＝＞1 次
(4)吞咽时气促、咳嗽	1＝无　　　2＝有
(5)吞咽后有无发音异常，如湿性发音、声音嘶哑	1＝正常　　2＝减弱或声音嘶哑　3＝不能发音
注：如果该步骤的 3 次吞咽中有至少 2 次完成正常，则进行第三步	
得分	
第三步：饮一杯水(量约60ml)(5～12 分)	
(1)能否全部饮完	1＝是　　2＝否
(2)吞咽中或吞咽后咳嗽	1＝无　　2＝有
(3)吞咽中或吞咽后喘息	1＝无　　2＝有
(4)吞咽后有无发音异常，如湿性发音、声音嘶哑等	1＝正常　2＝减弱或声音嘶哑　3＝不能发音
(5)是否存在误咽	1＝无　　2＝可能　3＝有
得分	

2. 结果评定

（1）初步评价异常，就不进行后续评价，判定误吸风险Ⅳ级。

（2）初步评价正常，第二步评价异常（饮3次水至少2次异常），就不进行后续评价，判定误吸风险Ⅲ级。

（3）初步评价正常，第二步评价正常（饮3次水至少2次正常），第三步评价异常，判定误吸风险Ⅱ级。

（4）初步评价正常，第二步评价正常（饮3次水至少2次正常），第三步评价正常，判定误吸风险Ⅰ级。

四、压疮危险因素评估

评估对象：长期卧床患者，根据患者个体情况进行动态评估。

护理措施：①向患者及其家属进行宣教；②24小时专人陪护；③设立安全警示标识；④使用气垫床；⑤按时翻身；⑥保持皮肤清洁干燥；⑦加强营养；⑧每班交班。

压疮危险因素评估方法见表3-3。

表3-3　Braden压疮危险因素评分表

感觉				潮湿度				活动力				移动力				营养				摩擦力剪切力			总分
完全受限	非常受限	轻度受限	未受限	持续潮湿	经常潮湿	有时潮湿	很少潮湿	限制卧床	可以坐椅子	偶尔行走	经常行走	完全受限	非常受限	轻度受限	未受限	非常差	可能不足	充足	非常好	有问题	有潜在问题	无明显问题	
1	2	3	4	1	2	3	4	1	2	3	4	1	2	3	4	1	2	3	4	1	2	3	

1. 危险评分：E，极度危险，≤9分；H，高度危险，10～12分；M，中度危险，13～14分；L，低度危险，15～18分；N，无危险，>18分。

2. 评估频率：<9分每班评估；10～12分每天评估；13～14分每3天评估；15～18分每周评估。

五、脱管危险因素评估

评估对象：留置各种导管的住院患者，其导管出现任何情况应随时评估，评分时同类导管按照数量乘以该导管评分值计算。

护理措施：①向患者及其家属进行宣教；②24小时专人陪护；③设立安全警示标识；④根据情况使用约束带；⑤加强导管固定；⑥遵医嘱使用镇静剂；⑦每班交班。

脱管危险因素评估方法见表3-4。

表 3-4　脱管危险因素评估表

项目	危险因素	评分
年龄	>70 岁	2
	<10 岁	2
精神	嗜睡朦胧	2
	躁动	3
意识	焦虑恐惧	2
	烦躁	3
活动	术后 3 天内可自主活动	3
	行动不稳	2
	不能自主活动	1
管道与种类	高危导管	3
	中危导管	2
	低危导管	1
疼痛	难以耐受	3
	可耐受	1
沟通	差、不配合	3
	一般、能理解	1
总分		

导管滑脱危险度：Ⅰ度评分<8 分，有发生导管滑脱的可能，至少 3 天评估 1 次；Ⅱ度评分 8～12 分，容易发生导管滑脱，至少每天评估 1 次；Ⅲ度评分>12 分，随时会发生导管滑脱，至少每班评估 1 次。

六、疼痛评估

评估对象：所有住院患者，尤其对新入院患者、肿瘤患者、创伤或行有创操作的患者要重点评估。

护理措施：①解除疼痛源；②令患者保持良好体位；③进行心理护理；④给予止痛措施；⑤其他。

疼痛评估方法见表 3-5。

表 3-5　疼痛评估表

疼痛部位	疼痛时间	疼痛性质	疼痛强度				总分
			轻微痛	比较痛	非常痛	剧痛	

1. 疼痛时间：①持续；②间歇。

2. 疼痛的性质：①钝痛；②刺痛；③搏动性疼痛；④压迫性疼痛；⑤咬啮性疼痛；⑥痉挛性疼痛；⑦刀割样疼痛；⑧其他。

3. 疼痛的强度：轻微痛 1～3 分；比较痛 4～6 分；非常痛 7～9 分；剧痛 10 分。

4. 评估评率：有风险的患者至少每日评估 1 次，发生病情变化或风险因素发生改变时，应适时动态评估。

七、跌倒坠床评估

评估对象：所有住院患者，特别是婴幼儿、老年人、孕妇及各种功能障碍患者。

跌倒坠床评估方法见表 3-6、表 3-7。

表 3-6　跌倒坠床评估表

>70岁或<10岁	意识状态			走动能力			自我照顾程度			过去1年有跌倒坠床史	药物使用						环境/设施				总分
	躁动	烦躁	谵妄	步态不稳	需使用助行器	需他人扶持	失禁	尿频或腹泻	需他人协助		镇静药	降血压药	降血糖药	利尿药	泻药	其他	地面湿滑	光线暗淡	走道有障碍	床单位锁定	
1	1	1	1	1	1	1	1	1	1	1	1	1	1	1	1	1	1	1	1	1	

1. 风险评分：无风险 =0 分，有风险 ≥1 分。

2. 评估频率：有风险的患者至少每日评估 1 次，发生病情变化或者风险因素发生改变时，应适时动态评估。

表 3-7　Morse 跌倒风险评估量表

项目	评价标准	得分
1. 跌倒史	近三个月内无跌倒史	0
	近三个月内有跌倒史	25
2. 超过 1 个医学诊断	没有	0
	有	15
3. 行走辅助	不需要/完全卧床/有专人扶持	0
	拐杖/手杖/助行器	15
	依扶家居行走	30
4. 静脉输液/置管/使用特殊药物	没有	0
	有	20
5. 步态	正常/卧床休息/轮椅代步	0
	虚弱乏力	10
	平衡失调/不平衡	20
6. 认知状态	了解自己能力，量力而行	0
	高估自己能力/忘记自己受限制/意识障碍/躁动不安/沟通障碍/睡眠障碍	15

风险评分：跌倒低危人群，<25 分；跌倒中危人群，25～45 分；跌倒高危人群，>45 分。

八、自理能力评估

评估对象：所有住院患者。

自理能力评估方法见表3-8。

表3-8 自理能力评估表

项目	完成情况	评分
进食	完全独立	10
	需部分帮助	5
	需极大帮助	0
洗澡	完全独立	5
	需部分帮助	0
修饰	完全独立	5
	需部分帮助	0
穿衣	完全独立	10
	需部分帮助	5
	需极大帮助	0
控制大便	完全独立	10
	需部分帮助	5
	需极大帮助	0
控制小便	完全独立	10
	需部分帮助	5
	需极大帮助	0
如厕	完全独立	10
	需部分帮助	5
	需极大帮助	0
床椅转移	完全独立	15
	需部分帮助	10
	需极大帮助	5
	完全依赖	0
平地行走	完全独立	15
	需部分帮助	10
	需极大帮助	5
	完全依赖	0
上下楼梯	完全独立	10
	需部分帮助	5
	需极大帮助	0
总分		

注：100分为无须依赖，患者病情无变化时无须复评；61~99分为轻度依赖，至少7天评估1次；41~60分为中度依赖，至少3天评估1次；≤40分为重度依赖，须每天评估。当患者发生病情变化时，及时评估。

九、自杀风险评估

评估对象：所有患者，重点应关注评估结果为风险人群的患者。

预防措施：①做好患者的健康教育；②24 小时专人陪护；③进行心理护理；④每班交班。

自杀风险评估方法见表3-9。

表3-9　自杀风险评估表

必备条件：具备其中一项即为风险人群	疾病晚期或治疗预后较差，有绝望感	0＝无　1＝有
	言语流露自杀意念	0＝无　1＝有
	有自杀家族史或自杀未遂史	0＝无　1＝有
	有重型精神障碍病史	0＝无　1＝有
	中度及以上的焦虑或抑郁	0＝无　1＝有
	严重或慢性躯体疾病引发的无法忍受的痛苦	0＝无　1＝有
高危因素：大于等于3项即为风险人群	家庭经济困难，有欠费现象	0＝无　1＝有
	疾病反复治疗效果不好	0＝无　1＝有
	治疗依从性差	0＝无　1＝有
	有抑郁状态	0＝无　1＝有
	社会关系紧张	0＝无　1＝有
	性格孤僻、偏执，情绪低落	0＝无　1＝有
	近期有亲友去世或亲密关系丧失	0＝无　1＝有
	丧偶或独居	0＝无　1＝有
	有酗酒或精神活性物质使用史	0＝无　1＝有
	睡眠障碍	0＝无　1＝有
	持续疼痛	0＝无　1＝有
	其他	0＝无　1＝有

分值及评估频率：0分每周复评；≥1分每天评估。

十、走失风险评估

评估对象：应重点关注老年人、儿童及各种认知障碍患者。

护理措施：①24 小时留陪人；②建立风险警示标识；③签署患者走失风险告知同意书；④佩戴黄色腕带（腕带上患者信息需填写完整）；⑤严格落实护理巡视制度，注意患者在位情况；⑥做好健康教育；⑦每班交班。

走失风险评估方法见表3-10。

表3-10 走失风险评估表

项目	评估
年龄	>60 岁或<14 岁
疾病因素	痴呆或精神病史
	记忆力减退
	定向力障碍
精神状态	幻觉或妄想
	焦虑、抑郁
社会环境因素	工作环境差
	经济状况差
	人际关系差
	无直系亲属陪护
有无药物影响	苯巴比妥
	卡马西平
	丙戊酸钠、苯妥英钠
	多虑平、氯丙嗪
有无走失史	
总分	

注：评分分值按照"有"或"无"分别评1分或0分，总分≥1分即为走失高危患者，应每日进行评估。

十一、深静脉血栓风险评估

评估对象：长期卧床、肢体制动、大手术或创伤后的患者，以及有深静脉血栓家族史者。通常用 Caprini 量表作为评估工具，具体见表3-11。

常见的深静脉血栓预防措施包括基础预防、物理预防及药物预防。

（1）基础预防：①鼓励、协助患者主动或被动运动，促进下肢静脉血液回流。②不能进行主动运动的要协助患者进行被动运动。③定时观察患者双下肢颜色、温度是否正常，做到早发现、早治疗。④患者卧位时，禁止腘窝及小腿下单独垫枕。⑤避免在双下肢静脉穿刺。⑥指导患者保持良好生活习惯，戒烟戒酒，进清淡饮食，多饮水。

（2）物理预防：①间歇气泵治疗 。②梯度压力弹力袜。

（3）药物预防：低分子肝素、维生素 K 拮抗剂。

具体措施如下。

低风险(0～1分)：实施基础预防并尽早进行肢体运动；中危风险(2分)：在实施低风险预防措施的基础上增加药物预防；高危风险(3～4分)：在实施中危风险预防措施的基础上加用压力弹力袜；极高危风险(≥5分)：在实施高危风险预防措施的基础

上使用下肢间歇性气泵治疗仪。

表 3-11　Caprini 深静脉血栓风险评估表

项目	1 分	2 分	3 分	4 分	5 分
患者年龄	40~59 岁	60~74 岁	75 岁及以上	—	—
体重指数	30~40kg/m²	大于 40kg/m²	—	—	—
服用避孕药物	是	—	—	—	—
活动能力	卧床内科患者，下肢活动受限	—	—	—	—
外科手术干预	计划小手术，近期大手术	大手术，腹腔镜或关节镜手术	大手术时间 2~3 小时	—	下肢关节置换术，手术时间大于 3 小时
现有疾病情况	下肢水肿，静脉曲张，肺炎等肺部疾病，肺功能异常	—	恶性肿瘤，肝素引起血小板减少，抗心磷脂抗体等阳性	—	脑卒中，骨盆、下肢或髋关节骨折，脊髓损伤
既往病史	炎症性肠病，1 个月内心力衰竭、败血症、习惯性流产病史	—	各种深静脉血栓，肺栓塞和血栓家族史	—	—

　　评估分值、风险等级及频次：0~1 分无、低风险，每周评估 1 次；2 分中危风险，每 3 天评估 1 次；3~4 分高危风险，每 3 天评估 1 次；≥5 分极高危风险，每天评估。

第四章

神经内科常见疾病诊治与护理

第一节　脑血管疾病

一、概述

脑血管疾病(cerebrovascular disease)泛指脑部血管病变引起的各种脑功能障碍，包括脑动脉粥样硬化、脑动脉栓塞、血栓形成、脑动脉炎、脑动脉损伤、脑动脉瘤、颅内血管畸形、脑动静脉瘘等，其共同特点是引起脑组织的缺血或出血性意外，导致患者残疾或死亡。脑血管疾病患者占神经系统总住院病例的 $1/4 \sim 1/2$。

(一)脑血管疾病常见的病理改变

(1)动脉粥样硬化：循环血中长期胆固醇和低密度脂蛋白过高和高密度脂蛋白过低所致。

(2)脂肪透明样变性与纤维蛋白坏死：多为高血压引起，见于直径小于 $200\mu m$ 的穿动脉壁上，好发于基底节、内囊和丘脑。

(3)纤维肌肉发育不良：特点是脑动脉的中层发生节段性纤维组织增生和退变，引起动脉的环形狭窄、区域性管壁中层薄弱和弹力层断裂，最终使动脉管腔扩大甚至形成动脉瘤，也可引起动静脉瘘或缺血性脑梗死。

(4)淀粉样血管病变：特点为脑的中、小型动脉的中膜及外膜内有嗜刚果红的淀粉样物质沉积，受累动脉以软脑膜下皮质支为多，是皮质下或脑叶出血的常见原因，好发于老年人的顶叶和枕叶。

(5)血管炎：多与免疫机制有关，可引起管腔狭窄、闭塞，最终导致脑出血、脑梗死。

(6)静脉及静脉窦血栓形成：多为肿瘤压迫、癌细胞栓塞、静脉窦旁炎症、白血病、妊娠等因素影响血液凝集、导致血管壁损伤或阻碍静脉回流时引起。

(二)脑血管疾病的分类

1. 脑梗死

脑梗死包括：①动脉粥样硬化性脑梗死；②脑栓塞；③腔隙性脑梗死；④出血性

脑梗死；⑤无症状性脑血管疾病引起脑梗死；⑥其他原因引起的脑梗死；⑦原因未明。

2. 短暂性脑缺血发作

短暂性脑缺血发作包括：①颈动脉系统障碍；②椎基底动脉系统障碍。

3. 脑出血

脑出血包括：①高血压脑出血；②继发于梗死的出血；③肿瘤性出血；④血液病引起的脑出血；⑤淀粉样脑血管病引起的脑出血；⑥动脉炎引起的脑出血；⑦药物引起的脑出血；⑧脑血管畸形或动脉瘤引起的脑出血；⑨其他原因引起的脑出血；⑩原因未明。

4. 蛛网膜下腔出血

蛛网膜下腔出血主要由下列疾病引起：①先天性动脉瘤破裂；②动脉硬化性动脉瘤破裂；③感染性动脉瘤破裂；④脑血管畸形；⑤颅内异常血管网症。

5. 颅内动脉瘤

颅内动脉瘤包括：①先天性动脉瘤；②动脉硬化性动脉瘤；③感染性动脉瘤；④外伤性假动脉瘤；⑤其他。

6. 颅内血管畸形

颅内血管畸形包括：①脑动静脉畸形；②海绵状血管瘤；③静脉性血管畸形；④Galen静脉瘤；⑤颈内动脉海绵窦瘘；⑥毛细血管扩张症；⑦毛细血管瘤；⑧脑-面血管瘤；⑨颅内-颅外血管交通性动静脉畸形；⑩其他。

7. 脑动脉炎

脑动脉炎包括：①感染性动脉炎；②大动脉炎(主动脉弓综合征)；③系统性红斑狼疮；④结节性多动脉炎；⑤颞动脉炎；⑥闭塞性血栓性脉管炎；⑦其他。

8. 其他动脉疾病

其他动脉疾病包括：①脑动脉盗血综合征；②颅内异常血管网症；③动脉肌纤维发育不良；④淀粉样血管病；⑤动脉壁夹层病变；⑥其他。

9. 颅内静脉疾病

颅内静脉疾病包括：①海绵窦血栓形成；②上矢状窦血栓形成；③直窦血栓形成；④窦血栓形成；⑤其他。

(三)脑血管疾病的诊断流程

1. 询问病史

详细询问患者的发病情况、症状出现顺序、既往病史、脑血管病危险因素(家族史、烟酒嗜好、肥胖、是否服用避孕药等)。

2. 体格检查

应对患者做详细，全面的体格检查，尤其应注意有无神经系统阳性体征。

3. 实验室检查

通过一系列实验室检查可评估脑血管病危险程度，包括血常规、肝肾功能、电解质、血脂、血糖、凝血功能等。

4. 电生理检查

脑电图、脑电地形图可记录缺血性脑病患者头皮上的电位变化；体感诱发电位和脑干诱发电位也有助于诊断。

5. 脑脊液检查

脑脊液检查可辅助诊断头部 CT 阴性的蛛网膜下腔出血，对结核、梅毒、真菌和感染性静脉炎引起的脑梗死的诊断有重要意义。

6. 眼底检查

(1)眼底动脉(视网膜中央动脉)可作为观察颈内动脉病变的一个窗口。

(2)蛛网膜下腔出血时，眼底可见玻璃体膜下片状出血，1~2 周后仍可见出血迹象。

(3)视网膜动脉的神经纤维层呈松散的棉花样，是反映颈内动脉供血障碍的间接证据。

(4)脑栓塞性病变时，视网膜血管内可发现乳白色发亮的栓子，表明其来自颈动脉的粥样硬化斑块。

(5)高血压患者出现眼底病变，表明该侧可能有颈内动脉的闭塞或部分狭窄。

7. 特殊检查

(1)头部 CT：可快速鉴别脑出血(均匀一致的高密度灶、没有脑回形态)、蛛网膜下腔出血(脑沟、脑池的密度增高)和缺血性脑血管病(发病 6 小时后可见低密度灶，但中线结构移位不多见)。

(2)头部 MRI：①对早期脑缺血性卒中较 CT 敏感，对后颅窝小脑和脑干的梗死灶更具优越性。②对早期脑出血不如 CT 敏感，对亚急性出血较易识别。③一般建议怀疑蛛网膜下腔出血和急性脑出血时用 CT 辅助诊断，怀疑脑缺血性卒中时用 MRI。

(3)正电子发射断层扫描(PET)：PET 能检测脑病变部位的血流量、代谢和其他生理学指标，从而判断缺血性病变是否可逆、有无其他特殊信息可供临床治疗时参考、监测判断治疗效果并与病程中复杂的异常表现相联系。

(4)单光子发射计算机断层扫描(SPECT)：SPECT 可了解脑的血流灌注、代谢、神经受体等功能变化，为早期诊断各类脑血管疾病、观察治疗效果提供有力的帮助。

(5)彩色多普勒超声：可了解血管内血流的速度、方向、血压的高低和血管管径的大小，并结合频谱分析、血流阻力、脉动指数、压迫试验、药物试验等多种方法诊断各种脑血管疾病、判断治疗效果，有助于筛选治疗药物、研究脑血液流变学等。

(6)氙增强 CT（XeCT）：该检查有助于对脑血管病进行诊断、判断预后和观察治疗效果。

(7)脑血管造影：是观察脑部血管最直接的方法，能了解血管的形态、分布、粗细，有无移位、闭塞、狭窄等，还可观察血管本身的病变，如脑动脉瘤和脑动静脉畸形等。

(8)磁共振血管成像(MRA)：MRA 是一种无创、无辐射危害的血管成像技术，该检查不适用于装有起搏器或颅内有金属异物者。

(9)计算机体层血管成像(CTA)：常用于评价颅内血管病变，该检查需要应用的造影剂较多，有可能使患者产生药物反应。

8. 初步判断

(1)有无脑部病变。

(2)病变的性质(出血、梗死、混合性病变)。

(3)病变的部位(大脑、小脑、脑干,弥漫性或局限性)。

(4)涉及的脑血管(颈部、颅内、颈动脉系统、椎动脉系统等)。

(5)可能的发病病因。

(四)脑血管疾病的治疗

1. 内科治疗

(1)适用于全组的处理原则:①以非手术治疗为主,需手术处理的患者术前、术中及术后,甚至终身都需要系统的非手术治疗。②治疗的目的是为受损的脑组织提供正常的或有足够营养的血液,维持脑的正常功能和活力,并除去堆积的代谢产物。③充分考虑并尽量发挥脑组织的自动调节机制和丰富的侧支循环。④消除危险因素和病因。⑤患者应完全卧床休息,监测生命体征,避免精神和心理上的刺激。⑥发病初期无须常规使用抗生素。⑦对患者加强护理,预防各种并发症,包括吸入性和坠积性肺炎、尿路感染、皮肤压疮和下肢静脉血栓形成等。

(2)适用于颅内出血者的处理原则:①控制血压。既往有高血压者降血压需适度,以舒张压维持在95mmHg左右为宜,以静脉给予降压药为宜。②给予止血剂,如氨甲苯酸(止血芳酸,PAMBA)和6-氨基己酸等。③保持呼吸道通畅。

(3)适用于蛛网膜下腔出血者的处理原则:①一般处理。保持患者生命体征及情绪稳定;必要时遵医嘱使用脱水剂(甘露醇、呋塞米等)降低颅内压。②治疗管腔狭窄解除血管痉挛,常用方法有动脉内缓慢注射0.3%的罂粟碱溶液、动脉内注射尼莫通溶液和"3H"治疗(高血压、高血容量和血液稀释)。③防止脑梗死。在患者血压、血糖得到控制的前提下,可应用激素稳定溶酶体和细胞膜;应用钙通道阻滞剂能阻止细胞内钙超载,应用巴比妥盐可缩小梗死面积。

(4)适用于脑缺血性卒中者的处理原则:①治疗TIA,脑缺血性卒中最多见的原因为心脏的栓子脱落,应早期进行抗凝治疗,如口服华法林,维持量治疗至少半年,多数可使TIA停发或少发,再继以阿司匹林治疗。②控制高血压。③治疗血液成分异常,如高血糖和高血脂等。

2. 外科治疗

(1)缺血性脑卒中:①颈内动脉狭窄可选择的手术有颈动脉血栓内膜剥离术(CEA)、血管成形术、自体大隐静脉搭桥,或人造血管移植术;颈部动脉旁路术仅适用于颅外动脉完全闭塞者;Fogarty导管法为替代上述动脉旁路手术的备选方法。②颅内动脉的栓塞、狭窄、闭塞可选择的手术包括:颅外-颅内动脉吻合术,其中常用的有颞浅动脉-大脑中动脉(STA-MCA)吻合术、枕动脉-小脑后下动脉(OA-PICA)吻合术;大网膜(带蒂或游离)颅内移植术(IOT),该手术适用于颈外动脉已结扎或闭塞者,或颅内动脉过于细小而不适合做动脉吻合者;颞肌脑贴附术,该手术适用于不能进行大网膜颅内移植者;颅内动脉血栓摘除术,适用于颅内、颈内动脉或MCA主干栓塞的病例，且发病时间<24小时者。

（2）出血性脑卒中：①颅内血肿清除术可分为颅骨瓣开颅或去骨开颅，手术结束时颅压偏高者应去骨瓣减压，出血破入脑室者应于脑室内留置导管做持续引流，或间歇向脑室内注入重组链激酶以促进血块的溶化。②单纯颅骨钻孔、穿刺血肿引流仅限于紧急情况下争取更多时间，以便进一步为开颅手术做准备。③立体定向脑血肿碎吸术。

（3）其他脑血管病：①颅内动脉瘤的瘤颈夹闭术。②颈动脉海绵窦瘘的瘘口堵塞术。③经皮血管腔内成形术。④支架植入术。

二、脑梗死

脑梗死（cerebral infarction，CI）又称缺血性脑卒中（cerebral ischemic stroke，CIS），是指局部脑组织因血液循环障碍，导致缺血、缺氧性坏死，出现相应神经功能缺损。脑梗死是脑血管疾病最常见的类型，约占全部脑卒中的70%。

（一）发病原因

脑梗死常见的病因有动脉粥样硬化和动脉炎导致脑血栓形成，心源性和非心源性栓子脱落导致脑血管栓塞，高血压、动脉粥样硬化导致小动脉闭塞，引发腔隙性脑梗死等。

（二）临床分类

依据脑梗死的发病机制和临床表现，通常将脑梗死分为脑血栓形成、脑栓塞、腔隙性脑梗死。

根据脑梗死发生的速度、程度，病情是否稳定以及严重程度，将脑梗死分为以下5种类型。

（1）完全型脑梗死：指脑缺血发作6小时内病情即达到高峰，患者常表现为完全性偏瘫，一般病情较重。

（2）进展型脑梗死：指脑缺血发作6小时后，病情仍在进行性加重，此类患者占脑梗死总患病人数的40%以上。造成病情进展原因很多，如血栓的扩展、新发其他血管或侧支血管阻塞、脑水肿、高血糖、高热、感染、心肺功能不全、电解质紊乱，多数是由前两种原因引起。

（3）缓慢进展型脑梗死：此类患者通常起病较缓，在2周内症状缓慢进展，病情较轻。

（4）稳定型脑梗死：发病后病情无明显变化者，倾向于稳定型脑梗死，一般颈内动脉系统缺血发作24小时以上，椎基底动脉系统缺血发作72小时以上者，若病情稳定，可考虑稳定型脑梗死。此类型脑梗死，患者脑CT扫描多可见与临床表现相符的梗死灶，提示脑组织已经有了不可逆的病损。

（5）可逆性缺血性神经功能缺失：是指缺血性局灶性神经功能障碍在发病后24～72小时内恢复，最迟在4周内完全恢复，不留后遗症，患者脑CT扫描没有相应部位的梗死病灶。

（三）临床表现

脑梗死好发于50～60岁的人群，既往常有动脉粥样硬化、高血压、风心病、冠心病或糖尿病病史,以及吸烟、饮酒等不良嗜好。约25%的患者病前有短暂性脑缺血发作史,起病前多有前驱症状,表现为头痛、头晕、眩晕、短暂性肢体麻木、无力。起病一般较缓慢,患者多在安静状态下或睡眠中起病。多数患者症状经几小时甚至1~3天达到高峰。

(四)辅助检查

1. 实验室检查

脑梗死患者的实验室检查包括血常规、血流变、血生化等,主要与脑血管病危险因素(如高血压、糖尿病、高血脂、心脏病、动脉粥样硬化等)相关。

2. 影像学检查

(1)脑 CT 主要表现:①病灶呈低密度影,发病24小时后出现低密度病灶区是脑梗死重要的特征性表现,此征象系脑组织缺血、水肿所致。②局部脑组织肿胀,表现为脑沟消失,脑池、脑室受压变形,中线结构向对侧移位,即脑 CT 显示有占位效应。此征象可在发病后4~6小时观察到。③致密动脉影,表现为主要脑动脉密度增高影。发生机制是由于血栓或栓子较对侧或周围脑组织密度高而显影。部分患者在缺血24小时内可出现此征象。

(2)脑 MRI:脑梗死 MRI 主要表现为 T_1 和 T_2 弛豫时间延长,加权图像上病灶区 T_1 呈低信号,T_2 呈高信号。脑 MRI 检查能发现较小的梗死病灶,可较早期发现脑梗死,特别是脑干和小脑的病灶,在缺血性脑梗死早期诊断和鉴别诊断的评价中占优势,脑 MRI 弥散加权成像能在脑梗死发病后2小时内发现梗死病灶。磁共振弥散加权成像(DWI)及血流灌注加权成像(PWI)对脑梗死的早期诊断非常重要的价值。

(3)DSA、MRA、经颅多普勒超声:此3项检查的主要目的是寻找脑血管疾病血管方面的病因。

(4)脑脊液检查:一般不作为缺血性脑血管病的常规检查。多数脑梗死患者脑脊液正常,如梗死面积大、脑水肿明显者脑脊液压力可增高,少数出血性梗死患者脑脊液中可出现红细胞增多,后期可有白细胞及细胞吞噬现象。

(五)治疗方案

1. 急性脑梗死的治疗原则

(1)综合治疗及个体化治疗,即在疾病发展的不同时期,针对不同病情、病因采取有针对性的综合治疗和个体化治疗措施。

(2)积极改善和恢复缺血区的血液供应,促进脑微循环,阻断和终止脑梗死的病理进程。

(3)预防和治疗缺血性脑水肿。

(4)急性期应尽早采取脑细胞保护治疗,可采取综合性措施保护缺血周边半暗带的脑组织,避免病情加重。

(5)加强护理和防治并发症,消除致病因素,预防脑梗死再发。

(6)积极进行早期规范的康复治疗,以降低致残率。

(7)应注意发病后12小时内最好不输注葡萄糖溶液,避免加重酸中毒和脑损害,可用羟乙基淀粉（706 代血浆）或乳酸林格液加三磷酸腺苷（ATP）、辅酶 A 及维生素 C 等。

2. 一般治疗

脑梗死的一般治疗主要为维持生命体征，维持患者生命体征平稳是后续治疗的基础，治疗时主要关注以下三个方面。

（1）血压：缺血性卒中急性期血压升高通常无须特殊处理（高血压脑病、蛛网膜下腔出血、主动脉夹层分离、心力衰竭、肾衰竭引起的血压升高除外），但是当收缩压>220mmHg 或舒张压>120mmHg 及平均动脉压>130mmHg 时，应给予降压治疗。

（2）呼吸：对脑干卒中和大面积脑梗死等病情危重患者，或有气道受累者，需给予气道支持或辅助通气。

（3）血糖：对于脑梗死患者应常规检查血糖，当空腹血糖>7mmol/L，餐后血糖>11.1mmol/L 时应予以降糖治疗。

3. 并发症治疗

脑梗死急性期患者常伴有一种或几种并发症，治疗方法如下。

（1）脑水肿：多见于大面积梗死患者，脑水肿常于发病后 3～5 天达高峰。治疗目标是降低颅内压，维持足够脑灌注，预防脑疝发生。可应用 20% 甘露醇每次 125～250ml 静滴，6～8 小时 1 次；对心、肾功能不全患者，可改用呋塞米 20～40mg 静脉注射，6～8 小时 1 次；可酌情同时应用甘油果糖，每次 250～500ml 静脉滴注，每日 1 次或 2 次；还可注射七叶皂苷钠和白蛋白辅助治疗。

（2）感染：脑梗急性期患者容易发生呼吸道、泌尿道感染，是导致病情加重的重要原因，应根据病情给予抗感染治疗。

（3）上消化道出血：高龄和重症卒中患者急性期容易发生应激性溃疡，建议常规预防性应用静脉抗溃疡药（如 H_2 受体拮抗剂）；对已发生消化道出血患者，应进行冰盐水洗胃、局部应用止血药（如口服或鼻饲云南白药、凝血酶等）；出血量多引起休克者，必要时需输注新鲜全血或红细胞。

（4）发热：对中枢性发热患者，应以物理降温为主（冰帽、冰毯或酒精擦浴），必要时予以人工亚冬眠。

（5）深静脉血栓形成：对有发生 DVT 和 PE 风险的患者可采取预防性药物治疗，首选低分子肝素 4000U 皮下注射，每日 1 次或 2 次；对发生近端 DVT 及抗凝治疗症状无缓解者应给予溶栓治疗。

（6）水、电解质平衡紊乱：脑梗急性期患者易出现水、电解质平衡紊乱，应及时检测并加以纠正。

（7）心脏损伤：脑梗急性期患者易出现心律失常、心肌缺血、心力衰竭等心肌损伤，故脑梗急性期应密切观察心脏情况，必要时进行动态心电图监测和心肌酶谱检查。

（8）癫痫：一般不采用预防性抗癫痫治疗，如有癫痫发作或持续状态时可给予对症治疗。脑卒中 2 周后如发生癫痫，应进行长期抗癫痫治疗以防复发。

4. 特殊治疗

特殊治疗包括超早期溶栓治疗、抗血小板聚集治疗、抗凝治疗、血管内治疗、脑保护治疗和外科治疗。

(1)静脉溶栓治疗:患者一旦确诊脑梗死后,应尽早治疗,但不是所有脑梗死患者都可以行静脉溶栓治疗,其适应证与禁忌证如下。

适应证:①发病早期。在症状发生 4~6 小时内行溶栓治疗可以预防大面积脑梗死,挽救缺血半暗区和低灌注状态。②年龄<75 岁。③无意识障碍,但对于基底动脉血栓,由于其预后差,即使患者昏迷也可行溶栓治疗。④脑 CT 扫描已排除脑出血,且无与神经功能缺损相对应的低密度区。⑤溶栓治疗可以在发病后 6 小时以内进行,若是进展性脑梗死可以延长到 12 小时以内进行。

禁忌证:①单纯性共济失调或感觉障碍。②患者神经功能缺损很快恢复。③有活动性内出血,或有出血倾向和出血性疾病,凝血障碍性疾病,低凝状态者。④口服抗凝药物及凝血酶原时间>15 秒,或 48 小时内用过肝素,且部分凝血活酶时间延长者。⑤颅内动脉瘤、动静脉畸形、颅内肿瘤、蛛网膜下腔出血、脑出血。⑥6 个月内有过脑血管病病史(无明显肢体瘫痪的腔隙性梗死除外),6 周内做过大手术或有严重创伤者。⑦治疗前血压明显增高,收缩压 > 24kPa(180mmHg),或者舒张压 > 14.66kPa(110mmHg)。⑧其他:患者既往发生过脑出血或出血性脑梗死,或 3 周内有胃肠道及泌尿系出血,或活动性肺结核病史;月经期、妊娠期、产后 10 天以内;严重的肝、肾功能障碍;溶栓药物过敏;急性、亚急性细菌性心内膜炎;严重低蛋白血症。

溶栓常用的药物及用法:①尿激酶(UK),100 万~150 万 U 加生理盐水 100~200ml,持续静脉滴注 30 分钟。②重组组织型纤溶酶原激活剂:推荐用量 0.9mg/kg,最大剂量 90mg,10% 的剂量静脉推注,其余剂量在 60 分钟内持续静脉滴注。

溶栓常见并发症:①梗死灶继发性出血或身体其他部位出血。②致命性再灌注损伤和脑水肿。③溶栓后再闭塞。

(2)动脉溶栓:是指在数字减影血管造影(DSA)的监视下,通过血管内介入技术,将溶栓药物经微导管直接注入责任血管闭塞处,以达到血管再通的目的。与静脉溶栓相比,这种方法能提高血栓全部位的溶栓药物浓度,增大溶栓药物与血栓的接触面积,并且能实时控制给药、评价循环情况,从而在减少溶栓药物用量的同时提高血管再通率。

(3)抗血小板聚集:常用抗血小板聚集剂包括阿司匹林和氯吡格雷。行溶栓治疗的急性脑梗死患者应在发病的 24~48 小时服用阿司匹林,每日 100~325mg,一般不在溶栓后 24 小时内应用阿司匹林,以免增加出血风险。研究证实,氯吡格雷抗血小板聚集的疗效优于阿司匹林,可给予患者氯吡格雷口服,每日 75mg,一般不建议将氯吡格雷与阿司匹林联合应用治疗急性缺血脑梗死。

(4)抗凝治疗:①普通肝素,100mg 加入 5% 葡萄糖溶液或生理盐水 500ml 中,以每分钟 10~20 滴的速度静脉滴注。②低分子肝素,4000~5000IU,腹壁皮下注射,每日 2 次。③华法林 1~3mg,口服,每日 1 次,3~5 天后改为 2.5~5mg 维持,并参考国际标准化比值(international normalized ratio,INR)调整剂量,使 INR 控制在 2.0~3.0。因华法林起效缓慢,如需快速达到抗凝效果,可同时应用普通肝素或低分子肝素,待华法林充分发挥抗凝效果后停用肝素。

（5）脑保护治疗：脑保护剂包括自由基清除剂、阿片受体阻断剂、兴奋性氨基酸受体阻断剂和镁离子等，这类药可通过降低脑代谢、干预缺血引发的细胞毒性机制减轻缺血性脑损伤。

（6）血管内治疗：血管内治疗包括经皮腔内血管成形术和血管内支架置入术等。对于颈动脉狭窄>70%，且神经功能缺损与之相关者，可根据患者的具体情况考虑行相应的血管内治疗。

（7）康复治疗：宜早期开始，患者病情稳定后，应积极进行康复知识和一般训练方法的宣教。鼓励患者树立恢复生活自理的信心，配合医疗和康复工作，争取早日恢复，同时辅以针灸、按摩、理疗等，以降低病残率、提高生存质量。关于康复锻炼的实施，可以在医生的指导下尽早适度进行瘫痪肢体的康复锻炼，即对患肢近端和远端进行按摩，帮助患肢关节做被动关节活动训练等。根据病情鼓励患者多用患肢，指导患者逐渐进行翻身训练、坐位训练、站立训练、行走训练。手的功能训练可借助于运动器械训练，反复练习。研究表明，早期进行康复锻炼的患者功能恢复情况明显优于没有进行康复锻炼的患者。说明脑血管病患者早期康复治疗可以明显提高治愈率、好转率。

三、短暂性脑缺血发作

短暂性脑缺血发作（transient ischemic attack，TIA）是脑、脊髓或视网膜局灶性缺血所致的短暂的、可逆的神经功能障碍。TIA 与缺血性卒中有着密不可分的联系，大量研究显示，TIA 患者有很高的卒中发生风险，是完全性缺血性卒中的危险信号。

（一）病因及发病机制

TIA 的发病与动脉粥样硬化、动脉狭窄、心脏病、血液成分改变及血流动力学变化等多种因素有关，其发病机制主要有以下两方面。

（1）血流动力学改变：是在各种原因（如动脉硬化和动脉炎等）所致颈内动脉系统或椎基底动脉系统狭窄的基础上，血压的急剧波动和下降导致原来靠侧支循环维持血液供应的脑区发生一过性缺血。血流动力型 TIA 的临床症状比较单一，通常发作频率密集，每次发作持续时间短暂，一般不超过 10 分钟。

（2）微栓塞：主要来源于动脉粥样硬化的不稳定斑块或附壁血栓的破碎脱落、瓣膜性或非瓣膜性心源性栓子及胆固醇结晶等。微栓子阻塞小动脉常导致其供血区域脑组织缺血，当栓子破碎移向远端或自发溶解时，血流恢复，症状缓解。微栓塞型 TIA 的临床症状多变，通常发作频率不高，每次发作持续时间一般较长。

（二）临床分类

短暂性脑缺血发作主要分为两大类型。

（1）颈内动脉系统短暂性脑缺血发作：最常见的症状是感觉障碍、失语、单眼视力障碍等，也可出现同向性偏盲等症状，其中单眼突然出现一过性黑矇是颈内动脉分支眼动脉缺血的特征性症状，也可偶尔现出短暂的精神症状和意识障碍。

（2）椎基底动脉系统短暂性脑缺血发作：主要表现为脑干、小脑、枕叶及脊髓近端缺血及神经缺损症状。最常见的症状有一过性眩晕、站立或行走不稳；一过性复视或视野缺损；一过性吞咽障碍、饮水呛咳、言语不清或声音嘶哑；一过性单侧或双侧肢体无力、感觉异常；一过性听力下降、交叉性瘫痪、双侧轻度瘫痪；少数患者可有短暂意识障碍，如突然晕倒。

（三）临床表现

1. 一般特点

TIA 好发于中老年人，男性多于女性，患者多有高血压、动脉粥样硬化、糖尿病或高血脂等脑血管病危险因素，常反复发作。发作时起病突然，局部脑或视网膜功能障碍，历时短暂，不留后遗症。由于微栓塞导致的脑缺血范围很小，一般神经功能缺损的范围和严重程度比较有限。偶见新鲜松散的大血栓阻塞颈动脉后，栓子很快破碎、自溶、血管再通，患者常表现为短暂性、大面积严重脑缺血症状。血流动力学改变导致的 TIA，因每次发作缺血部位基本相同而临床表现相似；微栓塞导致的 TIA，因每次发作受累的血管和部位有所不同而临床表现多变。

2. 颈内动脉系统短暂性脑缺血发作

TIA 神经功能缺损的中位持续时间为 14 分钟。临床表现与受累血管分布有关。大脑中动脉供血区的 TIA 可出现对侧肢体的单瘫、轻偏瘫、面瘫和舌瘫，可伴有偏身感觉障碍和对侧同向性偏盲，优势半球受损常出现失语和失用，非优势半球受损可出现空间定向障碍。大脑前动脉供血区缺血可出现人格障碍和情感障碍、对侧下肢无力等。颈内动脉的眼支供血区缺血表现为眼前灰暗感、云雾状或视物模糊，甚至为单眼一过性黑矇、失明。颈内动脉主干供血区缺血可表现为眼动脉交叉瘫（患侧单眼一过性黑矇、失明或对侧偏瘫及感觉障碍），Horner 交叉瘫（患侧 Horner 征、对侧偏瘫）。

3. 椎基底动脉系统短暂性脑缺血发作

TIA 神经功能缺损的中位持续时间为 8 分钟。最常见表现是眩晕、平衡障碍、眼球运动异常和复视。可有单侧或双侧面部、口周麻木，单独出现或伴有对侧肢体瘫痪、感觉障碍，呈现典型或不典型的脑干缺血综合征。此外，椎基底动脉系统 TIA 还可出现下列几种特殊的临床表现。

（1）跌倒发作：表现为下肢突然失去张力而跌倒，无意识丧失，可很快自行站起，系脑干下部网状结构缺血所致，有时发生于患者转头或仰头时。

（2）短暂性全面遗忘症（transient global amnesia，TGA）：发作时出现短时间记忆丧失，对时间、地点定向障碍，但交谈、书写和计算能力正常，一般症状持续数小时，然后症状完全消失，不遗留记忆损害。目前，该病发病机制仍不十分清楚。

（3）双眼视力障碍发作：双侧大脑后动脉距状支缺血导致枕叶视皮质受累，引起暂时性皮质盲。

值得注意的是，椎基底动脉系统 TIA 患者很少出现孤立的眩晕、耳鸣、恶心、晕厥、头痛、尿（便）失禁、嗜睡或癫痫等症状，往往合并有其他脑干或大脑后动脉供血区缺血的症状和（或）体征。

（四）辅助检查

发病 1 周内的患者建议就诊当天进行急诊脑 CT 平扫或 MRI 检查，脑 CT 平扫或

MRI 可以排除少量脑出血及其他可能存在的脑部病变，是最重要的初始诊断性检查。TIA 患者脑 CT 平扫或普通 MRI 检查大多正常，但部分病例弥散加权成像（DWI）可以在发病早期显示一过性缺血灶，缺血灶多呈小片状，一般体积 1~2ml；其他初始检查内容包括血常规，凝血功能，血糖，血脂，电解质，肝、肾功能，心电图，经胸超声心动图，以及无创性颅内、外血管病变检查（颈部血管超声、经颅多普勒超声、CTA 或 MRA）。初始检查项目一般要求在 24 小时内完成，最迟不超过 48 小时。为进行鉴别诊断和排除需要特殊治疗的 TIA 病因及评估预后，还可能需要动态心电图监测、经食管超声心动图、DSA 等检查，以及蛋白 C、蛋白 S、抗凝血酶 II 等抗凝因子的筛查。对于多次发生单眼一过性黑矇的老年高血压患者，应该直接关注同侧颈动脉；而对于有自然流产、静脉血栓和多次 TIA 发作史的年轻女性，则应该检测抗磷脂抗体，警惕抗磷脂抗体综合征。

（五）诊断及鉴别诊断

1. 诊断

大多数 TIA 患者就诊时临床症状已消失，故诊断主要依靠病史，如中老年患者突然出现局灶性脑功能损害症状，符合颈内动脉或椎基底动脉系统及其分支缺血表现，并在短时间内症状完全恢复（多不超过 1 小时），应高度怀疑为 TIA。如果神经影像学检查没有发现与神经功能缺损对应的病灶，即可诊断为 TIA。TIA 的诊断还应区分不同类型的发病机制，明确脑缺血是由低灌注等血流动力学改变所致，还是由于微栓子所致，并需寻找微栓子的来源和病因。如果患者存在高度或中度心源性脑栓塞危险栓子来源，而没有脑缺血责任血管的栓子来源或其他病因，通常考虑 TIA 的微栓子来源于心脏。

2. 鉴别诊断

（1）脑梗死：TIA 在神经功能缺损症状消失前需与脑梗死鉴别。脑梗死患者在发病早期脑 CT、普通 MRI 等神经影像学检查也可正常，但 DWI 在发病早期可显示缺血灶，有利于进行鉴别诊断。如果患者神经功能缺损症状已持续存在超过 1 小时，神经影像学提示存在神经功能缺损对应的缺血灶，通常应考虑诊断脑梗死。由微栓子所致的 TIA，脑组织局部缺血的范围较小，其神经功能缺损的程度一般较轻，因此，对于神经功能缺损范围广泛且程度严重的患者，即使急性脑血管病的发病只有数分钟，也基本不考虑 TIA 的诊断，而应诊断急性脑梗死，此类患者应积极进行溶栓筛查和治疗。

（2）癫痫的部分性发作：特别是单纯部分性发作，患者常表现为持续数秒至数分钟的肢体抽搐或麻木针刺感，从躯体的一处开始，并向周围扩展，可有脑电图异常，CT 及 MRI 检查可能发现脑内局灶性病变。

（3）梅尼埃病：发作性眩晕、恶心、呕吐等症状与椎基底动脉 TIA 相似，但每次发作持续时间往往超过 24 小时，伴有耳鸣、耳阻塞感，反复发作后患者可出现听力减退等症状，除眼球震颤外，无其他神经系统定位体征，且发病年龄多在 50 岁以下。

（4）心脏疾病：严重心律失常，如室上性心动过速、多源性室性期前收缩、室速或室颤、病态窦房结综合征、阿斯综合征等，患者可因阵发性全脑供血不足出现头昏、意识丧失，但常无神经系统局灶性症状和体征，动态心电图监测、超声心动图检查常有异常发现。

（5）其他：颅内肿瘤、脓肿、慢性硬膜下血肿、脑内寄生虫、低血糖等疾病，患者亦可出现类似 TIA 发作症状；原发或继发性自主神经功能不全患者亦可因血压或心律的急剧变化出现短暂性全脑供血不足，出现发作性意识障碍；基底动脉型偏头痛，患者常有后循环缺血发作，应注意鉴别。

（六）治疗

TIA 是急症，TIA 发病后 2 天至 7 天内为脑梗死的高风险期，对患者进行紧急评估与干预可以减少脑梗死的发生。临床医师还应提前做好有关的准备工作，一旦 TIA 转变成脑梗死，病变将不可逆，不能因等待其他检查结果而延误溶栓治疗。

TIA 发病 1 周内，具备下列指征者建议入院治疗：进展性 TIA，神经功能缺损症状持续时间超过 1 小时，栓子可能来源于心脏（如心房颤动），已知高凝状态，以及 TIA 短期卒中风险评估（ABCD^2 评分）为高危的患者。如果症状发作在 72 小时内，建议有以下情况之一者也入院治疗：①ABCD^2 评分>2 分；②ABCD^2 评分 0～2 分，但门诊不能在 2 天之内完成 TIA 系统检查；③ABCD^2 评分 0～2 分，但 DWI 已显示对应小片状缺血灶或缺血责任大血管狭窄率>50%。TIA 的 ABCD^2 评分见表 4-1。

表 4-1　TIA 的 ABCD^2 评分

项目	TIA 的临床特征	得分
年龄（A）	>60 岁	1
血压（B）	收缩压>140mmHg 或舒张压>90mmHg	1
临床症状（C）	单侧肢体无力	2
	不伴肢体无力的言语障碍	1
症状持续时间（D）	>60 分钟	2
	10～59 分钟	1
糖尿病（D）	有	1

1. 药物治疗

（1）抗血小板聚集治疗：非心源性栓塞性 TIA 推荐抗血小板聚集治疗。发病 24 小时内，具有卒中高复发风险的急性非心源性 TIA 或轻型缺血性脑梗死患者，应尽早给予阿司匹林联合氯吡格雷治疗 21 天。发病 30 天内伴有症状性颅内动脉严重狭窄（狭窄率 70%～99%）的患者，应尽早给予阿司匹林联合氯吡格雷治疗 90 天。其他 TIA 或小卒中一般单独使用阿司匹林或氯吡格雷。

（2）抗凝治疗：心源性栓塞性 TIA 一般推荐抗凝治疗，可在神经影像学检查排除脑出血后尽早开始实施。抗凝药主要包括肝素、低分子肝素、华法林及新型口服抗凝药（如达比加群、利伐沙班、阿哌沙班、依度沙班等）。一般短期使用肝素后改为口服华法林治疗，用药量根据病情调整。高度脑梗死风险的 TIA 患者应选用半衰期较短和较易中和抗凝强度的肝素，一旦 TIA 转变成脑梗死，可以迅速纠正凝血功能的异常，使之符合溶栓治疗的标准。频繁发作的 TIA 患者或椎基底动脉系统 TIA 患者及对抗血小板治疗无效的患者也可考虑抗凝治疗。对人工心脏瓣膜置换术后等高度卒中风险的 TIA 患者口服抗凝剂治疗无效时，还可加用小剂量阿司匹林联合治疗。

（3）扩容治疗：可纠正低灌注状态，适用于血流动力型 TIA。

（4）溶栓治疗：对于新近发生的符合 TIA 定义的患者，即使神经影像学检查发现有明确的脑梗死责任病灶，目前也不作为溶栓治疗的绝对禁忌证。若 TIA 再次发作，患者有脑梗死的可能，不应等待，应按照卒中指南积极进行溶栓治疗。

（5）其他：对有高纤维蛋白原血症的 TIA 患者，可选用降纤酶治疗，有活血化瘀作用的中药制剂对 TIA 患者也可能有一定的治疗作用。

2. TIA 的外科治疗和血管介入治疗

对适合颈动脉内膜切除术（caroid endarterectomy，CEA）或颈动脉血管成形和支架置入术（carotid angioplasty and stenting，CAS）者，最好在发病 48 小时之内手术，不应延误治疗。

（七）预后

TIA 患者早期发生脑梗死的风险很高，发病 7 天内脑梗死的发生率为 4% ~ 10%，发病 90 天内脑梗死发生率为 10% ~ 20%。发作间隔时间缩短、发作持续时间延长、临床症状逐渐加重的进展性 TIA 是即将发展为脑梗死的强烈预警信号。TIA 患者不仅易发生脑梗死，也易发生心肌梗死和猝死。

四、脑出血

脑出血（cerebral hemorrhage）是指非外伤性脑实质内血管破裂引起的出血，占全部脑卒中的 20% ~ 30%，急性期病死率为 30% ~ 40%。脑出血发生的原因主要与脑血管的病变有关，患者往往于情绪激动、用力时突然发病，早期死亡率很高，幸存者中多数留有不同程度的运动障碍、认知障碍、言语障碍等后遗症。

（一）病因及分类

1. 原发性脑出血

原发性脑出血是起源于小血管自发破裂的脑内出血，占所有脑出血的 78% ~ 88%。主要由长期高血压或淀粉样血管病引起的小血管（或穿支动脉）自发破裂导致。

（1）高血压：这种慢性病会在长时间内损伤小动脉，当血压骤升时引起小动脉破裂出血，未经治疗的高血压是脑出血的主要可预防病因。

（2）脑淀粉样血管病变：为随年龄增长或高血压出现的一种血管壁病变，在引发明显出血前，可能已经出现许多微小、不被察觉的出血。

2. 继发性脑出血

继发性脑出血是由血管病变、血液成分异常或其他明确病因引起的脑内出血，占全部脑出血的 20% 左右，常见病因如下。

（1）血管畸形：多为先天性脑血管发育异常，畸型的血管管壁薄弱，易发生破裂出血，但只有出现症状时才能被发现。

（2）肿瘤：如脑肿瘤或动脉瘤。肿瘤生长导致血管破裂或动脉瘤直接破裂，导致脑卒中。

（3）血液病：如血友病和镰状细胞贫血。血友病患者的血液中缺少凝血机制所必需的凝血因子，一旦患者发生出血将难以止住。镰状细胞贫血患者由于红细胞异常，会出现溶血。这两种情况都可能伴发脑出血。

（4）药物因素：如抗凝药、抗血小板药，以及可使血压升高的拟交感神经药物等。

（二）易患人群

脑出血好发人群包括高血压、糖尿病、高脂血症、脑血管畸形患者，吸烟者、饮酒者、滥用药物者、肥胖者、久坐不动者、中老年人，以及高强度工作者。

（三）临床表现

高血压性脑出血常发生于 50～70 岁，男性略多，冬春季易发，通常在患者活动和情绪激动时发病，出血前多无前驱症状，多数患者出现剧烈头痛、呕吐、血压明显升高。临床症状常在数分钟至数小时达到高峰，临床症状、体征因出血部位及出血量不同而异，少数患者出现痫性发作，常为局灶性，重症者迅速转入意识模糊或昏迷。具体临床表现如下。

（1）头痛、头晕：头痛是脑出血的首发症状，常位于出血一侧的头部，颅内压力增高时，疼痛可以发展到整个头部；头晕常与头痛伴发，特别是在小脑和脑干出血时。

（2）呕吐：多数患者会发生呕吐，可能与脑出血时颅内压增高、眩晕发作、脑膜受到血液刺激有关。

（3）运动和言语障碍：患者的运动障碍以偏瘫多见，言语障碍主要表现为言语含糊不清和失语。

（4）意识障碍：患者表现为嗜睡或昏迷，程度与脑出血的部位、出血量和速度有关。在脑深部短时间内大量出血，大多患者会出现意识障碍。

（5）眼部症状：瞳孔不等大，常发生于颅内压增高出现脑疝的患者；还可有偏盲和眼球活动障碍；急性期可出现凝视麻痹。

（四）辅助检查

1. 实验室检查

（1）脑脊液检查：脑出血诊断明确者，一般不做脑脊液检查，以防发生脑疝，但在无条件做脑 CT 扫描或脑 MRI 检查时，腰椎穿刺仍有一定诊断价值，脑出血后由于脑组织水肿，颅内压力一般较高，约 80% 患者在发病 6 小时后，脑脊液呈血性或黄色，但腰穿脑脊液清亮时，也不能完全排除脑出血的可能。术前应给予脱水剂降低颅内压，有颅内压增高或有脑疝的风险时，应禁做腰穿。

（2）血常规、尿常规和血糖：重症脑出血患者急性期血常规检查可见白细胞增高。尿常规检查可有尿糖与尿蛋白阳性。脑出血急性期血糖增高由应激反应引起，血糖升高不仅直接反映机体代谢状态，还反映病情的严重程度，血糖越高，应激性溃疡、脑疝、代谢性酸中毒、氮质血症等并发症发生率越高，预后越差。

（3）其他检查：其他检查包括肝、肾功，电解质，凝血功能检查等。凝血活酶时间和部分凝血活酶时间异常提示有凝血功能障碍。

2. 神经影像学检查

(1)CT检查：颅脑CT可清楚显示出血部位、出血量大小、血肿形态、是否破入脑室以及血肿周围有无低密度水肿带和占位效应等。脑出血病灶多呈圆形或卵圆形均匀高密度区，边界清楚，脑室大量积血时多呈铸型高密度影，脑室扩大。1周后血肿周围有环形增强，血肿吸收后病灶呈低密度或囊性变。动态CT检查可评价出血的进展情况。

(2)MRI和MRA检查：在发现结构异常，检出脑干和小脑的出血灶和监测脑出血的演进过程方面，MRI和MRA优于CT，但对急性脑出血诊断价值不及CT。

(3)数字减影脑血管造影（DSA）：可检出脑动脉瘤、脑动静脉畸形、烟雾病和血管炎等。

(4)心电图检查：脑血管病患者因为脑心综合征或其他心脏疾病，可有心脏功能和血管功能的改变，行心电图检查可发现异常，如传导阻滞，心电图可见P-R间期延长，结性心律或房室分离等；房性或室性期前收缩，心电图可见提前出现的P′波或宽大畸形的QRS波；缺血性改变，心电图可见S-T段延长、下降，T波改变；其他假性心肌梗死的心电图改变等。

(5)经颅多普勒超声（TCD）检查：有助于诊断颅内高压和脑死亡，当血肿体积>25ml，TCD显示颅内血流动力学不对称改变，表示颅内压力不对称，搏动指数较平均血流速度更能反映颅内压力的不对称性。

（五）诊断依据

(1)患者大多数为50岁以上，有长期的高血压、动脉粥样硬化病史。

(2)患者多在体力活动或情绪激动时突然发病，有头痛、呕吐、意识障碍等症状。

(3)发病快，患者常在几分钟或几小时内出现肢体功能障碍及颅内压增高的症状。

(4)查体有神经系统定位体征。

(5)脑CT检查可见脑内血肿呈高密度影，脑CT对直径>1.5cm的血肿均能精确地显示，可确定出血的部位，血肿大小，是否破入脑室，有无脑水肿和脑疝形成。确诊脑出血以脑CT见到出血病灶为准。

(6)腰椎穿刺可见血性脑脊液（现在已很少根据脑脊液诊断脑出血）。

（六）治疗

脑出血急性期以防止继续出血、减轻脑水肿和颅内高压，以及防治并发症为主要目标。

1. 内科治疗

(1)基本治疗原则：脑出血后主张就近治疗、尽量避免搬动患者；病房环境应保持安静，嘱患者卧床休息，减少探视；保持患者呼吸道畅通，及时清理呼吸道分泌物，必要时给予吸氧；如患者有高热则应积极降温治疗；加强护理，保持肢体的功能位；意识障碍、消化道出血者宜禁食24~48小时，然后酌情放置胃管鼻饲以保证营养和维持水、电解质平衡。

(2)降低颅内压、控制脑水肿：出血后脑水肿约在48小时达到高峰，维持3~5天后逐渐消退，期间可使颅内压增高甚至形成脑疝，故应积极治疗，降低颅内压常选用以下方法。①20%甘露醇：125~250ml，静脉滴注，每6~8小时1次，疗程7~10天。

注意冠心病、心肌梗死、心力衰竭和肾功能不全者应慎用。②利尿剂：常用的利尿剂为呋塞米，常与甘露醇合用增强脱水效果，用法为每次 40mg，静脉注射，每日 2～4 次。③10% 复方甘油：宜在症状较轻或重症病情好转期使用，用法为 10% 复方甘油溶液 500ml，静脉滴注，3～6 小时滴完，每日 1 次。应注意用量过大或输液过快时易发生溶血。④20% 人血清白蛋白：50～100ml，静脉滴注，每日 1 次，对低蛋白血症患者更适用。⑤地塞米松：通常用药后 12～36 小时才能起到抗脑水肿作用，且易引发感染、诱发上消化道应激性溃疡、影响血压和血糖的控制，故不主张常规使用。

（3）控制高血压：脑出血后血压升高是维持有效脑灌注压所必需的，当颅内压下降时血压也会随之下降，因此通常可不使用降压药，特别是应避免注射利血平等强降压药。如收缩压小于 23.9kpa(180mmHg)或舒张压小于 14.0kpa(105mmHg)可先密切观察病情变化，不用降压药；收缩压在 23.9～30.6kpa（180～230mmHg）或舒张压 14.0～18.6kpa（105～140mmHg），宜口服降压药。急性期过后血压持续升高者，应系统治疗高血压。急性期血压骤然下降提示患者病情危重，应及时给予多巴胺、间羟胺等升压治疗。

2. 外科治疗

少量脑出血多采用内科保守治疗，如出血量大或 CT 证实血肿继续扩大时，应及时手术治疗。手术适应证包括：大脑半球出血量>30ml，小脑半球出血量>10ml、蚓部出血量>6ml，血肿破入第四脑室或脑池受压消失；脑室出血致梗阻性脑积水；丘脑出血量>10ml，壳核出血量>30ml，或颅内压明显升高、保守治疗无效。脑桥出血一般不宜手术。禁忌证包括：年龄>70 岁；脑干出血；生命体征不稳定或心、肝、肾等重要脏器有明显功能障碍；严重凝血功能障碍。常用的手术方法有：①开颅血肿清除术；②钻孔扩大骨窗血肿清除术；③椎孔穿刺血肿吸除术；④立体定向血肿引流术；⑤脑室引流术。

3. 并发症的防治

（1）感染：如无明确感染证据者，通常不使用抗生素；并发肺部感染或尿路感染者，可先根据经验选用抗生素治疗，随后根据痰培养、尿培养或者血培养以及药物敏感试验结果来进一步调整；同时加强口腔和气道护理，痰多不易咳出者可及时行气管插管或者气管切开术；对尿潴留者行留置导尿时应进行膀胱冲洗，降低尿路感染风险。

（2）应激性溃疡：预防性用药可用 H_2 受体拮抗剂，如甲氰咪呱，每日 0.2～0.4g，静脉滴注；雷尼替丁150mg，口服，每日 1 或 2 次；洛赛克，每日 20～40mg，口服或静脉注射。一旦出血应按上消化道出血进行常规治疗，同时应注意补液或输血以维持正常血容量。

（3）抗利尿激素分泌异常综合征：该综合征可加重脑水肿，应限制患者水的摄入量，每日摄入量应控制在 800～1000ml，补钠每日 9～12g；低钠血症宜缓慢纠正，否则可导致脑桥中央髓鞘溶解症。

（4）痫性发作：以全面性痫性发作为主。频繁发作者发作时可静脉缓慢推注地西泮 10～20mg，或苯妥英钠 15～20mg/kg。

（5）中枢性高热：以物理降温为主，效果不佳时可用多巴胺能受体激动剂，如溴隐亭，初始剂量为每日 3.75mg，逐渐加量至每日 7.5～15.0mg，分 2 或 3 次服用；也可用硝苯呋海因 0.8～2.5mg/kg，肌内注射或静脉推注，6～12 小时 1 次，病情缓解后改为 100mg，每日 2 次。

（6）下肢深静脉血栓形成：可通过被动活动或抬高瘫痪肢等措施进行预防。一旦形成深静脉血栓，可给予肝素钠注射液，起始计量为 80～100U/kg，静脉注射，之后以 10～20U/（kg·h）静脉泵入，以后每 4～6 小时根据活化部分凝血活酶时间（APTT）再作调整。或低分子肝素 100U/kg，每 12 小时 1 次，皮下注射。

4. 康复治疗

脑出血后，只要患者的生命体征平稳，病情停止进展，康复治疗宜尽早进行。同时，患者如有抑郁情绪，应酌情给予药物治疗和心理支持。

（七）预后

脑出血患者的预后与出血部位、出血量及是否伴有并发症有关，出血量大、全身情况差和并发症严重者，一般脑出血死亡率为 30%～40%，病死率高。脑干出血死亡率更高，约为 70%。脑出血存活者致残率高达 70% 左右，部分出血量少，出血位置未位于脑部重要功能区的患者预后较好。

五、蛛网膜下腔出血

蛛网膜下腔出血（subarachnoid hemorrhage，SAH）是指颅底部或脑表面的血管破裂，血液直接流入蛛网膜下腔所致的出血性脑血管病，占全部脑卒中的 5%～10%，占出血性脑卒中的 15%～20%（图 4-1）。

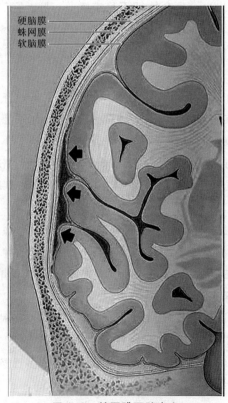

硬脑膜
蛛网膜
软脑膜

图 4-1　蛛网膜下腔出血

近 10 年来，随着神经内科临床诊疗技术、神经影像学和神经介入技术的迅速发展，本病在病因学认识、临床分级评估、治疗选择及并发症防治方面取得了很大的进步，使其病死率和致残率显著下降，然而在蛛网膜下腔出血后的脑血管痉挛、迟发脑缺血、迟发性神经功能恶化和继发性脑积水等防治方面还缺乏有效措施。

（一）病因和病理

SAH 的病因多种多样，颅内动脉瘤是 SAH 最常见的病因（约占 SAH 患者的 85%），其他病因包括非动脉瘤性中脑周围出血、脑动静脉畸形、脑底异常血管网病、硬脑膜动静脉瘘、夹层动脉瘤、血管炎、颅内静脉系统血栓形成、结缔组织病、颅内肿瘤、血液病、凝血障碍性疾病及抗凝治疗并发症等，也有部分患者发病原因不明。

动脉瘤好发于在 Willis 环及其分叉处，90% 位于前循环，最常见的部位是前交通动脉（40%～45%），其次是后交通动脉与颈内动脉连接处（30%～35%），以及大脑中动脉在外侧裂的第一个主要分支处（10%～15%）。后循环的动脉瘤最常见于基底动脉尖端或椎动脉与小脑后下动脉的连接处。动脉瘤多为单发，典型的动脉瘤仅由内膜及外膜组成，血管壁菲薄如纸。脑动静脉畸形常见于大脑中动脉分布区，其动脉与静脉之间缺少毛细血管床。出血后血液主要沉积在脑底部各脑池中，大量出血者脑表面可见薄层血凝块覆盖，以脑底部为明显，甚至可遮盖颅底的血管、神经。部分或全脑的表面由于蛛网膜下腔的血液沉积而呈紫红色，可引起脑膜无菌性炎性反应。血液甚至可逆流入脑室系统，有脑积水者可见脑室扩大。

（二）临床表现

SAH 起病突然，患者情绪激动、活动、咳嗽、用力排便等可为诱因。最常见的症状为突发剧烈头痛，呈胀痛或炸裂样痛，位于前额、枕部或全头部，可向项背部放射，常伴有恶心、呕吐，半数患者有短暂意识障碍，少数患者有痫性发作，也有以头晕或眩晕、呕吐起病者。个别患者有烦躁不安、定向障碍、幻觉等精神症状。严重者突发昏迷，很快呼吸、心搏停止。大多数患者在发病数小时后即可查见脑膜刺激征（如颈项强直、克尼格征阳性）。此外，约 20% 的患者眼底可见玻璃体膜下片状出血，对诊断有帮助。起病时一般无局灶性神经体征，若患者出现一侧动眼神经麻痹，提示该侧后交通动脉瘤破裂。

（三）并发症

蛛网膜下腔出血常见并发症有以下 3 种。

1. 再出血

SAH 后易发再出血，尤其是动脉瘤再破裂出血，主要发生在首次出血后 72 小时内，占所有再出血的 5%～10%。在病因未明的情况下，再出血主要与 3 个因素有关：抗纤溶治疗、破裂动脉瘤的外科及血管内治疗和血压控制不良。主要表现为已经好转或稳定的症状、体征又复出现或加重，脑脊液或 CT 检查可见新鲜出血。

2. 脑血管痉挛、迟发型脑缺血与迟发性神经功能恶化

脑血管痉挛是 SAH 致死、致残的重要原因。有报道 SAH 后脑血管痉挛的发生率高达 30%～70%，且通常在 SAH 发病后 3 天开始起病，4 周后逐渐好转。迟发型脑缺血

多发生于病后 1～2 周，患者可出现偏瘫、失语、偏身感觉障碍等局灶性神经系统体征。CT 检查无新鲜出血灶，可见梗死灶。DSA 或 TCD 可见血管痉挛，2～4 周症状逐渐缓解。

3. 脑积水

脑积水是 SAH 常见的严重并发症，SAH 患者脑积水的发生率为 20%～30%，其中急性（发病 1 周内）脑积水发生率为 20%，慢性脑积水发生率为 10%～20%。患者临床表现为急性颅内压升高、脑干受压、脑疝等，CT 检查可见脑室系统阻塞。大部分患者经治疗后急性脑室扩张、积水可逐渐好转。3%～5% 的 SAH 可于疾病晚期出现交通性脑积水，多于出血后 2～6 周发生，患者表现为智能障碍、步态异常与小便失禁，CT 检查可见脑室扩大。

4. 其他

蛛网膜下腔出血除常见并发症外还有一些特殊并发症，如顽固性低钠血症、急性肺水肿和心脏疾病等。蛛网膜下腔出血并发低钠血症有两种机制：抗利尿激素分泌失调综合征和脑性盐耗综合征。蛛网膜下腔出血后，各种伤害性刺激作用于下丘脑，使抗利尿激素分泌过多，从而造成肾小管重吸收水增加、肾排水量下降、尿钠增加、水潴溜增加，引发稀释性低钠血症与细胞外液容积增大，血浆渗透压降低。脑性盐耗综合征引起低钠血症的发病机制尚不清楚，可能与肾脏神经调节机制障碍及某些利钠因子分泌过多有关。急性肺水肿见于大量蛛网膜下腔出血，患者表现为突然病情加重，呼吸困难，咳泡沫样血痰，双肺底可闻及水泡音。蛛网膜下腔出血后的心脏并发症可能是由于交感系统的内源性过度刺激所致。

（四）辅助检查

1. CT

CT 检查具有快速、敏感、安全、可动态观察等优点，是诊断 SAH 的首选检查，其在发病 6 小时内敏感度可达 100%。应用 CT 血管成像可对 SAH 患者进行病因学筛查，高分辨 CTA 诊断动脉瘤的敏感度和特异度接近 DSA，不足之处在于 CTA 对小于 3mm 的动脉瘤敏感度略低。头颅 MRI、MRA 对急性期 SAH 的诊断敏感度与 CT 相当，而对于亚急性、慢性期其敏感度则优于 CT。DSA 是 SAH 病因学检查的"金标准"，尤其是高质量的旋转造影和 3D-DSA，对动脉瘤检出率高，同时可构建动脉瘤形态、显示瘤颈与邻近血管关系，从而指导治疗选择。对于血管内治疗术前评估、复杂动脉瘤以及 CTA 不能明确病因的 SAH 患者均需要进行全脑 DSA 检查。此外，DSA 在显示微小的畸形血管团方面较 CTA 或 MRA 更有优势，DSA 还能明确脑动静脉畸形患者的血管结构特征和血流动力学信息。

2. 脑脊液检查

经 CT 检查已确诊 SAH 者，无须再行腰椎穿刺；若 CT 检查无异常发现，而临床可疑 SAH 或需与各种脑膜炎鉴别者应行脑脊液检查。均匀血性脑脊液、颅内压增高是 SAH 的特征性改变，一般于发病 6 小时后行腰椎穿刺即可见到血性脑脊液；实验室检查脑脊液蛋白质轻度增高，糖和氯化物正常；起病 1 周后红细胞被溶解破坏而致脑脊液变黄，显微镜下可见大量的皱缩红细胞，脑脊液细胞学检查可见吞噬了含铁血黄素的吞噬细胞；一般发病 3~4 周后脑脊液可恢复正常，但含铁血黄素吞噬细胞可存在 2 个月左右。对有严重意识障碍、视乳头水肿等高颅内压表现的患者，腰椎穿刺应当谨慎，防止诱发脑疝。

3. TCD

TCD 具有无创伤、可反复检测、动态观察的特点。TCD 可根据脑血流速度及频谱的变化，判断 SAH 后脑血管痉挛的发生部位、持续时间及程度，还可以提供深部脑动静脉畸形的部位、供养血管和引流血管的情况，协助诊断及判断预后。

（五）诊断

SAH 主要根据临床表现、神经影像学检查和腰椎穿刺等辅助检查来进行诊断。突发剧烈头痛伴呕吐、脑膜刺激征阳性者，应及时行头颅 CT 检查。头颅 CT 证实存在蛛网膜下腔高密度影，或腰椎穿刺显示脑脊液压力增高、血性脑脊液者，即可诊断 SAH。若有眼底玻璃体膜下片状出血等证据更支持本病的诊断。患者确诊为 SAH 后，应尽快进行相关检查（如 CTA 或 DSA）明确出血病因，以便进一步确定个体化治疗方案。

（六）临床分级

SAH，尤其是动脉瘤性蛛网膜下腔出血（aneurysmal subarachnoid hemorrhage，aSAH）一旦明确，应采用 Hunt-Hess 量表（表 4-2）和世界神经外科学联合会（WFNS）分级量表根据病情严重程度进行临床分级评分。SAH 的临床分级对个体化治疗意义重大。以 Hunt-Hess 分级为例，分级 0~Ⅱ级患者症状相对较轻，属轻型，经积极救治病死率低；而分级在Ⅳ级以上的患者属重型，由于严重意识障碍及脑损伤，治疗方法及预后与轻型患者比较差别较大，虽经积极救治，其病死率仍较高。aSAH 患者的神经系统及全身状况在出血的急性期是一个动态变化的过程，其病情分级是可变的，如部分轻型患者在治疗过程中，由于多种原因而导致病情恶化，分级可转化为重型；部分 aSAH 患者在发病时，有严重的意识障碍，甚至呼吸暂停，若迅速处理可转向轻型（常在数分钟至数小时内），因此，应在发病后对患者进行连续动态评估，记录分级的变化。

表 4-2　动脉瘤性 SAH 患者 Hunt-Hess 临床分级

级别	标准
0 级	未破裂动脉瘤
Ⅰ 级	无症状或轻微头痛
Ⅱ 级	中-重度头痛、脑膜刺激征阳性、脑神经麻痹
Ⅲ 级	嗜睡、意识混沌、轻度局灶性神经体征
Ⅳ 级	昏迷、中或重度偏瘫、有早期去大脑强直或自主神经功能紊乱
Ⅴ 级	昏迷、去大脑强直、濒死状态

（七）治疗

SAH 的治疗原则是根据病因防治再出血，消除脑水肿，降低颅内压，防治脑血管痉挛和继发性脑缺血，积极处理脑积水等并发症。

1. 一般治疗

患者发病后需密切监测其生命体征(如体温、脉搏、呼吸)和瞳孔变化,确保绝对卧床休息4~6周,切勿过早离床活动;保证治疗环境安静舒适,限制探访交谈,尽量减少检查和搬动;对烦躁、头痛、抽搐、咳嗽及便秘的患者,应及时予以镇静、止痛、止咳及通便等对症处理;对昏迷的患者,应留置导尿管,注意营养支持,防治并发症。

2. 病因治疗,防治再出血

通过外科手术、介入栓塞或联合手术可对90% SAH的病因(如动脉瘤、脑动静脉畸形、硬脑膜动静脉瘘、夹层动脉瘤)进行治疗。破裂动脉瘤的两种主要治疗方法包括开颅动脉瘤夹闭术及动脉瘤介入栓塞术,选择何种方法应根据患者的病情、动脉瘤的位置与形态、介入手术路径及手术者的技术水平等进行评估。部分脑动静脉畸形也可导致SAH,其再出血风险、致残率、病死率均较高,应积极治疗。脑动静脉畸形的治疗方法包括外科手术、介入治疗、立体定向放射治疗及以上方式的联合治疗。颅内夹层动脉瘤和硬脑膜动静脉瘘也可以导致SAH,临床实践证明通过介入栓塞治疗,部分患者的症状可得到缓解。

3. 消除脑水肿,降低颅内压

药物治疗的主要目的是减轻脑水肿、降低颅内压,防止脑疝形成。降颅压治疗以渗透性脱水剂为主,首选甘露醇,用法为20%的甘露醇,快速静脉滴注,使血浆渗透压维持在310~320mOsm/L,用药时间不宜过长,建议疗程为5~7天,可同时应用呋塞米,静脉推注或肌内注射,二者交替使用,维持渗透梯度。其次,可选用甘油果糖静脉滴注,其脱水作用温和,没有反跳现象,适用于肾功能不全患者。另外,还可选用20%人血清白蛋白静脉滴注,能提高血浆胶体渗透压,减轻脑水肿。在用药过程中应该监测尿量、水及电解质平衡。若药物治疗效果不佳,有发生脑疝可能时,可立即行脑室引流术以挽救患者生命。

4. 抗纤维蛋白溶解药物治疗

防治再出血除一般治疗措施外,还可应用抗纤维蛋白溶解剂,该类药物可以抑制纤溶酶的形成,延缓血管破裂口处的凝血块溶解,使纤维组织及血管内皮细胞在该处修复的时间得以延长,从而防止再次出血。常用药物有氨基己酸、氨甲苯酸和维生素K_3。对于需要推迟闭塞的动脉瘤,但再出血风险较大且无禁忌证的患者,可以短期内(<72小时)使用氨甲苯酸或氨基己酸以降低动脉瘤的再出血风险。此外,对于不明原因的SAH及保守治疗的患者可使用氨甲苯酸或氨基己酸等抗纤维蛋白溶解药,但要谨防深静脉血栓形成。

5. 血压管理

收缩压>21.34 kPa(160mmHg)与动脉瘤再出血相关。因而SAH患者应采取积极的降压治疗以降低再出血风险。但是,对SAH患者进行积极降压治疗的同时也要防止血压过低而影响脑的灌注压。临床上可用于静脉滴注的降压药物有很多,如拉贝洛尔、硝普钠和尼卡地平。血压管理与SAH患者的预后关系尚不明确,目标血压及降压药物选择尚无统一标准,因此治疗需个体化,综合评估患者病情再确定具体的控制血压方案。

6. 控制癫痫发作

SAH 发病后癫痫的发生率为 6% ~ 26%，癫痫发作会导致血压急剧升高和早期动脉瘤破裂，同时增加颅内压。其危险因素包括：患者年龄>65 岁、行动脉瘤外科手术修补、蛛网膜下腔血凝块较厚、脑实质内血肿或梗死。对于在动脉瘤破裂后出现明确痫性发作的患者，应给予抗癫痫治疗。

7. 脑血管痉挛与迟发型脑缺血处理

蛛网膜下腔出血可导致颅内血管呈持续性收缩状态，称为脑血管痉挛，这种血管收缩状态可使脑血流和氧供减少，从而造成迟发型脑缺血或脑梗死。脑血管痉挛是 SAH 致死、致残的重要原因，有报道 SAH 后脑血管痉挛的发生率高达 30% ~ 70%，且通常在 SAH 发病后 3 天开始起病，4 周后逐渐好转。

药物治疗：钙离子拮抗药包括尼莫地平、硫酸镁、盐酸法舒地尔等，SAH 后应尽早启动抗血管痉挛治疗。内皮素 ET-1 受体拮抗剂及其合成抑制剂、炎性反应趋化因子相关药物环孢素 A 和他汀类药物的作用有待于进一步研究。

手术血块清除：根据患者的病情采用腰椎穿刺、脑室或腰大池持续引流，尽快清除蛛网膜下腔积血可减轻脑血管痉挛。传统"3H"疗法包括扩容、血液稀释和升高血压，但该疗法有加重脑水肿、诱发梗死区出血及肝水肿等风险，故应谨慎使用。

8. 脑积水处理

1/3 的脑积水患者可无明显的症状，约 1/2 的患者在 24 小时内脑积水可自行缓解。急性脑积水的发生机制与脑脊液产生过多、循环受阻、回流障碍和流体动力改变有关；治疗上可行脑室外引流、腰椎穿刺、腰大池引流和终板造瘘等。慢性脑积水是由蛛网膜颗粒和蛛网膜下腔纤维蛋白沉积引起，临床上多用脑脊液分流术处理。

9. 重症患者心脏和呼吸功能监测

SAH 后会出现心肌损伤，约 35% 的患者会出现肌钙蛋白增高并出现心律失常，约 25% 患者的超声心动图提示室壁运动异常，约 20% 的患者会出现肺部并发症，如急性肺水肿、急性肺损伤等。SAH 后心、肺功能损伤与交感神经兴奋和儿茶酚胺分泌增加有关，在临床上应高度警惕，避免过度输液。

10. 低血容量、电解质紊乱和高血糖的处理

SAH 后患者常出现高血糖、低钠血症、低血容量和内分泌功能紊乱。高血糖提示 SAH 病情严重，且是感染的危险因素，应该对患者进行血糖监测，建议随机血糖<10mmol/L，同时要注意避免低血糖。低钠血症的发生率为 30% ~ 50%，低钠血症可加重脑损伤，应积极治疗，建议对血钠<135 mmol/L 的患者使用低渗、等渗盐水或早期使用氢化可的松治疗。治疗中还应纠正低血容量，对低血容量者应监测中心静脉压；SAH 急性期患者往往出现内分泌功能紊乱，原因在于患者的下丘脑-垂体-肾上腺轴功能受到影响，应引起临床医生的高度重视。

综上所述，SAH 是神经科的危重症疾病，病因多样，起病急，临床诊疗过程复杂。利用先进的神经影像学技术对患者进行快速诊断并明确病因，对病情的严重程度进行临床分级，发挥神经内外科、介入科和神经重症学科的多学科协作团队精神，争分夺

秒合理救治，才能使得 SAH 患者取得良好的临床转归。因此，我们应做好 SAH 急性期临床管理（图 4-2）。

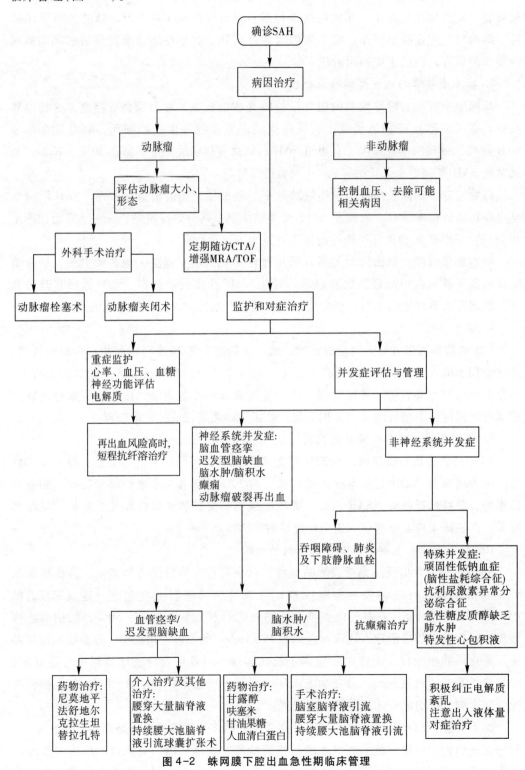

图 4-2　蛛网膜下腔出血急性期临床管理

六、脑血管疾病患者护理风险评估

详见第三章第八节相关内容。

七、脑血管疾病患者护理常规

(一)一般护理

1. 病情观察及护理

(1)严密观察患者意识、瞳孔和生命体征变化。定时呼唤患者或进行疼痛刺激,以判断患者的意识状况;通过观察瞳孔变化以判断是否有发生脑疝的可能;定时测量和记录生命体征变化。

(2)患者急性期需严格卧床休息,保持室内温度及湿度,定时通风、消毒,保持病室安静,减少不良刺激。

(3)为患者建立静脉通路,保持呼吸道通畅,必要时给予吸氧和心电监护。

(4)做好患者的基础护理,防止误吸、坠积性肺炎、泌尿系统感染、压疮等并发症的发生。

2. 饮食护理

(1)中枢神经损伤后患者对营养的需求增多,早期营养支持对预防感染及并发症的发生有重要作用。根据情况给予患者高蛋白、高维生素、低脂肪、清淡易消化的食物。

(2)自发性蛛网膜下腔出血及颅内动脉瘤的患者,要多食富含粗纤维的蔬菜(如芹菜、韭菜等)、新鲜水果,适量饮水,保持大便通畅。

(3)昏迷或不能经口进食者,遵医嘱静脉补充营养或给予鼻饲营养。

(4)针对有合并症(如合并糖尿病、心功能不全、肾功能不全等)的患者,给予相应的饮食指导。

3. 心理护理

发生脑血管意外(脑卒中)后,因 5-羟色胺(5-HT)能神经元和去甲肾上腺素能神经元受到影响,患者会出现一系列心理障碍,如抑郁、焦虑、失眠、情感幼稚、脆弱、依赖性强,所以关注患者心理健康也非常重要。

(1)建立良好医、护、患关系,鼓励患者表达自身感受,了解患者及家属的心理需求,为患者争取更多的亲情关怀和社会支持,为其树立战胜疾病的信心。

(2)利用健康教育图册,向患者及家属讲解有关疾病的知识,消除患者的紧张及恐惧心理。

(3)多与患者沟通,对个体情况进行有针对性的心理护理。

(4)指导患者保证充足的休息和睡眠,保持情绪稳定。

4. 排便护理

患者应保持大便通畅,避免由于用力排便而使颅内压增高,主要措施如下。

(1)合理调整患者的饮食结构,给予低盐、低脂、高蛋白、高维生素、易消化的食物。

（2）让患者在清晨空腹饮温开水 200mL，可以刺激胃肠蠕动，防止便秘，减少肠胀气，促进排便。

（3）指导患者住院期间及出院后固定排便时间，建立良好的排便习惯。

（4）在病情允许的情况下指导患者适当运动，卧床期间可适当进行床上活动，定时为患者进行腹部按摩，促进肠蠕动。

（5）指导患者选择适宜的排便姿势，切勿太过用力。卧床患者如病情允许可适当摇高床头。同时应注意保护患者隐私。

（6）排便后 5 分钟内严密观察患者血压，在此期间患者血压可能现明显波动。

（7）关注患者大便次数，3 天及 3 天以上无大便时应及时处理，可遵医嘱应用开塞露等缓泻剂。

5. 血压管理

患者入院后应严密观察血压变化，测血压每日 2 次，高血压患者应每日 6 次，并注意观察其不同体位、左右上肢的血压对比、静息活动后的血压变化，以确定一般情况下的血压波动范围。指导患者遵医嘱服用药物，责任护士要做好健康宣教，指导患者将收缩压维持在略高于正常的水平，不得将血压降得过低，以免影响脑部供血而诱发脑缺血或脑梗死的发生。

（二）对症护理

1. 头痛

护理时应密切观察患者头痛的性质、强度变化以及伴随的症状。要注意保持周围环境安静，患者须卧床休息，保持情绪稳定，大便通畅，管控好血压，必要时可进行头部物理降温，起到减少脑组织耗氧量、减轻脑水肿、保护脑细胞的作用。

2. 头晕

护理时应密切观察患者头晕的持续时间、头晕的性质以及伴随的其他症状。指导患者卧床休息，闭目养神，改变体位时动作要缓慢，尽量减少头部旋转动作。必要时加测血压，血压升高时遵医嘱给予降压药物及吸氧，同时行相关影像学检查。

3. 高热

患者高热时应及时给予物理降温，必要时遵医嘱使用退烧药，监测体温变化，补充水分。

4. 抽搐

患者发生抽搐时应遵医嘱用药，避免强行按压肢体，注意防止舌咬伤；同时，加护床栏，以防坠床；密切监测生命体征，观察病情变化。

5. 瘫痪

对于肢体瘫痪的患者，应使瘫痪肢体处于功能位，指导患者及家属进行肢体的被动及主动锻炼。

6. 言语、运动、吞咽障碍

详见第七章第二节相关内容。

7. 意识障碍

护士应密切观察患者病情及意识状态的变化，监测生命体征；同时加强患者基础护理以及气道、皮肤的护理。

(三)特殊护理

1. 溶栓术护理

(1)术前护理：①心理护理。患者因突然失语、肢体偏瘫及担心疾病的预后而致情绪紧张、焦虑，护士应热情接待患者，向患者讲解溶栓治疗的目的、方法、过程及注意事项，消除患者紧张、恐惧心理，使其积极配合治疗。②术前行血常规、出凝血时间、凝血酶原时间、心电图等检查，排除溶栓禁忌证。③评估中枢神经系统功能，监测意识、瞳孔和肢体运动、感觉、反射、体温、脉搏、呼吸、血压，为制订护理措施提供依据。④迅速完成各项术前准备工作，如腹股沟备皮、准备溶栓药物、嘱患者术前4小时禁食水等。⑤指导患者术中需配合的注意事项，送患者至手术室。

(2)术后护理：包括一般护理、留置溶栓导管的护理及并发症的预防。

1)一般护理：①严密监测患者意识、瞳孔、呼吸、血压、心率、血氧饱和度变化及肌力、语言恢复情况，并随时记录，以便掌握其动态变化。②术后患者需留置导管，取平卧位，穿刺侧肢体制动，置管部位的关节禁止过度屈曲和过度活动，患者卧床期间，被动按摩制动肢体，每日3次，每次20～30分钟，以缓解肌肉疲劳，促进血液循环，减少下肢静脉血栓形成。③观察穿刺侧足背动脉搏动及皮肤色泽情况。如术侧足背动脉搏动较对侧明显减弱或患者自述下肢疼痛，皮肤颜色发绀，提示可能发生了下肢栓塞，应分析原因，及时处理。若为穿刺点加压包扎过度导致动脉血运不良，松开加压包扎绷带后症状可缓解。④为防止出血，治疗期间尽量避免各种创伤性操作，集中采血，减少静脉穿刺的次数，穿刺后局部压迫时间不少于5分钟。

2)留置溶栓导管的护理：①防止穿刺点出血及留置导管部位出现皮下血肿。由于使用溶栓药物，患者处于高度抗凝状态，加上术中反复穿刺或术后卧位、活动不当，容易出现穿刺点出血或皮下血肿，尤其是老年人及高血压患者。所以术后要认真观察穿刺部位有无渗血、肿胀，指导患者采取合适的卧位，导管拔除后局部加压包扎24小时。②预防感染。由于术后要留置溶栓导管，且导管留置时间较长，导管留置期间，穿刺部皮肤每日用0.5%碘伏消毒并更换敷料，防止局部感染和导管相关性感染的发生。与三通阀连接时，应严格执行无菌操作，24小时更换1次输液装置，同时观察体温变化。置管期间，患者可有轻微低热，无须特殊处理。

3)并发症的预防：动脉溶栓最主要的并发症是血管再通后栓塞处缺血再灌注损伤和脑出血。并发脑出血可能与下列因素有关：①溶栓引发纤溶亢进和凝血障碍。②缺血引起血管壁受损，在恢复血供后由于通透性高而使血液渗出。③血流再灌注后可能因反射而使灌注压增高。如患者出现头痛或意识障碍突然加重，脉搏慢而有力，呼吸深而慢，血压升高，肢体活动障碍，首先考虑颅内出血，应立即与医生联系，行CT检查，明确诊断后，尽快将患者送至手术室行急诊手术清除血肿。

2. 介入术护理

(1)术前准备：①患者准备，协助患者完善相关术前检查(如心电图、B超、出凝血试验等)；指导患者进行床上大小便训练；术区备皮，包括双侧腹股沟及会阴部，便于术后粘贴弹力绷带。②药品准备，如肝素钠注射液、鱼精蛋白、尿激酶、尼莫地平、罂粟碱、造影剂及急救药品等。③用物准备，如沙袋、护理垫、监护仪及负压吸引装置等。④嘱患者术前4~6小时禁饮、6~8小时禁食，术晨更换清洁病号服。⑤接手术时，值班护士与手术室人员对患者信息、影像资料、病历、药物进行核查，无误后方可将患者送入导管室。

（2）术中护理：介入手术采取局部麻醉，患者入导管室后，需护士进行术中严密的观察和护理。

1）入室后患者的准备：①在患者左侧肢体建立静脉通道。②进行心电监护。③留置导尿管。④做好防辐射护理。用铅板，铅围裙进行最大限度防护。⑤协助手术医师进行加压输液管路的连接。

2）术中心理护理：患者手术过程中意识清醒，易出现紧张、焦虑、恐惧情绪，影响手术进展，因此，术中的心理护理尤为重要，具体如下。①导管室护士应在患者身旁，适当介绍手术进度，告知注意事项及配合要点。②给予患者安慰，轻抚受压肢体。③术中保持安静，切忌谈论与手术无关话题，避免对患者造成言语刺激。④如遇到突发状况，应保持镇静，以免造成患者紧张。⑤对于过度紧张、躁动不安的患者，酌情使用镇静药，以防止引起心率增快、血压过高，影响手术效果。

3）做好术中病情观察：①观察患者生命体征、意识状态、尿量、血氧饱和度及术侧肢体血运情况。②监测血压变化，如有异常及时通知手术医生并给予相应处理。③注意观察输液及加压灌注液管道通畅情况，保持加压输液袋压力及灌注速度恒定，以免引起介入导管阻塞。

4）术中用药观察及护理：①全身肝素化是防止血栓形成的有效手段，首次剂量为70U/kg体重，肝素的半衰期是1小时，每间隔1小时追加半量肝素。②术中栓塞动脉瘤破裂时，立即用等量鱼精蛋白中和体内肝素，防止出血。③出现血管痉挛时，给予罂粟碱30mg+生理盐水30mL稀释后经造影导管行血管内缓慢推注；痉挛程度较重时使用盐酸法舒地尔30mg+生理盐水100mL缓慢静脉滴注。

（3）术后护理：术后采取"医护患属一体"的护理模式，主管医生与主管护士共同查房，商讨制订治疗及护理方案，同时要求家属积极参与方案的执行与实施，共同调动患者积极性，促进其早日恢复。

1）术后体位：将床头抬高15°~30°，介入术后患者应严格卧床休息，穿刺部位使用封堵器者患肢制动2小时，未使用者制动6~8小时，24小时后根据具体情况进行床下活动。

2）术后观察及护理：①术后严密监测患者意识、瞳孔、生命体征变化，特别是AVM或支架置入患者术后要严格监测血压，使术后血压低于术前基础血压20~30mmHg。对躁动患者，加床档保护防止坠床，必要时约束四肢（须告知家属并签同意书）。②介入治疗术后，沙袋压迫伤口2~8小时，及时观察伤口敷料有无渗出，如有异常，通知医生及时处理。③做好呼吸道护理、管道护理和疼痛护理。④营养支持，对昏迷患者，手术72小时后留置胃管鼻饲流食。脑水肿颅内压高者补液速度不能过快，输入速度要均匀，补液量不可过多。⑤功能锻炼。对卧床患者，鼓励床上主动运动或家属协助其被动运动，防止静脉血栓的发生。

（四）健康教育

（1）帮助患者及家属了解脑血管疾病的一、二、三级预防：①一级预防：是指没有患脑血管病，但是存在很多危险因素，需要预防脑血管病的发生，通过早期改变不健康的生活方式，如采取合理膳食，适当运动，戒烟戒酒，减轻体重等方式，积极主动控制危险因素，从而达到使脑血管病不发生或推迟发生的目的。②二级预防：是指已经患脑血管病，病情较轻，为了预防或降低再次发生脑血管病的风险，而采取的预防措施。③三级预防：是指在脑血管病发生以后，进行积极治疗，尽量将神经功能损伤降到最低，并防治并发症，改善患者的预后，提高生活质量。

（2）纠正不良生活习惯：指导患者保持良好心态和规律的生活，戒烟戒酒，劳逸结合。

（3）合理饮食：指导患者调整膳食结构，以低胆固醇、低脂、低盐、低热量饮食为主，保证蛋白质及纤维素含量高的食物的摄入量，饮食清淡，多食蔬菜及新鲜水果，限制腌制类食物摄入。

（4）用药指导：①收缩压每升高 10mmHg，脑梗死风险增加 53%，因此，护士应对患者及家属进行风险告知，督促其按时服用降压药，不可擅自增减药量或停服，防止血压大幅度变化。②指导患者有效控制血糖、血脂等。③长期服用他汀类及抗血小板药物可使脑（心）梗死或死亡风险大大降低，应严格遵照医嘱服用，不能擅自停药。

（5）肢体功能锻炼：康复训练要持之以恒，护士应指导并教会患者及家属功能锻炼的方法，告知注意事项，鼓励患者进行自我照顾，不要过多依赖他人。

（6）出院指导：出院时护士应关注患者心理健康，注意合理用药，指导其合理饮食，适当运动，使血压、血糖控制在正常范围内，防止脑卒中再发生。

（7）随访：患者出院后主管护士要及时进行电话随访，根据患者实际情况给予合理意见和建议。

（8）复诊指导：患者出院后 3～6 个月应携带影像资料复诊，如果出现头晕、头痛、肢体麻木无力等不适症状时，随时就医。

第二节　中枢神经系统感染

一、概述

中枢神经系统感染（infection of the central nervous system，ICNS）是指各种病原体侵犯中枢神经系统实质、被膜及血管等引起的急性或慢性炎症性疾病。ICNS 可按照不同病原体分为病毒性脑膜炎、结核性脑膜炎、化脓性脑膜炎、真菌性脑膜炎、寄生虫性脑膜炎等。本节将主要介绍病毒性脑膜炎、结核性脑膜炎及化脓性脑膜炎。

（一）病因及感染途径

中枢神经系统感染性疾病病因多，常给临床诊断和治疗带来困扰。早期最重要的处理是及时鉴别这些疾病，明确相关的病原体，并给予适当的抗感染治疗。中枢神经系统感染的途径有以下三条：①血行感染，病原体通过呼吸道或皮肤黏膜进入血流，由血液系统进入颅内。②直接感染，病原体通过穿透性外伤或临近结构的感染向颅内蔓延。③逆行感染，病原体沿神经干逆行侵入颅内（如单纯疱疹病毒、狂犬病毒等）。

（二）临床表现

患者通常有发热、全身毒血症症状及脑膜炎、脑炎或脑膜脑炎症状。脑膜炎主要表现是脑膜刺激征，即剧烈头痛、喷射性呕吐、颈强直，以及克氏征、布氏征阳性。脑炎则多为脑实质损害表现，如剧烈头痛、意识障碍、抽搐、瘫痪呼吸衰竭等。

（三）临床诊断

中枢神经系统感染的诊断包括病原学诊断和临床诊断，符合以下（1）~（5）项者为病原学确诊，符合以下（1）~（4）项者为临床确诊。

（1）临床表现：①意识及精神状态改变。②有颅内压增高症状。③脑膜刺激征阳性。④伴发症状，如癫痫、低钠血症等。⑤全身感染症状，如体温超过38 ℃或低于36 ℃、白细胞增多、心率和呼吸加快等。

（2）影像学：脑膜炎的头颅 CT 或 MRI 不具有特异性，常提示脑弥漫性水肿、硬膜增厚强化；脑室炎的 CT 和 MRI 可显示脑室系统扩张，或脑室内有液平面；典型脑脓肿的 CT 和 MRI 增强可显示脑内出现典型的环形强化。

（3）血液检查：血常规白细胞高于 10×10^9/L，中性粒细胞比例超过 80%。

（4）腰椎穿刺及脑脊液一般性状检验：脑脊液压力>200mmH$_2$O；脑脊液急性期多浑浊、呈黄色或者典型的脓性。脑脊液白细胞总数>100×10^6/L，中性粒细胞比例>0.7。脑脊液中葡萄糖含量<2.2mmol/L. 脑脊液葡萄糖含量/血清葡萄糖含量<0.4。

（5）脑脊液培养阳性是诊断的金标准，但需除外标本污染，培养阴性无法排除中枢神经系统感染。

（四）治疗原则

临床对 ICNS 的治疗原则为病原治疗、对症治疗、支持治疗等。早期对症治疗以控制颅内压为主，对部分存在脑脓肿、脑寄生虫的患者应积极予以手术干预。支持治疗以合理饮食，维持水、电解质平衡，增强免疫功能为主。

二、病毒性脑膜炎

病毒性脑膜炎（viral meningitis）是一组由各种病毒感染引起的软脑膜（软膜和蛛网膜）弥漫性炎症综合征，主要表现为头痛、发热，查体可见脑膜刺激征阳性，是临床最常见的无菌性脑膜炎。病毒性脑膜炎可发生于任何年龄，但大多好发于青少年。

（一）病因和发病机制

1. 病因

目前所有病毒性脑膜炎中80% ~90%的患者是由肠道病毒经粪-口途径传播引起

的，以微小核糖核酸病毒科最常见，包括脊髓灰质炎病毒，柯萨奇病毒，埃可病毒以及未分类的肠道病毒。虫媒病毒和单纯疱疹病毒（HSV-1型、HSV-2型）也较常见，腮腺炎病毒、淋巴细胞性脉络丛脑膜炎病毒、水痘-带状疱疹病毒及流感病毒少见。

2. 发病机制

病毒经胃肠道（肠道病毒）、呼吸道（流行性腮腺炎病毒、腺病毒、肠道病毒、淋巴细胞性脉络丛脑膜炎病毒等）、皮肤（虫媒病毒、HSV-1）或结膜（某些肠道病毒）等侵入机体，在侵入部位的局部淋巴结内复制，在病毒血症初期通过血源性传播途径播散至中枢神经系统以外的组织，偶尔进入中枢神经系统，中枢神经系统的感染多发生在病毒血症的后期，病毒在中枢神经系统以外的部位多次复制后经脉络丛进入脑脊液，引起脑膜炎。

（二）诊断与鉴别诊断

1. 临床表现

（1）急性或亚急性起病，任何年龄均可发生，以青少年多见。

（2）通常有全身中毒症状，如发热、畏光、肌肉酸痛、全身乏力、纳差，体温一般不超过40℃。

（3）患者常有脑膜刺激征表现，如剧烈头痛（主要位于前额部或双侧颞部）、呕吐、轻度颈项强直等。

（4）婴幼儿病程超过1周，症状可仅表现为发热、易激惹及淡漠，成年人病程可持续2周或更长。

2. 辅助检查

（1）脑脊液检查：患者脑脊液压力一般处于正常范围，少数患者可稍增高，脑脊液外观清亮；白细胞数基本处于正常范围（成年人<8×10^6/L，儿童<15×10^6/L），细胞分类早期以中性粒细胞为主，起病8~48小时后以淋巴细胞为主；蛋白含量可轻度升高，葡萄糖含量正常，如为糖尿病患者，脑脊液葡萄糖与血糖比值<0.5；氯化物正常。

（2）影像学检查：头颅CT或MRI平扫一般无异常，但头颅MRI增强扫描后可发现颅内软脑膜有异常强化，脑实质无明显异常。

（3）脑电图检查：病毒性脑膜炎因脑实质无病灶，脑电图一般正常。

（4）病毒检测：如能从脑脊液中分离出病毒则可确诊。

3. 鉴别诊断

（1）化脓性脑膜炎：起病急，发热以高热为主，脑脊液压力多升高，脑脊液呈乳白色，白细胞计数大于1000×10^6/L，早期细胞分类以中性粒细胞为主（90%以上），中期免疫活性细胞、单核细胞增多，晚期以激活单核细胞、吞噬细胞为主；脑脊液蛋白明显升高，可达10g/L以上，葡萄糖极低，氯化物大多数正常，脑脊液涂片或细菌培养呈阳性，颅脑MRI增强扫描提示颅内脑膜广泛强化。

（2）结核性脑膜炎：起病时一般有反复低热、盗汗、消瘦等前驱症状，脑脊液压力升高，部分患者可大于330mmH$_2$O，脑脊液呈淡绿色或黄绿色，白细胞多在（200~500）×

10^6/L，分类以单核细胞为主，早期细胞可正常，分类以中性粒细胞为主，中后期以淋巴细胞为主；蛋白多在 1~2g/L，如有椎管梗阻时蛋白可显著升高，葡萄糖及氯化物均降低，脑脊液的 PCR-TB-DNA 检查呈阳性。颅脑 MRI 增强扫描提示脑膜广泛强化，颅底脑干周围强化较其他脑炎更明显。

（3）复发性无菌性脑膜炎：无菌性脑膜炎又称良性复发性脑膜炎或 Mollaret 脑膜炎，临床少见，病因不明，患者主要表现为头痛、发热、恶心、呕吐、颈项强直，重者有意识障碍、精神行为异常、全身性强直阵挛发作、瞳孔不等大、巴宾斯基征阳性等。急性起病，症状可在数小时达高峰，持续 2~7 日后好转，发作次数 2~15 次，两次发作间的无症状期长短不一，从数天、数月至数年不等。发病过后一般不遗留任何神经系统后遗症。腰穿示脑脊液淋巴细胞增多，蛋白轻度升高而糖含量正常，病后最初 24 小时内可发现 Mollaret 细胞，并在 24 小时后迅速减少。

（三）治疗

病毒性脑膜炎为一种自限性疾病，主要是对症治疗、抗病毒治疗、支持治疗和防治合并症。

1. 对症治疗

患者如有严重头痛可给予镇痛药，癫痫发作可首选卡马西平或苯妥英钠，同时伴有颅内压增高者可适当使用20%甘露醇脱水降颅压。

2. 抗病毒治疗

抗病毒常用药物有阿昔洛韦，其用法为 10mg/kg 配入液体静脉滴注，每 8 小时 1 次，疗程 2~3 周；或更昔洛韦，用法为 5mg/kg 配入液体静脉滴注，每 12 小时 1 次，疗程 2~3 周。另外，可使用免疫球蛋白，主要用于预防和治疗肠道病毒感染，可减少体内病毒数量，提高抗病毒抗体滴度。

3. 支持治疗和防治合并症

大多数病毒引起的脑膜炎尚无特异性治疗，主要针对病情改变给予相应营养支持治疗，高热时可使用物理降温或使用退热剂，癫痫发作时给予抗癫痫药物以终止发作。

三、结核性脑膜炎

结核性脑膜炎(tuberculous meningitis，TBM)是由结核菌引起脑膜和脊髓膜的非化脓性炎症，通常由室管膜下的结核结节破入蛛网膜下腔引起，是结核病患者死亡的最主要原因，致残率高，其预后与诊断、治疗是否及时密切相关。

（一）临床表现

（1）起病形式：患者多急性或亚急性起病。

（2）全身症状：部分患者可出现低热、盗汗、全身乏力等全身症状。

（3）早期症状：发热、头痛、呕吐，通常持续 1~2 周。

（4）神经系统症状：如患者早期未得到及时治疗，病程 4~8 周时可出现意识障碍、癫痫发作等神经或精神症状。

（5）特殊表现：①如患者合并有结核性动脉炎，可出现卒中样症状；②如患者合并有结核瘤或脑脊髓蛛网膜炎，可出现类肿瘤样慢性瘫痪；③老年人症状可不典型，如头痛、呕吐症状较轻，体温可正常，半数老年患者脑脊液改变可不典型，还有部分老年患者可仅表现为结核性动脉内膜炎所致的脑梗死。

（6）常见体征：①患者常有颅内高压表现，如视乳头水肿；②脑膜刺激征呈阳性，如颈抵抗或强直，克尼格征、布鲁津斯基征阳性；③颅神经损害，如第Ⅱ、Ⅲ、Ⅴ、Ⅶ对颅神经受损，并出现相应神经受损体征。

（二）辅助检查

1. 病原学检查

脑脊液中找到结核杆菌是 TBM 诊断的金标准，但需要菌量多、耗时长，对于培养基的要求高，不能及时指导临床治疗。临床工作时可适当增加脑脊液的标本采集量，行连续涂片镜检，并同时行结核菌培养，将有助于提高阳性率；脑室、脑池穿刺采集脑脊液的阳性率要大于腰椎穿刺。

2. 脑脊液常规检查

（1）脑脊液压力增高，可达 $400mmH_2O$，甚至更高。

（2）脑脊液外观澄清或呈毛玻璃状。

（3）脑脊液蛋白含量增高，平均 $1.0 \sim 2.0g/L$，糖和氯化物降低。

（4）脑脊液细胞数 $(50 \sim 500) \times 10^6/L$，病初 10 天以中性粒细胞为主（60% ~ 80%），随着病情发展，淋巴细胞、激活淋巴细胞、激活单核细胞和浆细胞的比例增加。以上各细胞同时存在，称混合型细胞反应，为 TBM 的脑脊液细胞学的最显著特征。混合型细胞反应中以淋巴细胞为主，且最常见，是 TBM 的又一脑脊液细胞学特征。脑脊液常规检查对于 TBM 的诊断有一定局限性，对于评估疗效、鉴别诊断的意义更大。

3. 脑脊液生化检查

（1）腺苷酸脱氨酶（ADA）：若患者脑脊液中 ADA>15U/L，强烈支持 TBM 的诊断，故该检查可作为 TBM 早期诊断的辅助方法。但需注意在合并 HIV 感染的 TBM 诊断中可能存在假阴性，因此该检查也具有一定局限性。

（2）溶菌酶（LZM）活性测定：患者脑脊液 LZM>26U/L 可作为诊断 TBM 的标准，其敏感性与特异性分别为93.7%和84.1%，因此可作为快速和早期诊断 TBM 的指标。

4. 免疫学检查

可使用 ELISA 法检测脑脊液中结核菌抗原、抗体，但免疫分析的敏感性及特异性差异较大，仅供临床诊断时参考。

5. 分子生物学检查

聚合酶链反应（PCR）检测脑脊液中的结核杆菌特异性强，灵敏度高，且快捷。但目前 PCR 技术在临床的开展仍面临以下问题：①CSF 中结核菌的数量与 PCR 阳性率呈正比，因此送检标本量过少，可使 PCR 结果呈假阴性。②外界因素可致 PCR 呈假阳性，如样本污染等。③PCR 检测需要精密的检测设备。④对于检测人员的技术要求较高。因此，目前 PCR 技术仍尚未广泛地应用于 TBM 的诊断。

6. 血清干扰素的测定

通过测定由结核菌素纯蛋白衍生物刺激引起血清释放的干扰素-γ，可发现潜在的结核感染。这种方法和结核菌素试验原理相当，且受卡介苗（BCG）接种的影响小。

7. 影像学检查

CT 及 MRI 虽然不能进行 TBM 的确诊，但大大提高了 TBM 诊断的准确性。

（1）CT：结核瘤为 TBM 的直接征象，有时可见基底池渗出物及脑实质粟粒状结核灶；间接征象为脑水肿、脑积水、脑梗死等。

（2）MRI：MRI 对于诊断 TBM 的敏感性和特异性均优于 CT，尤其是对于颅底的改变显像更清晰。影像上可表现为脑膜增厚、强化；脑实质内粟粒性结节的特殊信号；脑底池狭窄、闭塞、特征性血管狭窄、血管瘤等。因此，MRI 可作为诊断 TBM 的首选影像学检查。

（三）临床诊断

典型的 TBM 诊断一般不难，脑脊液涂片检出抗酸杆菌或采用培养方法分离出结核分枝杆菌是 TBM 诊断的金标准。目前，临床诊断的困难主要来自 3 个方面。

（1）相当一部分患者缺乏典型的临床表现。

（2）脑脊液中结核菌含量低，使常规的细菌学检查敏感性大大降低。

（3）其他辅助检查手段不完善。在国内外 TBM 的诊断标准中，Thwaites 的结核性脑膜炎诊断标准最受医学界关注与认可，其将 TBM 的诊断分为确定、可能性大及可疑 3 种水平，分述如下。

1）确定：CSF 中培养出结核杆菌。

2）可能性大：①CSF 以外的标本结核杆菌培养阳性。②胸部影像学资料提示活动性肺结核。③有其他肺外结核的临床证据。以上 3 条标准有 1 条及以上满足即为可能性大。

3）可疑：①有结核病史。②CSF 中以淋巴细胞为主。③病史超过 5 天。④CSF 中糖与血糖水平比值<0.5。⑤神志改变。⑥CSF 为黄色。⑦有神经系统定位体征。以上 7 项条件满足 4 条以上即为可疑。

（四）治疗

TBM 患者的转归和预后取决于抗结核治疗是否及时、治疗方案是否正确、所感染的结核菌是否耐药，以及患者的发病年龄、发病类型、是否有合并症等因素。TBM 的治疗强调早期、联合、足量、长期、分阶段，在实际工作中，不宜等待明确的病原学资料再进行抗结核治疗，尤其是患者病情危重时。

1. 强化期治疗

强化期治疗一般为 2~3 个月，推荐四联用药：异烟肼（INH）、利福平（RMP）、吡嗪酰胺（PZA）、乙胺丁醇（EMB）或链霉素（SM）。儿童因 EMB 有视神经毒性、孕妇因 SM 有耳毒性而尽量不选用。具体方案如下。

INH：儿童 10~20mg/（kg·d），成人 600mg/d，静脉滴注或口服。

RMP：儿童 10~20mg/（kg·d），成人 450~600mg/d，口服。

PZA：儿童 20~30mg/（kg·d），成人 1500mg/d，口服。

EMB：儿童 15~20mg/（kg·d），成人 750mg/d，口服。

SM：儿童 20～30mg/（kg·d），成人 750mg/d，肌内注射。

2. 巩固期治疗

巩固期治疗一般为 4 个月，有些患者可延长至 6～7 个月，常用方案为联合应用 INH、RMP。

3. 耐药结核的治疗

结核菌耐药分为原发耐药及治疗中继发耐药两种。针对耐药结核的治疗，目前尚无统一方案，但其治疗有别于一般 TBM 患者：①应根据体外药敏试验选择用药。②选择不少于 3 种的抗结核药物。所有药物要同时使用，避免只选用一种新药加入到原方案中。除上述常用抗结核药物外，目前 WHO 已认定氟喹诺酮类对结核杆菌有低度的杀菌效果，可以在多耐药的患者中长期使用。③可适当增加二线抗结核药物的应用。④抗结核疗程为 1.5～2.0 年。

4. 激素的使用

早在 20 世纪 50 年代就开始以肾上腺皮质激素作为 TBM 治疗的辅助用药，但至今仍存在争议，在临床工作中用激素治疗 TBM 应注意以下几方面。

（1）激素必须与有效的抗结核药物同时应用。

（2）使用的时机越早越好，对急性期患者疗效要优于亚急性或慢性患者。推荐方案：甲基强的松龙 1mg/（kg·d），或泼尼松 60mg/d［儿童 1～3mg/（kg·d）］，3～4 周后逐渐减量直至停药。

（3）激素减量尽量避免过早过快，防止病情反复和出现颅内压反弹增高现象。

（4）对于合并 HIV 感染等免疫缺陷者，激素的使用要权衡利弊。

5. 脑脊液置换及辅助药物治疗

对于 TBM 患者可在常规抗结核药物治疗的基础上联合应用 CSF 置换并行鞘内注药，可充分稀释 CSF，减轻炎症反应，减少渗出，促进 CSF 及血液循环，促进蛋白质等吸收，缩短疗程，改善预后。

（1）患者出现以下情况可考虑选择该治疗方法：①结核病晚期患者，或病程迁延的慢性病例，正规治疗效果不佳者。②激素减量过程不顺利，患者 CSF 情况不见好转或有病情反复。③复治病例，不宜再口服激素者。④治疗过程中出现肝功能异常，被迫停用 INH 者。⑤CSF 蛋白>300mg/L，可能产生粘连、梗阻者。⑥侧脑室穿刺引流证明有严重的室管膜炎，可侧脑室注药。

（2）推荐用法：①儿童：INH 每次 12.5～25mg，鞘内射注；或每次 25～50mg，侧脑室注射；氢化可的松每次 10～25mg，鞘内注射；或每次 10～25mg，侧脑室注射。以上治疗每天 1 次或隔日 1 次，7～20 天为 1 个疗程。若 CSF 情况明显好转，可停止治疗；如 CSF 无明显好转，可延长疗程，治疗频率改为 1 周 3 次，1 周 2 次，1 周 1 次，甚至 2 周 1 次。②成人：INH 100mg，地塞米松 5～10mg，α-糜蛋白酶 4000U，透明质酸酶 1500U，每 2 或 3 天 1 次鞘内注射，症状消失后每周 2 次，体征消失后每周 1 次，直至 CSF 检查正常。③对于颅内压较高者慎用本方法，脑疝患者禁止采用本方法。

6. 其他治疗

（1）降低颅内压，可选用 20% 甘露醇、甘油果糖、呋塞米等。

（2）维持水、电解质平衡。

（3）监测内脏功能，防止抗结核药的副作用发生。

四、化脓性脑膜炎

化脓性脑膜炎（purulent meningitis）又称软脑膜炎，是由化脓性细菌感染引起的蛛网膜、软脑膜、脑脊液和脑室的炎症反应。由于化脓性脑膜炎是一种十分严重的颅内感染性疾病，且其具有较高的致残率和致死率，若未能对脑膜炎感染患者及时采取有效的治疗和护理措施，将会给患者生命带来极大的危胁。

（一）病因和发病机制

1. 病因

化脓性脑膜炎最常见的致病菌为脑膜炎双球菌、肺炎球菌和流感嗜血杆菌 B 型，以上占总致病菌的 80% 以上；其次为金黄色葡萄球菌、链球菌、大肠杆菌、变形杆菌、厌氧杆菌、沙门菌、铜绿假单胞菌等。

2. 发病机制

致病菌常通过以下途径感染中枢神经系统：①血行感染；②邻近部位（如颅骨、脑组织）病灶直接侵犯；③颅脑创伤；④医源性感染。细菌进入中枢神经系统后，颅内血管内皮细胞炎性浸润，释放炎症介质，血脑屏障被破坏。细菌繁殖自溶，不仅生成大量细菌毒素，损害线粒体功能，引起神经元及小胶质细胞凋亡，而且细菌表达的病原体相关分子模式被免疫系统识别，激活信号通路，最终导致脑水肿、颅内压增高、神经细胞受损。

（二）诊断与鉴别诊断

1. 临床表现

（1）起病形式：患者多暴发性或急性起病，病情进展迅速。

（2）感染症状：患者多有高热（超过 39℃）、寒战或上呼吸道感染等症状。

（3）高颅内压症状：患者表现为剧烈头痛，恶心，频繁呕吐，暴发型可在早期出现意识障碍。

（4）脑膜刺激征：患者常有颈项强直，克尼格征和布鲁津斯基征阳性。但老年人及昏迷患者脑膜刺激征不明显。

（5）脑实质病变症状：脑实质形成脓肿或者肉芽肿时，可出现相应部位的局灶性症状，如精神行为异常、偏瘫、癫痫发作、共济失调、智能障碍等。

（6）其他症状：部分患者可出现比较特殊的临床症状，如脑膜炎双球菌所致菌血症时患者出现出血性皮疹，开始为弥散性红色斑丘疹，迅速转变为皮肤瘀点、瘀斑，主要见于躯干、下肢、黏膜及结膜，偶见于手掌及足底。

2. 辅助检查

（1）血常规：患者外周血中白细胞总数及中性粒细胞均明显升高。

（2）脑脊液检查：常规检查脑脊液压力明显升高，外观浑浊或呈脓性；白细胞总数明显升高（大于 $1000 \times 10^6 / L$），中性粒细胞占绝对优势；蛋白含量增多，糖含量下降明显，脑脊液中糖与血糖比值多小于 0.4，氯化物下降；细菌涂片和（或）细菌培养可检出病原菌。

（3）影像学检查：MRI 诊断价值高于 CT。MRI 可显示病变部位和病变特征，增强扫描 T_1 加权像上幕上沟回表面蛛网膜及软脑膜弥漫性明显强化，并呈条索状或线状深入脑沟。

（4）其他：血细菌培养常可检出致病菌。

3. 鉴别诊断

（1）病毒性脑膜炎：急性或亚急性起病，病情相对较轻，为自限性疾病，脑脊液检查白细胞计数轻度增高，不超过 $100×10^6$/L，淋巴细胞轻度增高，蛋白含量轻度增高。糖和氯化物一般正常或稍低，细菌涂片或细菌培养阴性。MRI 可见幕上软脑膜及蛛网膜轻微强化，也可正常。

（2）结核性脑膜炎：患者既往有结核病病史或接触史，一般亚急性起病，慢性迁延病程。腰穿脑脊液压力增高，白细胞计数升高和糖、氯化物降低常不如化脓性脑膜炎明显。影像学可见颅底脑膜及侧裂池呈点状或团块状明显强化，常伴有脑积水。改良抗酸染色和 PCR 检测结核分枝杆菌特异性核酸或核苷酸有助于确诊。

（3）隐球菌性脑膜炎：通常隐匿起病，病程迁延，脑神经尤其是视神经常受累。脑脊液白细胞升高，不超过 $1000×10^6$/L，糖和氯化物降低，墨汁染色可见新型隐球菌，乳胶凝集试验可以检测出隐球菌抗原。

（4）中毒型细菌性痢疾：主要见于儿童，夏秋季多见。病初患儿可无腹泻，短期内出现高热、惊厥、昏迷、休克、呼吸衰竭等症状，皮肤无瘀点，脑脊液检查多正常。确诊需要肛拭子细菌培养。

（5）蛛网膜下腔出血：患者多起病突然，症状以剧烈头痛为主，重者迅速昏迷。体温常不升高。脑膜刺激征明显，皮肤黏膜无瘀点、瘀斑，无明显中毒症状。脑脊液呈血性改变。行颅脑 CT 检查可资鉴别。

（三）治疗

1. 抗菌治疗

抗菌治疗原则是尽早使用抗生素，在确定病原菌之前可使用广谱抗生素，若明确病原菌则应选用对病原菌敏感的抗生素，并足量、足疗程应用。具体方案如下。

（1）未确定病原菌：可选择第三代头孢菌素，头孢曲松钠或头孢噻肟作为化脓性脑膜炎首选药物，疗程至少 1 周；美罗培南体外抗菌谱广，临床效果及预后与第三代头孢菌素相似，可以作为替代药物治疗化脓性脑膜炎。

（2）确定病原菌：根据病原菌选择敏感的抗生素。

1）青霉素：对肺炎球菌及脑膜炎双球菌感染有效，用法为成人 2000 万～3000 万 U，儿童 40 万 U/kg，疗程一般为 2 周。

2）头孢曲松钠或头孢噻肟：用法为成人 2g，每 12 小时 1 次；儿童 10～40mg/kg，每 12 小时 1 次。12 岁以上儿童按成人剂量给药。针对耐青霉素的肺炎球菌、流感嗜血杆菌感染的脑膜炎，疗程为 7～14 天；针对革兰氏阴性杆菌脑膜炎双球菌感染的脑膜炎，疗程为 4 周。

3）美罗培南：多用于耐甲氧西林菌株及表皮葡萄球菌感染的脑膜炎，用法为成人 2g，每 8 小时 1 次；儿童 10～20mg/kg，每 8 小时 1 次。体重超过 50kg 的儿童，按成人剂量给药，疗程均为 14 天。

2. 对症支持疗法

（1）对病情加重且没有明显禁忌证的患者可考虑应用肾上腺皮质激素，一般使用地塞米松每日 10～20mg，静脉滴注，连用 3～5 天，建议与抗生素同步应用。

（2）颅内压增高者，早期应用甘露醇脱水降颅压；高热者，应予以物理降温或使用退热药；惊厥者，应予以抗癫痫药物。此外，化脓性脑膜炎易发生低钠血症，应注意维持水、电解质平衡。

五、中枢神经系统感染患者护理常规

（一）高热护理

（1）注意观察患者发热的热型及伴随的全身中毒症状的程度，根据体温高低定时监测其变化，并给予相应的护理。

（2）患者在寒战期应及时增加衣被保暖，高热期要减少衣被，利于其散热。嘱患者穿着棉质衣物，且不宜过紧，应勤洗勤换。

（3）在患者头颈、腋窝、腹股沟等大血管走行处放置冰袋或使用亚低温治疗仪，及时给予物理降温，30 分钟后测量体温，评估降温效果。

（4）当物理降温无效、患者持续高热时，应遵医嘱给予降温药物。给予患者药物降温后（特别是昏迷患者），注意观察其意识、瞳孔、呼吸、血压的变化。

（5）做好患者的基础护理，使其身体舒适；做好皮肤护理，防止降温后大量出汗带来的不适；做好口腔护理，以减少高热导致口腔分泌物减少引起的口唇干裂，以及呕吐、口腔残留食物引起不适感及牙龈炎等；加强患者会阴部护理，保持清洁，防止泌尿系统感染；保持床单位清洁、干燥、无异味。

（6）患者的饮食宜清淡，应给予细软、易消化、高热量、高维生素、高蛋白、低脂肪饮食。鼓励患者多饮水、多吃水果和蔬菜。意识障碍不能经口进食者及时给予鼻饲，按体重计算患者所需的热量，配制合适的鼻饲饮食。

（7）保持病室安静舒适，空气清新，室温 18～22℃，湿度 50%～60%。避免噪声，以免加重患者的躁动不安、头痛及精神方面的不适。降低室内光线亮度或给患者戴眼罩，减轻因光线刺激引起的不适感。

（二）病情观察

（1）严密观察病情变化，包括观察患者意识、瞳孔、血压、呼吸、体温等，结合其伴随症状，正确判断患者有无意识障碍、精神异常、癫痫发作等神经系统功能缺损症状；观察有无因颅内压高所致脑疝引起的嗜睡、昏睡、昏迷，应及时并准确地反馈给医生，使患者得到恰当救治。

（2）按时给予患者脱水降颅压药物，以减轻脑水肿引起的头痛、恶心、呕吐等症状，防止脑疝的发生。

（3）准确记录患者 24 小时出入量，注意补充液体，防止低血容量性休克而加重脑缺氧。

（4）定时为患者翻身、叩背、吸痰，及时清理口、鼻、呼吸道分泌物，保持呼吸道通畅，防止肺部感染。

（5）依据病情给予患者鼻导管吸氧或储氧面罩吸氧，保证脑组织的氧供给，降低脑组织氧代谢。

（6）避免噪声、强光刺激，以减少癫痫发作，减轻脑组织损伤，维护患者意识最佳状态。

（7）癫痫发作及癫痫持续状态的护理详见本章第六节相关内容。

（三）精神症状护理

（1）密切观察患者行为，主动与患者交谈，关心其情绪，及时发现其有无暴力行为和自杀倾向，保证其安全。

（2）保持病房安静，减少环境刺激，避免引起患者恐惧。

（3）注意与患者沟通交流及护理操作的技巧，减少不良语言和护理行为的刺激，避免意外事件的发生。①在与患者接触时保持安全距离，以防有暴力行为患者的伤害。②在与患者交流时注意表情，声音要低，语速要慢，避免使患者感到恐惧，从而增加患者对护士的信任度。③运用顺应性语言劝解患者接受治疗，当患者焦虑或拒绝配合治疗时，除紧急情况外，可等其情绪稳定后再处理。④每天集中进行护理操作，避免反复操作引起患者反感或激惹患者情绪。⑤当遇到患者有暴力行为倾向时，要保持沉着、冷静的态度，切勿大叫，以免使患者受到惊吓后产生恐惧，引发攻击行为而伤害他人。

（4）当患者烦躁不安或暴力行为不可控时，及时给予适当约束，以协助患者缓和情绪，避免意外事件的发生。约束患者时应注意以下几点：①约束患者前一定要向患者家属讲明约束的必要性，病程记录和护理记录中均要详细记录，必要时请家属签知情同意书，在患者情绪稳定的情况下也应向家属讲明约束原因。②约束带应固定在患者双手不可触及的地方，约束时注意患者肢体的姿势，维持肢体功能性位置，约束带松紧度适宜，注意观察被约束肢体的肤色和活动度。③长时间约束时，至少每 2 小时松解约束 5 分钟，必要时改变患者体位，协助肢体被动运动。若患者情况不允许，则每隔一段时间轮流松解约束肢体。④患者在约束期间需有家属或专人陪伴，护士应定时巡视病房，保证患者在护理人员的视线之内。

（四）用药护理

（1）遵医嘱使用抗病毒、抗结核及抗感染等药物，静脉给药时注意保持静脉通路通畅，向患者及其家属讲明所用药物的副作用，注意观察用药期间患者有无不良反应，定期抽血监测肝、肾功能。

（2）按时按量使用脱水药，使用甘露醇脱水时，应保证液体快速滴注，并观察患者皮肤情况，注意药液有无外渗，准确记录出入量。

（3）使用镇静、抗癫痫药物时，要观察药效及有无药物副作用，还应定期抽血监测血药浓度。

（4）使用退热药物时，注意及时补充水分，观察患者血压情况，预防休克。

（五）腰椎穿刺护理

（1）穿刺前对患者进行评估，并向患者及其家属详细讲解腰椎穿刺的目的、注意事项和相关风险性，消除患者及其家属的焦虑、恐惧心理，协助医生在术前征求患者及其家属的同意并签字。

（2）术中护理人员需密切注意观察患者体温、血压、脉搏、意识、瞳孔等变化，鼓励患者积极配合医生治疗。

（3）术后护理人员协助并指导患者采取去枕平卧位 4~6 小时，指导患者保持全身放松，以防出现颅内压过低而引起头痛。指导患者注意保护穿刺针眼处敷料的干燥，以防污染，24 小时内禁止淋浴，防止椎管、颅内发生感染。

（4）穿刺后脑脊液标本要及时送检，以防标本污染而影响检测结果。

（六）心理护理

（1）做好患者心理护理，向患者介绍疾病相关知识，鼓励患者配合医护人员治疗，树立战胜疾病的信心，减轻恐惧、焦虑、抑郁等不良情绪，促进疾病康复。

（2）对有精神症状的患者，加强安全护理，做好患者生活护理，减少家属的焦虑。

（七）健康教育

（1）指导患者和家属养成良好的卫生习惯。

（2）指导患者加强锻炼，提高自身素质，增强抵抗疾病的能力。

（3）嘱患者注意休息，避免感冒。

（4）嘱患者按时服药，定期复查。

第三节　帕金森病

帕金森病（Parkinson's disease，PD）是常见的中老年神经系统退行性疾病，以静止性震颤、肌肉强直或僵硬、运动迟缓、姿势平衡障碍四大症状为显著特征，是继阿尔茨海默病之后第二大常见的神经变性病，最早是由 James Parkinson 于 1817 年在伦敦提出。患者通常在 50~60 岁时开始出现症状，但有些人的症状出现得更早，且症状随着时间的推移逐渐加重。

一、发病机制

帕金森病主要发病机制是中脑黑质多巴胺神经元变性，使多巴胺合成减少，主要症状表现为运动迟缓、齿轮样强直、静止性震颤、姿势平衡障碍和步态异常。但这些症状不是同时出现，早期表现为精细动作改变，如难以完成翻书、刷牙等精细动作，随后出现一侧肢体震颤等。帕金森病也可以表现为非运动性病变，如直立性低血压、快速眼运动睡眠行为障碍、幻觉等。

二、临床表现

临床表现主要包括运动症状和非运动症状，具体如下。

（一）运动症状

（1）静止性震颤：静止时发生的振动或颤抖。具体是指患者在静止时，出现手部颤抖不停，以拇指、食指及中指震颤最为明显，表现为手指像在"搓丸子"或"数钞票"，紧张时加剧，入睡后消失。

（2）肌肉强直或僵硬：表现为患者运动时感觉有阻力，如转身、站起、系鞋带、解纽扣等日常动作变缓慢，且越来越难。

（3）动作迟缓：表现为患者随意动作减少，主动动作缓慢。

（4）姿势平衡障碍：表现为患者身体平衡、行走功能障碍，具体可表现为小碎步、走路摇晃，且缺少正常行走时手臂的前后摆动，转弯时常出现身体不稳，不能及时止步。

（二）非运动症状

非运动症状包括嗅觉减退、便秘、夜间大汗、讲话缓慢、吐字不清、思维迟钝、抑郁等。

三、诊断与鉴别诊断

（一）诊断

帕金森病的诊断往往分为四个阶段。

（1）临床表现：患者有运动缓慢、静止性震颤、肌肉强直，以及姿势平衡障碍。

（2）帕金森病治疗试验：即左旋多巴的特异性反应，患者服用左旋多巴胺后，静止性震颤及嗅觉减退症状明显改善。

（3）非特异性症状：患者有平衡障碍等小脑征、核上性垂直性眼球麻痹、皮层感觉（如立体感觉和图形觉）减退等症状，曾有多巴胺受体阻断剂治疗史。

（4）与帕金森病相关的非特异性表现：包括单侧起病，病情逐渐进展加重，患者易跌倒，有构音障碍、吞咽困难，以及便秘、焦虑等症状。

（二）鉴别诊断

基于大多数患者以震颤的表现被发现，而帕金森病与原发性震颤是最常见的神经运动性病变，所以两者的鉴别诊断具有重要价值（表4-3）。

表4-3 帕金森病与原发性震颤的鉴别

特征	帕金森病	原发性震颤
症状潜伏期	6～12个月	常常几年
家族史	很少	常见
出现症状加重	静止	运动
频率	3～6赫兹	6～12赫兹
动作形态	卷曲	伸屈
起始发作方式	单侧	双侧
书写	不抖动、小字小体	字大小正常但抖动
饮酒后症状	不改善	改善
受影响部位	上下肢、下颌和嘴唇	上肢、头和发声
异常步态	有	无
手足徐动，表情呆板	有	无

帕金森病与其他震颤性疾病的鉴别：帕金森病发病年龄大多在50岁以后，而肝病或其他病因引起的震颤常见于较年轻的患者；药物或低血糖等引起的震颤在去除病因后即明显好转；多系统萎缩也会引起震颤，该疾病常累及多个系统，病情持续加重且对治疗帕金森病的药物无效。

四、治疗

帕金森病的治疗可分为四个阶段逐步进行。

(一)尽早物理治疗和锻炼

在患者身体功能和日常生活没有明显影响的情形下，物理治疗和锻炼，如跳舞、太极拳运动及专业的体疗师协助等方式，被认为对保持身体功能和维持日常生活有明显的积极作用。物理治疗和锻炼作为药物、手术等手段的补充，可缓解帕金森病(PD)患者的部分临床症状，改善某些功能障碍，提高自理能力。个性化的功能康复锻炼指导是非药物治疗中的辅助措施，可显著改善患者的功能状态，又可降低治疗费用，性价比较高。经过系统正规的康复评定后，医生或康复治疗师会根据疾病严重程度及存在的各种功能障碍类型和程度，制订具体康复治疗措施。

1. 运动疗法

(1)病程早期时，患者各种功能障碍还不明显，治疗主要以促进其积极主动的生活方式为主。建议减少白天静坐时间，进行适度有氧训练(如慢跑、健步走等)，以改善体能。鼓励患者参加舞蹈(如广场舞)、太极拳等运动。必要时指导患者正确进行阻抗训练(如俯卧撑、哑铃、杠铃等)和双重任务训练，通过合理的运动训练推迟活动受限的发生时间。其中，双重任务训练通常为步行的同时进行另一项运动或认知任务训练，如步行与携带双重任务，或行走与言语流畅性双重任务。

（2）病程中期时，患者功能障碍已影响日常生活，应指导其进行主动功能训练，如平衡训练、步态训练、上肢功能活动训练等，使患者能维持或提高活动能力。平衡训练包括坐位和立位下的三级平衡（一级为静态平衡、二级为自动态平衡、三级为他动态平衡）训练，可通过重心的高低、支撑面的大小和睁闭眼等调整训练难度；也可以借助平衡板、平衡垫和平衡仪进行训练。步态训练重点在于矫正躯干前倾姿势，指导患者行走时抬头挺胸，足跟先着地，可借助姿势镜进行原地高抬腿踏步和双上肢摆臂训练，以改善上下肢协调性。此外，还可通过增大步幅、增快步速、跨越障碍物、绕障碍行走和变换行走方向等方法调整步行训练难度。

（3）病程晚期时，患者常出现严重功能障碍，多失去自理能力，治疗应以维持心肺等重要器官功能及预防并发症为主。指导患者进行转移训练，注意及时为患者变换体位，避免压疮、关节挛缩和静脉血栓等发生。其中，转移训练包括床上翻身和平移、床边坐起、坐位起立和床椅转移等训练。

2. 物理疗法

（1）经颅超声电刺激治疗：是一种非侵入性治疗技术，它是利用恒定、低强度直流电，来调节大脑皮层神经元活动的技术。电流经患者大脑刺激靶区域，使大脑皮层极化，起到调节大脑皮层神经元兴奋性、促进神经重塑和修复、改善脑部供血等作用，可改善患者认知功能。

（2）生物反馈训练：对患者肌电、呼吸等多项生理功能进行训练，可改善肌肉僵硬症状。

（二）药物治疗

通常在患者日常生活、社会活动及工作等受影响时开始接受药物治疗。通过阻断多巴胺受体、增加脑组织中多巴胺浓度以达到改善症状、增强活动功能等目的。治疗需要个体化，从小剂量开始逐渐增加治疗剂量，直至控制症状。常用一线药物有左旋多巴和卡比多巴的混合剂。卡比多巴为外周多巴脱羧酶抑制剂，不易透过血脑屏障，与左旋多巴合用时，仅抑制外周多巴脱羧酶的活性，减少多巴胺在外周组织的生成，减轻其外周不良反应，进而使进入中枢的左旋多巴增多，提高脑内多巴胺的浓度，增强左旋多巴的疗效。如果症状控制不佳，常常也加用多巴胺激动剂来增强多巴胺类药物的浓度。为了稳定药物浓度，延长作用效果，也可使用左旋多巴和卡比多巴的长效混合剂，但因其费用昂贵而限制了患者的用药选择。多数药物都有一定的副反应，如疲劳和消化道应激反应。疲劳可以通过调整药物剂量和用药时间，或者加用长效剂来缓解；消化道应激反应常通过调整饮食习惯，加用胃肠道保护剂（如止吐药）等来改善。服药时要避免吃高蛋白类食品，以免减弱药物效果。辅助药物有金刚胺和抗胆碱能药物，金刚胺是单胺类氧化酶抑制剂，常和左旋多巴联合使用，可以减少左旋多巴产生的副作用。抗胆碱能药物（如安坦），常在左旋多巴表现耐受或无效时使用，但其副作用大，患者可表现为记忆力下降、口干、便秘和幻觉等。

（三）无创性非药物治疗

当药物达到一定剂量时，无创性非药物治疗通常是治疗帕金森病的优先选择，

Bond 等团队利用聚焦超声的热消融原理治疗帕金森病已取得明显效果，患者在接受聚焦超声治疗后半小时内肢体震颤明显改善，症状改善后药物治疗逐渐减量。

(四)手术治疗

手术治疗常用深部脑刺激术(DBS)和无创磁波刀。

1. 深部脑刺激术

深部脑刺激术，这种手术往往在患者不能耐受药物治疗或长期使用药物后产生耐受而使治疗无效时进行。其方法为将设备中含有电极的部分插入下丘脑核或苍白球，对以震颤为主的患者更要将电极端插入腹侧丘脑间核，将刺激发生器置于锁骨下皮内，通过调整参数进行操控。该手术是有创手术，手术效果因人而异，手术后患者常伴有神经精神创伤和语言认识障碍等。

2. 无创磁波刀

磁共振引导下的聚焦超声刀(也称磁波刀)，作为无创精准医疗的一项新技术，融合了核磁共振高分辨成像的精准定位、活体实时测温技术及高强度聚焦超声技术，以无创的方式对目标组织进行热消融。在核磁共振引导下，利用聚集超声克服热效应对颅骨和脑的影响，对大脑黑质的变性神经元产生作用，破坏疾病对多巴胺释放的抑制，以达到精准的毁损和治疗目的。近来美国的 Elias 教授在聚焦超声刀治疗肢体震颤中，不仅对原发性震颤取得了明显效果，也在帕金森病治疗中取得了可喜的成绩，目前两种疾病的聚焦超声治疗均已获得美国 FDA 的批准。

五、诊断与治疗展望

随着药物和生物技术的进步，帕金森病的诊断和治疗方法也在不断改善。在实验诊断方面，Cocco 等用免疫组化方法测定鼠脑的黑质和人血浆中的 VGF(血管生长因子)，发现其表达减少。Satoko 等用 SPECT 来追踪多巴胺受体转运情况，发现在帕金森病患者多巴胺吸收率明显减少，给帕金森病早期诊断提供了新的证据。治疗方面，如物理治疗，其在疾病早期的应用原理仍需进一步探讨，以求得到更有效准确的体疗方法。药物方面，长效和联合用药可以用来维持持续的有效药物浓度或增强药效，减少单一用药的副反应和防止用药间歇期症状反弹等，使症状得到有效且更稳定的控制。放射治疗尽管存在副作用，但多靶点精准放疗正在作为新的治疗手段进行尝试。Dagan 等用放射治疗对有步态僵硬的帕金森病患者进行多靶点精准治疗，发现大多数患者走路时步态明显好转。在手术治疗方面，无创性或显微式手术还有很大的发展空间，磁共振引导下聚焦超声刀的应用给担心药物无效和手术创伤的患者带来了希望。其他，如脑刺激装置的改善和显微手术技术的改良也将为减少创伤和感染，以及在必要的情况下重复手术赢得机会。

六、护理

针对帕金森病患者的护理，包括以下几方面。

(1)动态评估：评估内容包括患者的病情、意识、生命体征、认知能力、自理能力、营养状况、心理状态，以及震颤、肌肉强直、运动减少和体位不稳的程度。

（2）适当给予患者各种刺激：包括声光刺激，如看电视、听收音机等，以延缓大脑智能的减退，同时护士应加强与患者的沟通交流。

（3）饮食护理：指导患者多食软食、蔬菜和水果，每天摄入足够的纤维素和水，有利于防止便秘。少食多餐，忌食过热、过冷食物和有刺激性的调味品，以避免导致消化功能障碍。此外，最好在摄入肉类之前30～60分钟服卡左双多巴控释片(息宁)或多巴丝肼(美多芭)，这样可以保药物在遇到食物干扰之前已被迅速吸收。这是因为食物中的氨基酸必须穿过肠壁细胞入血，再透过血脑屏障进入脑细胞。而左旋多巴类药物入血与入脑恰好与食物氨基酸使用的是同一通道。因此，高蛋白食物会严重影响左旋多巴类药物吸收。

（4）指导患者进行肢体锻炼：对肌肉僵直肢体，要坚持按摩，改善肌张力，必要时加强肌肉、关节按摩，防止和缓解骨关节的并发症。

（5）加强安全管理：严重震颤麻痹和肌肉强直者应卧床休息，加用床挡以防坠床。防止患者跌伤或撞伤等躯体损害，有精神症状者不可单独离开病区活动。

（6）加强皮肤护理：注意个人清洁卫生，协助患者洗头、洗澡，更换衣服，预防压疮。

（7）注意口腔卫生：对于吞咽困难者，要注意避免误吸，进食时取半卧位和侧卧位。嘱患者进食高热量、高维生素的少渣食物，缓慢进食，必要时给予鼻饲流质饮食。

（8）基础护理：对于卧床患者，应加强翻身，叩背，预防吸入性肺炎。

（9）用药指导：指导患者遵医嘱长期用药或者终身用药，并注意观察疗效以及不良反应。

（10）心理护理：该病病程可达数十年，患者在患病后可能由于对疾病缺乏认识而出现情绪不稳定、焦虑、恐惧或自暴自弃，护士应向患者和家属耐心讲解疾病的相关知识，增强患者战胜疾病的信心，帮助患者树立积极的生活态度，做好长期治疗的准备。同时，指导患者家属关心体贴患者。

七、预后

帕金森病目前无法根治，目前的药物、非药物、手术治疗都不能延缓帕金森病的进展，虽然帕金森病不是一个快速致残、致死性的疾病，但是随着我国人口的老龄化，帕金森病的病程时间越来越长，当出现肢体功能障碍或药物疗效减弱时，会影响患者日常生活和工作，严重的甚至会影响认知，导致患者生活不能完全自理。

第四节　阿尔茨海默病

阿尔茨海默病(Alzheimer's disease，AD)，也称老年性痴呆，是一种与年龄相关的慢性进行性中枢神经系统变性疾病，是老年期痴呆最常见的类型。表现为渐进性记忆障碍、认知功能障碍、人格改变等神经精神症状，严重影响患者社交与生活能力。

一、流行病学

(一)阿尔茨海默病的患病率

随着我国人口进入老年化，老年性痴呆的患病率迅速增长。据目前相关流行病学资料可知，文化水平与痴呆患病率有关，低教育水平者的患病率明显高于高教育水平者。患阿尔茨海默病性痴呆的女性患者为男性患者的 2~3 倍。

(二)阿尔茨海默病的发病率

阿尔茨海默病发病率随年龄增加而增加，不同性别间痴呆发病率无显著差异。

二、病因与发病机制

迄今为止，阿尔茨海默病的病因尚不清楚，许多学术观点仍停留在实验室的研究上，对临床的实用性和有效性仍然有限。目前大多数学者认为阿尔茨海默病的发病与以下因素有关。

(一)遗传因素

阿尔茨海默病具有家族性发病倾向，而且与基因突变相关。

(二)微量元素

铝具有神经毒性作用，正常人脑组织中的铝含量极低(4μg/g)，阿尔茨海默病患者的脑中铝含量是正常人的 10~30 倍。过量的铝蓄积在大脑中，可引起脑神经退化，使大脑出现特有的神经元纤维缠结病变，导致患者记忆力受损，智力受损和性格改变等。

(三)神经递质障碍

随着生化及药理学研究的进展，发现阿尔茨海默病患者的脑中存在广泛的神经递质系统障碍，主要发生在杏仁核、海马、基底核及大脑新皮层的胆碱能活动，与乙酰胆碱转移酶(CHET)显著下降的发现颇为一致，提示与记忆有关的胆碱能神经元选择性丧失。与阿尔茨海默病相关的还有单胺系统、氨基酸类及神经肽类。

三、病理表现

阿尔茨海默病主要病理表现有两种：细胞内发生神经纤维缠结(NFT)、细胞外产生淀粉样沉积物(俗称老年斑，SP)。NFT 的聚集主要是微管 Tau 蛋白异常高度磷酸化的生成；SP 的淀粉样沉积物主要成分是 β-淀粉样肽(包括 Aβ40 和 Aβ42)，由淀粉样前体蛋白(APP)分解而来，被认为在 AD 的发病机制中起着十分重要的作用。

四、临床表现

本病起病常以渐进性、持续性及进行性发展的智力受损为主要临床特征，很难确切指出其具体的起病时间。患者以近事记忆力障碍为首发症状。在疾病的过程中，常伴发行为(如攻击他人、不知饥饱及大小便失禁)与精神症状(幻觉、妄想及情感障碍)。随着病情的恶化，精神症状逐渐消失而行为症状逐渐增多，如大小便失禁，不知饥饱等。

（一）记忆能力受损

阿尔茨海默病的早期以近事记忆力受损为主要特点，患者表现为将刚发生的事情马上忘记，如钥匙、钱及其他生活物品的放置位置，频率可达每周 4 次以上，并逐渐开始影响日常生活或工作。随着病情的发展，患者远期记忆力受损越来越明显，患者记不清老朋友、亲人的名字及面容而发生错认；外出时容易迷路，无目的地漫游；思维迟缓，言语表达困难，常不断重复一句话。最后发展到无法认清自己身边的亲人，甚至不认识镜子中的自己，不能用语言与周围人沟通。

（二）行为能力受损

阿尔茨海默病的早期行为表现为做事情犹豫不决，难以下决心，丧失主动性，对工作及生活缺乏热情，对日常活动及生活中的爱好丧失兴趣。有的患者情绪及人格出现变化，情感反应幼稚或迟钝，生活中稍有不顺或遇困难时变得易于紧张、焦虑不安、情绪激动或忧郁。个别患者因感到自己记忆力越来越差，久治无效，产生消极念头甚至自杀倾向。患者也可出现类躁狂发作，表现为兴奋、话多，情绪易激惹或欣快感，常常出现主动性攻击行为。随着病情的发展，患者日常生活能力出现明显困难，穿衣、如厕等均需要人帮忙，不知饥饱（或不知道进食，需人喂食），大、小便失去控制，生活能力完全丧失。患者身体状况越来越差，行走困难，需要坐轮椅，或长期卧床不起，最后患者多因合并感染而死亡。

五、临床特征

痴呆患者具有认知及与认知相关的症状，如错认，失认，注意力、记忆力、定向力、语言能力进行性下降。另外，还有非认知功能障碍（行为和精神症状），如幻觉、妄想、抑郁、焦虑、躁狂、激越、无目的漫游、徘徊、躯体和言语性攻击、喊叫、重复言语、大小便失禁、不知饥饱及睡眠障碍等。

六、影像学检查

（一）CT 与 MRI

阿尔茨海默病的病因目前尚不清楚，各种检查均缺乏特异性。CT、MRI 诊断脑梗死所致痴呆具有特异性，但对阿尔茨海默病只能作排除性诊断。

（二）单光子发射计算机断层摄影

单光子发射计算机断层摄影（SPECT）是电子计算机、旋转式 γ 照相机及单一发射 γ 射线的放射性核素结合的新技术，用以检查局部脑血流灌注（γCBF）。SPECT 作为阿尔茨海默病及相关疾病的诊断和鉴别诊断工具，特别是它所提示的颞、顶叶低灌流已被认为是阿尔茨海默病的特征性灌流图像，特异性和敏感性较高。

（三）正电子发射断层扫描

正电子发射断层扫描（PET）可检查局部脑葡萄糖代谢的情况。对阿尔茨海默病患者颞、顶叶功能缺损，PET 检出率为 100%，而 SPECT 为 90%。SPECT 和 PET 均能显示阿尔茨海默病特征性的颞、顶叶功能异常，PET能更好地显示其他相关区域的功能异常。

七、诊断与鉴别诊断

目前阿尔茨海默病的诊断以临床表现及病程特点为基础，量表检查是本病临床诊断的重要手段。确切诊断有赖于脑神经组织的病理学检查。影像学检查有助于鉴别诊断，即对排除其他原因所致的器质性痴呆有较高的临床意义，但对阿尔茨海默病的诊断尚缺乏特异性。

(一)阿尔茨海默病的诊断依据

(1)老年或老年前期发病，起病隐匿。

(2)患者表现为持续进行性发展的智能障碍。

(3)以近事记忆力障碍为首发症状，逐渐发展而影响患者正常生活和工作，部分患者出现人格变化。

(4)患者疾病初期常伴发抑郁、焦虑或紧张，继而出现精神症状，如幻觉、妄想等。

(5)随着病情进一步恶化，患者精神症状消失，而行为症状进一步加剧。

(6)患者出现以记忆功能受损为主要特征的认知功能障碍，如错认、失认、失用、失语等痴呆的核心症状。

(7)最终，患者出现运动功能障碍，如肢体僵硬、瘫痪。

(8)已排除其他原因导致中枢神经系统病变所致的痴呆，如脑出血、脑梗死、脑肿瘤、脑外伤、中毒、脑炎后遗症等。

(9)通过各种相关量表，可评定痴呆的程度及行为和精神症状。

(10)脑组织病理学检查见相应病理改变。

(二)鉴别诊断

良性记忆障碍见于正常老年人，与阿尔茨海默病的早期记忆力下降相似，故应加以鉴别。正常老年人的记忆减退是一种常见现象，又称老年良性记忆障碍或老年生理性记忆减退。这种记忆障碍主要影响记忆的速度与灵活性，而对过去的知识和经验的记忆仍保存良好，一般对工作和社会生活能力无明显影响，以患者主观感受自己的记忆力下降，而他人不易察觉为主要特点，而且症状持续多年(4～5年)也不会有明显加重。另外，良性记忆障碍还具有如下特点：记忆损害与其年龄和教育程度不相符；患者常主观抱怨记忆障碍但无临床客观证据；一般无认知功能障碍，日常生活及活动不受影响。从理论上讲可以区别生理性和病理性记忆减退，但是在临床和实践操作中，早期确诊有一定的难度，下面几点有助于二者的鉴别诊断。

(1)正常老年人主观感觉记忆力不佳，但缺乏客观依据。如无家属的证实及量表测试结果阴性。如遗忘变换中的物体位置(如钥匙、钱及其他生活物品)，每周2～3次应属正常范围。

(2)对日常生活没有造成重大影响，患者能买菜、做饭、干家务等，日常生活不受明显影响。

（3）正常老年人的记忆减退为非进行性，多年以后无明显进展，一般认为4~5年内无进展者可大致确定为良性记忆障碍。

（4）如患者病程短，有遗忘史，有神经影像学改变及量表测试结果阳性者应考虑早期阿尔茨海默病。

（5）确诊为早期阿尔茨海默病者，应积极干预，服用抗痴呆药物非常重要，如暂不能明确诊断者，可给予患者一些有一定治疗记忆力减退作用的药物，如维生素E、脑磷脂等。对病程4~5年以上而无进展者则不需药物干预。

八、治疗

本病至今尚无有效的治疗方法，目前仍以对症治疗为主。其治疗方法主要为多靶点治疗，目的为改善脑循环，促进脑细胞代谢及脑神经传递功能。

（一）改善脑循环和脑代谢

SPECT证明AD患者有脑血流减少，但这种脑血流减少是神经细胞退变的结果。研究证明，即使改善脑循环的药物使患者的脑血流量有所增加，但神经细胞已退变，因此达不到改善脑功能的目的。可使用改善脑代谢的药物，如吡拉西坦和银杏叶提取物。大剂量吡拉西坦可延缓AD患者的病情发展，对改善命名和近事记忆障碍有较好作用。银杏叶特殊提取物的制剂可改善神经元代谢及神经递质障碍。用银杏叶制剂治疗AD，采用神经心理学的方法观察，已证明有显著疗效。也曾有报道使用维生素类（维生素B_{12}、维生素B_6、维生素E等）治疗AD：维生素B_{12}在乙酰胆碱合成过程中，对前体物胆碱的合成起辅助作用。维生素B_6为神经递质生物合成的辅酶。辅酶Q10参与线粒体的ATP合成，ATP被维生素B_6及其酶反应所利用。维生素E可防止体内过氧化物生成，对延缓衰老有作用。

（二）改善认知功能缺损——乙酰胆碱酯酶抑制药（AChE）

1. 盐酸多奈哌齐

盐酸多奈哌齐，商品名为安理申、思博海。适用于治疗轻至中度AD。其作用机制是该药能在脑中抑制乙酰胆碱酯酶（Ach），从而提高脑内的细胞外乙酰胆碱浓度。该药安全性好，对肝细胞没有毒性，而且每天只需服用1次。对轻至中度AD的患者有明显的治疗效果，因此为治疗AD的首选药物。

2. 石杉碱甲

石杉碱甲是我国研究人员从石杉科石杉属植物蛇足石杉（千层塔）中提取得到的一种新生物碱，是一种选择性的乙酰胆碱酯酶抑制药，其作用时间长，副作用少，没有肝毒性，已被列为第二代AChE之一。该药适用于良性记忆障碍、痴呆、脑器质性病变引起的记忆障碍、重症肌无力。用法：0.1~0.2mg，口服，每日2次，常用剂量为每日0.4mg，应从小剂量开始，逐渐加量。该药不良反应一般不明显，剂量过大可引起头晕、恶心、胃肠道不适、乏力等，一般症状可自行消失，反应明显时减量或停药后症状缓解、消失。

3. 加兰他敏

加兰他敏是 20 世纪 50 年代开发的 AchE,一直用于治疗重症肌无力、进行性肌营养不良症和小儿麻痹后遗症。1987 年由美国的 DavisBonnie 率先用于 AD 的治疗,加兰他敏属第二代 AchE,它的选择性高,对神经元及红细胞中胆碱酯酶的抑制活性是血浆中丁酰胆碱酯酶抑制活性的 50 倍。用法:从小剂量开始,逐渐加量,治疗剂量为每日 30 ~ 60mg,1 个疗程为 8 ~ 10 周。不良反应有恶心、呕吐及腹泻,无肝毒性,故可免除肝功能监测。

4. 重酒石酸卡巴拉汀

重酒石酸卡巴拉汀(艾斯能)是一种氨基甲酸类脑选择性乙酰胆碱酯酶抑制剂,通过延缓功能完整的胆碱能神经元对释放乙酰胆碱的降解而促进胆碱能神经传导。动物实验结果表明,重酒石酸卡巴拉汀能选择性增强脑皮质和海马等部位乙酰胆碱的效应。所以,该药能改善阿尔茨海默病患者胆碱能介导的认知功能障碍。另外,胆碱酯酶抑制剂可以减慢淀粉样前体蛋白(APP)片段的形成。人体服用重酒石酸卡巴拉汀 3mg 约 1.5 小时内,脑脊液乙酰胆碱酯酶活性下降近 40%。药物达到最大抑制作用后,乙酰胆碱酯酶活性恢复至基础水平约需 9 小时。阿尔茨海默病患者脑脊液中重酒石酸卡巴拉汀对乙酰胆碱酯酶的抑制作用呈剂量依赖性,最高试验剂量为 6mg,每日 2 次。

(三)社会心理治疗

社会心理治疗是对药物治疗的补充,其目的主要是尽可能维持患者的认知和社会功能,同时保证患者的安全。要开展社会心理治疗,必须与患者和家属建立良好的合作关系,应对患者的痴呆严重程度、精神状态、躯体健康状况及药物治疗情况进行详细评价。其主要内容包括就患者是否需要住院治疗向家属提出建议,指导日间护理;帮助家属采取适当的措施以防患者自杀、冲动攻击和无目的的漫游,以保证患者的安全,等等。社会心理治疗很重要的是告知患者家属有关疾病的知识,包括临床表现、治疗方法、疗效、病情的发展和预后转归等。

(四)精神症状的治疗

治疗患者精神行为症状的目的是减轻症状,保证患者、家属或照料者的安全。

(1)抗精神病药:主要用于治疗精神症状,如幻觉、妄想和冲动攻击行为等。阿尔茨海默病患者由于脑器质性病变和躯体衰老,对抗精神病药的耐受性较差,治疗剂量通常只需 1/3 ~ 1/2 成人剂量。常用药物有:氟哌啶醇,起始剂量为每日 1 ~ 2mg;奋乃静,起始剂量为每日 2mg;舒必利,起始剂量为每日 100 ~ 200mg;非典型抗精神病药有利培酮、奥氮平和思瑞康,起始剂量分别为每日 0.5 ~ 1mg、2.5 ~ 5mg 和 12.5 ~ 25mg,可根据病情缓慢增加剂量。若药物剂量比较小,每日服用 1 次即可,剂量大时可分次服用。患者严重兴奋吵闹时,每次可以用氟哌啶醇 2.5 ~ 5mg 或奋乃静 2.5 ~ 5mg,肌内注射治疗。

(2)抗抑郁药:以选择性 5-羟色胺再摄取抑制剂(SSRIs)为主,常用药有氟西汀,用量为每日 20mg;帕罗西汀,用量为每日 20mg;舍曲林,用量为每日 50mg;氟伏沙明,用量为每日 50mg;西酞普兰,用量为每日 20mg。少数疗效欠佳者,剂量可适当增加。

（3）抗焦虑药：主要是苯二氮䓬类药，一般可分为长效制剂（半衰期约20小时），如地西泮、氯硝西泮、氟西泮等；中效制剂（半衰期约12小时），如阿普唑仑、氧西泮、劳拉西泮等；短效制剂（半衰期约3小时），如三唑仑、咪达唑仑（也称速眠安）等。半衰期较短的药物多用于入睡困难者，半衰期较长的药物适合焦虑、激惹患者的维持治疗。

（五）细胞移植与基因治疗

目前，对于阿尔茨海默病患者的脑细胞移植与基因治疗的研究，主要围绕如何增强胆碱能神经系统功能进行，主要包括以下几方面。

（1）脑内移植富含乙酰胆碱的胚胎基底前脑组织。

（2）脑内持续注射神经生长因子或移植能持续产生神经生长因子的组织。

（3）移植经基因修饰后可分泌和表达乙酰胆碱或神经生长因子的细胞。

（六）规范化使用卡巴拉汀贴剂治疗

（1）遵医嘱给予患者贴剂使用剂量。起始剂量：贴剂5cm²，每日1贴，使用4周；治疗剂量：贴剂10cm²，每日1贴，长期使用。

（2）用药部位：通常选择患者左右上臂（各2个区域），前胸（8个区域），后背（8个区域），下腰（8个区域）。

（3）贴剂使用方法：一剪，沿虚线剪开封袋取出贴剂，不要丢弃封袋，以备后用。切勿剪开或折叠贴剂。二贴，贴剂黏附面上有一层保护膜，剥掉保护膜的一边，不要用手碰触黏附面，将贴剂的黏附面贴在适当的部位。三按压，剥掉保护膜的另一边，用手掌用力按压贴剂至少30秒，直至贴剂边缘粘贴结实。

（4）贴剂药效为24小时，每隔24小时更换1次，并记录每次贴剂的位置，14日内勿重复贴附相同部位。

（5）向患者及家属发放7天贴剂记录表，教会其使用方法及记录方法，以便出院后继续治疗。

（七）经颅超声神经肌肉刺激治疗

（1）目的：扩张脑部血管，加快血流速度，改善大脑微循环。

（2）作用：通过发射特定频率和一定强度的超声，对脑部功能区域神经细胞进行刺激，从而改善临床症状。

九、护理

（一）生活护理

1. 环境

保持病房清洁卫生，空气清新通畅，生活用品摆放在患者容易拿取的位置。

2. 饮食

AD患者应以高维生素、高蛋白、易消化食物为主，少吃多餐。

3. 活动

指导患者保持一定的社交活动以及适量的娱乐活动。

(二)安全护理

1. 预防坠床、跌倒和走失

患者入院后应全面评估其病情，高危患者应重点交接班。床头标识清晰规范，并定期进行安全检查，床栏、呼叫器等设施应保持完好的使用功能。夜间加护床栏，加强巡视，对有幻觉、激越等精神症状的患者必要时采取保护性约束。患者衣着应该宽松易脱，裤脚不宜过长，鼓励患者自己料理生活，并坚持参加体育锻炼，以增强肌力、柔韧性、平衡能力、步态稳定性、灵活性，从而减少跌倒的发生。

2. 防误吸和误食

全面评估 AD 患者吞咽功能，有误吸风险者应重点交接班。对家属或陪护人员进行预防误吸和误食的指导。患者进食时尽量采取坐位或半卧位，注意力要集中，喂食者要耐心、细心，要避免进食干硬食物。

3. 防温度伤

加强病室内管理，禁止使用明火、暖水瓶及电热毯。患者的餐食、汤水等要温度适宜，禁止患者自行接触热水瓶、火柴、打火机以及病房内电源等危险物品。

4. 药物安全

药物应由专人保管，以免患者误服。护士应严格执行给药操作规程，认真核对，按时送药并督促和查看患者服下。对服用镇静催眠药后的患者，嘱其卧床休息，避免走动；服用抗精神病药物的患者易发生体位性低血压，护士应嘱其起床或改变体位时动作宜缓慢。床旁禁放药物，防止患者私自增加药量或根据主观感觉调整药量。

5. 预防肺部感染

AD 患者发生肺部感染初期，常无发热、咳嗽、咳痰、胸痛等症状，有时仅表现为基础疾病加重或精神萎靡、乏力等非特异性症状，护士应仔细观察病情，发现患者与平时不同的精神行为改变或呼吸、循环及消化系统症状和体征时，应警惕肺部感染。发生肺部感染后，应加强基础护理，做好氧疗，遵医嘱给予患者雾化吸入及使用抗菌药物，注意保持呼吸道通畅。

(三)心理护理

对患者的心理状态及时进行观察和分析，从而有针对性地对其进行心理疏导。

(四)个性化护理

(1) 3R 训练：3R 指 recall、reform、repeat，3R 训练内容包括 recall 往事记忆提取，让患者回忆往事，讲述自己的故事，帮助患者维持远期记忆；reform 记忆再激发，引导患者将图片、词组进行归类并回忆，提高患者逻辑推理能力；repeat 复述加强记忆，采取记数字、询问日期、重述电话号码的方法，提高患者瞬间记忆能力。

(2) 手指健脑操：可有效预防阿尔茨海默病的进展，方法见图 4-3。

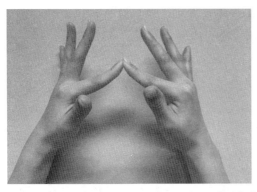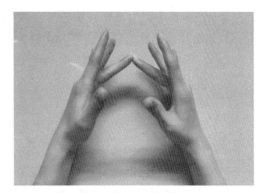

a.双手五个手指依次对应敲击

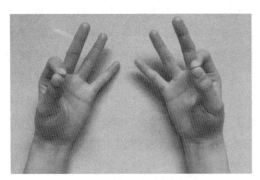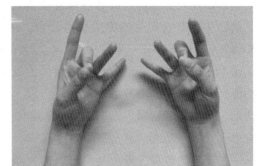

b.双手示指、中指、无名指、小拇指依次敲击该手的大拇指

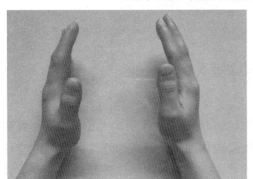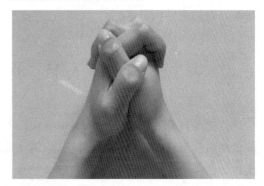

c.双手五个手指交叉抱拳

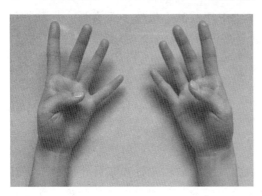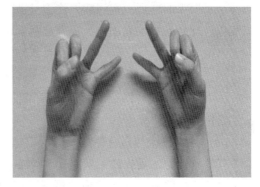

d.双手五个手指依次伸出再依次收回

图4-3 手指健脑操

（3）语言表达能力训练：护士应与患者进行交谈互动，帮助其维持语言和交流能力；利用图片命名和看图说话等方式锻炼其语言表达能力。

（4）音乐疗法：通过音乐媒介，改善患者情绪状态，降低其激越行为的发生率。

（5）智力训练：通过各种拼图、下棋、数字游戏等脑力活动，帮助患者进行智力训练。

十、预后

阿尔茨海默病病因未明，目前尚无有效治疗方法，该病整个病程为 4~12 年。一般认为，老年前期起病者，病程进展快，恶化程度高，其生存期一般为 4~6 年。老年期起病者较老年前期起病者病情发展慢，痴呆程度轻，预后相对较好。该病患者最终多因合并感染或其他躯体疾病而死亡。汤哲（2003）报道阿尔茨海默病的年死亡率为3.79%。3 年累计死亡率高达 42.46%。阿尔茨海默病的预防尚无有效方法，但是研究证明早期发现、早期治疗可延缓痴呆的发展。适当的运动可减少痴呆的发生，延缓脑功能衰退的速度。尤其是早期痴呆患者，应鼓励、引导患者尽量参与社会活动与日常活动，坚持每日在家人或护理人员的陪伴下散步 1~2 小时，除可增强体质外，还对改善患者的认知功能、进食及睡眠等均有一定帮助。同时应加强营养，预防感冒。对于痴呆程度重的患者应避免其独自外出，防止走失；将患者的身份证复印件塑封做成胸牌，并写清联系人的电话号码，固定在显眼地方，以便走失后被人发现，及时与家属联系，以防意外的发生。

第五节　运动神经元病

运动神经元病（motor neuron disease，MND）是一组病因尚未明确的，主要影响脊髓前角细胞和下段脑干运动神经元，以及大脑皮质锥体细胞及其传导纤维的进行性变性疾病。病变范围包括脊髓前角细胞、脑干运动神经元、大脑皮质锥体细胞以及皮质脊髓束、皮质延髓束。临床表现为下运动神经元损害所引起的肌萎缩、肢体无力和上运动神经元损害的体征。本病病因迄今未明，多于中年起病，男性多于女性。运动神经元病作为神经系统疾病之一，通常起病隐匿，且多为散发性，少数为家族性。

一、病因

运动神经元病病因迄今未明，有多种学说，如慢病毒感染、自身免疫、中毒与损伤、遗传、代谢障碍等。

（一）病毒感染与自身免疫

有学者认为运动神经元病是一种嗜前角细胞毒引起的中毒性疾病，也有的学者认为人类免疫缺陷病毒可能损伤神经元，引起运动神经元病，测定患者的免疫功能发现血液中免疫球蛋白增高，有免疫复合物形成，抗神经节苷脂抗体阳性。

(二)中毒

有学者认为本病与某些金属中毒和某些金属元素缺乏有关。

(三)遗传因素

有学者认为本病与遗传因素有关。据资料统计，5% ～10% 的病例有家族遗传倾向，遗传方式主要为常染色体显性遗传。

(四)其他因素

也有学者认为本病与营养障碍、代谢障碍、内分泌失调、神经递质功能异常、酶缺乏和缺氧有关。

二、临床表现

(一)症状及体征

根据病变部位和临床症状，运动神经元病可分为下运动神经元型（包括进行性肌萎缩和进行性延髓麻痹）、上运动神经元型（原发性侧索硬化）和混合型（肌萎缩侧索硬化）三型。关于它们之间的关系目前尚未完全清楚，部分患者乃系这一疾病在不同发展阶段的表现，如早期只表现为肌萎缩，以后才出现锥体束症状，而呈现为典型的肌萎缩侧索硬化，但也有的患者病程中只有肌萎缩，极少数患者则在病程中只表现为缓慢进展的锥体束损害症状。

1. 下运动神经元病

下运动神经元病患者多于 30 岁左右发病，通常以手部小肌肉无力和肌肉逐渐萎缩起病，可波及一侧或双侧，或先从一侧开始，再波及对侧。因大、小鱼际肌萎缩而手掌平坦，骨间肌等萎缩而呈爪状手。肌萎缩向上扩延，逐渐侵犯前臂、上臂及肩带，常见肌束颤动，可局限于某些肌群或广泛存在，用手拍打，较易诱现。少数患者肌萎缩从下肢的胫前肌和腓骨肌，或从颈部的伸肌开始，个别患者也可从上、下肢的近端肌肉开始。颅神经损害常以舌下神经、舌咽神经最早受侵，出现舌肌萎缩，伴有颤动，以后腭、咽、喉肌、咀嚼肌等亦逐渐萎缩无力，以致患者构音不清、吞咽困难、咀嚼无力等。晚期患者全身肌肉均可萎缩，以致其卧床不起，并因呼吸肌麻痹而引起呼吸功能不全。病变主要累及脊髓前角者，称为进行性脊肌萎缩症，又因其起病于成年，又称成年型脊肌萎缩症，以有别于婴儿期或少年期发病的婴儿型和少年型脊肌萎缩症，后两者多有家族遗传史，临床表现与病程也有所不同，此处不予详述。病变主要累及延髓者，称为进行性延髓麻痹或进行性球麻痹，球麻痹可为首发症状或继肢体萎缩之后出现。

2. 上运动神经元病

上运动神经元病患者表现为肢体无力、发紧、动作不灵活，通常先从双下肢开始，以后波及双上肢，且以下肢为重。患者肢体力弱，肌张力增高，步履困难，呈痉挛性剪刀步态，腱反射亢进，病理反射阳性。若病变累及双侧皮质脑干，则出现假性球麻痹症状，患者表现为发音不清、吞咽障碍、下颌反射亢进等。本病临床上较少见，多在成年后起病，一般进展甚为缓慢。

3. 混合型

患者通常以手肌无力、萎缩为首发症状，一般先从一侧开始，以后再波及对侧，随病程发展出现上、下运动神经元损害症状，称肌萎缩侧索硬化症。病程晚期，患者全身肌肉萎缩，以致抬头不能、呼吸困难、卧床不起。本病多在 40~60 岁发病，5%~10% 患者有家族遗传史，病程进展快慢不一。

(二)常见并发症

运动神经元病常见并发症以肺部感染最为多见。此外，还有自主神经功能紊乱，四肢远端水肿、痴呆、精神障碍等。

三、实验室及辅助检查

(一)肌电图检查

肌电图提示肌肉失神经性变化，即随意控制下有肌纤维颤动，运动单元电位数目减少，有时有肌束颤动。前角细胞损害在随意运动时有巨大运动单元电位。

(二)脑脊液检查

约有 1/3 的运动神经元病患者脑脊液有轻度蛋白增高。

(三)血清微量元素测定

血清微量元素测定常可见血铜含量显著增高，血锌、血镁含量也均增高，铜/锌比值亦有增高，血钙有所下降。

(四)肌肉活检

肌肉活检呈现去神经性肌萎缩的典型病理表现，结合临床特征，有助于本病诊断。

(五)其他

运动神经元病患者尿肌酐排出量减少，肌酸排出量增高。此外，可行血清磷酸肌酸激酶(CPK)、血钙、三碘甲状腺原氨酸(T_3)、甲状腺素(T_4)、促甲状腺释放激素(TRH)以及血清重金属含量、维生素 B_{12} 含量检测及脑脊液常规检查，有时还可检查尿特定蛋白。但这些只是排除相关疾病的手段，对本病无特异性。有条件者可检测神经节苷脂抗体，如结果为阳性，可为本病诊断提供参考。

四、鉴别诊断

(一)颈椎病

颈椎病即颈椎骨关节肥大性脊髓及神经根病变，又称颈椎肥大综合征。其中脊髓型颈椎病患者临床表现以锥体束功能障碍为主要特征，包括双下肢沉重、无力、肌张力增高、病理反射及踝阵挛等，也可出现异麻、木钝等感觉障碍，严重者可出现不完全性痉挛性截瘫。部分病例上肢症状显著，可见单侧或双侧 Hoffmann 征阳性。也有部分患者表现为典型或不典型的脊髓半切综合征。其他诸多类型以感觉障碍为主要表现，或以眩晕、交感神经紊乱为主要特征，与运动神经元病不难鉴别。

(二)急性感染性多发性神经根炎

急性感染性多发性神经根炎是由免疫介导的一种自身免疫性疾病，好发于 20~40

岁。病前 1 ~ 3 周常有呼吸道和消化道感染史。神经根疼痛剧烈，约 50% 患者以此为首发症状，多见于颈、肩、腰和下肢等部位。急性或亚急性起病，四肢呈对称性弛缓性瘫痪，多从下肢开始，向上发展，在 1 ~ 2 日内迅速进展为四肢完全性瘫痪，少数患者伴脑神经损害。患者可出现腱反射消失、肌肉萎缩以及手套、袜套样感觉障碍。严重者可发生呼吸麻痹，脑脊液检查常有蛋白-细胞分离现象，肌电图可见相应改变。以上特征都有助于本病诊断。

（三）多发性肌炎

多发性肌炎常为急性或亚急性起病，在数周或数月内患者肩胛带或骨盆带肌肉无力逐步加重，出现上楼、起蹲困难，两臂高举费力等，还可出现颈部肌群无力所致抬头困难。数月后逐步累及周身肌肉，伴关节和肌肉疼痛，重者出现吞咽和构音困难。其他尚有皮肤、血管功能障碍所致诸症。因其表现为肌无力合并感觉障碍，并无运动神经元损害症状，故不难鉴别。

（四）重症肌无力

重症肌无力是由于神经肌肉接头突触后膜上乙酰胆碱受体减少而出现传递障碍的自身免疫性疾病。女性 20 ~ 30 岁、男性 40 ~ 50 岁为发病高峰期。隐匿起病，临床表现为眼睑下垂，眼球活动障碍，苦笑面容或面具样脸，言语无力，声音低弱，构音欠清，发病后逐渐进展，可见咀嚼无力、吞咽困难，影响肋间肌和膈肌时可出现气短、呼吸困难甚呼吸停止。症状常呈朝轻暮重，休息后好转，活动后加重的特征性变化，肌电图亦有递减现象，胆碱酯酶抑制剂治疗有效。

（五）进行性肌营养不良症

进行性肌营养不良症是一组原发于肌肉的遗传性变性疾病。其主要临床特征为进行性加重的肌肉萎缩和无力，具体表现为受累骨骼肌对称性萎缩、无力或假性肥大，无神经源性运动和感觉障碍。由于该病为肌肉病变，故除上述特征外，还有肌张力减低、腱反射减弱等诸多表现，肌电图检查提示肌源性改变，据此可与临床表现同样为肌肉萎缩和无力，同样无感觉障碍的脊肌萎缩症相鉴别，后者的肌电图检查提示神经源性损害。

（六）进行性腓肌萎缩症

进行性腓肌萎缩症亦称遗传性神经性肌萎缩症，属于遗传性运动、感觉神经病范畴，隐匿起病，患者临床表现为逐渐出现胫前肌萎缩，并逐步向上发展，但一般不超过大腿的下 1/3，界限清晰，双下肢酷似"鹤腿"，虽然下肢肌肉萎缩非常明显，但肢体肌力相对仍较好。垂足和跨阈步态为本病患者的特殊步行姿态。手部肌肉数年后亦可受累，并逐步出现萎缩，可出现末梢型感觉减退，即呈手套、袜套样的感觉障碍，以触觉、痛觉减退为主，或可出现感觉过敏。腱反射进行性减弱至消失。肌电图提示萎缩肌肉失神经支配，运动神经传导速度减慢。

五、治疗

目前，临床上对于运动神经元病尚缺乏特效的治疗方法，主要采用对症支持治疗。

由于该病变异大，类型多，以致预后往往不理想，影响患者生命质量。以下主要介绍在临床常用的一些治疗方法。

（一）抗兴奋毒性药物

利鲁唑片作为一种治疗肌萎缩性侧索硬化的常用药物，虽不能根治，也不能显著改善症状，但能明确延长病人的存活时间和推迟气管切开的时间。目前认为利鲁唑片至少有四种作用机制：①通过直接或间接机制阻断兴奋性氨基酸受体。②直接灭活电压依赖性钠离子通道，阻断去极化引起的神经元动作电位的激活。③能有效抑制突触前谷氨酸和天冬氨酸释放。④激活细胞膜上 G 蛋白，影响细胞内信号传导。

（二）神经营养因子

神经营养因子包括睫状神经营养因子，胰岛素样生长因子等。

（三）自由基清除剂和抗氧化剂

该类药物包括 N-乙酰半胱氨酸，丙炔苯丙胺，维生素 E 等抗氧化剂和自由基清除剂。

（四）基因治疗和神经干细胞移植

该治疗方法包括嗅鞘细胞移植、脐血干细胞移植、自体骨髓干细胞移植，以及应用流产胎儿神经细胞或干细胞移植。

（五）其他

运动神经元病的治疗还可应用钙通道阻断剂、变构蛇毒、促甲状腺素释放激素、神经保护剂、肌酸和辅酶 Q10、雄性激素等药物，并配合抗病毒治疗、抗炎治疗、免疫调节治疗、项针治疗等治疗手段。

（六）治疗展望

MND 是一组多病因引起的综合征，因而期望以一种药物达到治愈目的，实属不切实际，未来的治疗很可能是多种作用于疾病发生的不同环节的药物联合应用，如利鲁唑片与维生素 E、神经营养因子、辐酶 Q10、肌酸，以及干细胞移植等的联合使用。

六、护理

（1）保持病室安静舒适，病房内空气清新，温、湿度适宜。疾病早期鼓励患者下床活动，同时应警惕跌倒、坠床等不良事件的发生。疾病晚期患者应卧床休息，加强肢体功能锻炼，延缓肌肉萎缩、缓解关节僵硬。对瘫痪患者，应将肢体摆放于功能位。

（2）饮食上给予患者营养丰富、易消化的食物，对有吞咽困难的患者，应给予鼻饲饮食，保证患者的营养，防止误吸。

（3）严密观察病情变化。护士应注意观察患者肌力变化，肌力下降时及时通知医生，注意观察患者呼吸及血氧情况，如果出现呼吸肌无力、呼吸困难、咳痰无力、烦躁不安及口唇发绀等缺氧症状应及时给予吸氧。必要时进行气管切开，使用人工呼吸机辅助呼吸。对于呼吸肌麻痹，使用呼吸机辅助呼吸的患者，应保持呼吸道通畅，定时拍背吸痰，要注意呼吸模式的改变。

（4）认真做好晨、晚间护理，保持患者皮肤及床单位的清洁、干燥。定时翻身。增加营养，提高皮肤的抵抗力。

（5）预防肺部感染，每 2~3 小时为患者翻身拍背、吸痰 1 次。

（6）预防泌尿系统感染，保持会阴部及尿管清洁，定时消毒尿道口，更换尿管、尿袋。鼓励患者多饮水。

（7）此病为慢性病，可逐渐影响患者的运动功能和个人生活自理能力，应适当满足患者生活需求。

（8）加强用药护理并定期监测肝、肾功能。

（9）加强心理护理，鼓励患者保持乐观的生活态度，积极配合治疗和护理。

（10）健康教育。指导患者长期坚持康复锻炼，活动时注意安全，保护患者；指导患者养成良好的生活习惯，注意休息，保证充足的睡眠。

第六节　癫　痫

癫痫（epilepsy）是由多种病因引起的，以脑神经元过度放电导致的突然、反复和短暂的以中枢神经系统功能失常为特征的慢性脑部疾病。《临床诊疗指南癫痫病分册》（2015 修订版）中明确指出，癫痫不是单一的疾病实体，而是一种有着不同病因基础、临床表现各异，但以反复发作为共同特征的慢性脑部疾病状态。它可表现为抽搐性肌肉阵挛，也可以无抽搐而代之以感觉、精神、意识、行为等的阵发性障碍。脑部病变的部位、范围、性质及受病变所侵犯的组织功能状况决定了癫痫的特点与类型。癫痫不同于惊厥，前者具有发作性、反复性、短暂性、自限性四个特点。

一、病因

现代医学将癫痫按不同病因分为特发性癫痫和症状性癫痫两类。

（一）特发性癫痫

特发性癫痫又称原发性癫痫、功能性癫痫、隐源性癫痫或真性癫痫。一般在儿童期及青年期发病。这类癫痫尚未找到明确病因，患者的脑部并无可解释症状的结构变化或代谢异常，与遗传因素有密切关系。由于患者脑功能不稳定，常在大脑皮质受强烈的激惹后发病，体内外环境在生理范围内的各种改变也可能导致癫痫发作。

（二）症状性癫痫

症状性癫痫又称继发性癫痫或获得性癫痫，是由于多种脑部病损和代谢障碍所致。

二、发病机制

癫痫的发病机制尚未完全明确。任何正常人都可因电刺激（电惊厥）或化学刺激（惊厥剂）而诱致癫痫发作。因此，正常脑组织可能具有产生癫痫发作的解剖生理基础，易由各种刺激而触发。一定频率和电流强度刺激大脑神经元产生放电，在刺激停止后仍持续放电，导致全身强直性发作。减弱刺激参数可能只出现简短后放电。若有规律地重复刺激，大脑后放电间期和范围逐渐增加，直至这个原来为亚阈值的刺激引起全身性发作。最后，不给任何电刺激也可自发出现发作点燃，如脑外伤瘢痕（神经元丢失、胶质增生、钾离子堆积等），逐渐变成癫痫发作的癫痫源；又如高热惊厥患儿，开始为高热惊厥，其后引起抽搐的体温逐渐降低，即便低热也能发生惊厥，最后进展到癫痫发作。这种现象称之为点燃效应，它对阐明癫痫发病机制具有一定意义。电生理学研究认为癫痫发作是一种不能控制的、发作性的脑灰质神经元群的过度异常放电，由于不同部位的神经元群放电，从而出现癫痫发作的各种表现。

三、临床表现

癫痫发作最常见的临床表现类型有强直-阵挛发作、失神发作、简单部分性发作、复杂部分性发作等。

(一)强直-阵挛发作

强直-阵挛发作（大发作）以患者意识丧失和全身抽搐为主要特征，可分为强直期、阵挛期、痉挛后期。

1. 强直期

强直期患者所有的骨骼肌呈现持续性收缩，上睑抬起，眼球上翻，喉部痉挛，发出叫声。口部先强张而后突闭，可能咬破舌尖。颈部和躯干先屈曲而后反张。上肢自上举、后旋，转变为内收、前旋，下肢自屈曲转变为强烈伸直。强直期持续 10～30 秒后，在肢端出现微细的震颤。强直期的脑电图表现为振幅逐渐增强的弥漫性波（10 次／秒）。

2. 阵挛期

待强直期震颤幅度增大并延及全身，成为间歇的痉挛，即进入阵挛期。每次痉挛都有短促的肌张力松弛，阵挛频率逐渐减慢，松弛期逐渐延长。本期持续 0.5～1 分钟。最后一次强烈痉挛后，抽搐突然终止。在强直期和阵挛期可出现心率增快，血压升高，汗、唾液和支气管分泌物增多，呼吸暂时中断，皮肤自苍白转为发绀，瞳孔散大、对光反射消失。阵挛期脑电图表现为逐渐变慢的弥漫性慢波，附有间歇发生的成群棘波。

3. 痉挛后期

阵挛期以后，有短暂的强直痉挛，患者表现为牙关紧闭和大、小便失禁。生命体征逐渐恢复，呼吸先恢复，口鼻可喷出泡沫或血沫，随后心率、血压、瞳孔等渐至正常。患者肌张力松弛，意识逐渐苏醒，自发作开始至意识恢复需 5～10 分钟或更长。患者醒后常感到头痛、全身酸痛和疲乏，对抽搐过程全无记忆。不少患者意识障碍减轻后进入昏睡，个别患者在完全清醒前有自动症或情感变化，如暴怒、惊恐等。在药物不全控制下，发作的强度和时间可能减少。痉挛后期脑电图呈低平状态。癫痫持续状态指一次癫痫发作后在意识尚未恢复时又一次发作或相继连续发作，或癫痫发作和/或脑电发放持续 30 分钟以上的一种固定而持续的状态，以强直-阵挛持续状态最常见。由于持续抽搐，脑组织缺氧，机体代谢活动剧增，可引起永久性脑损害甚至死亡，故应做紧急处理。

（二）失神发作

失神发作（小发作）患者以短暂的意识障碍为主要特征，表现为突然发生意识丧失，呼之不应，双眼瞪视，言语中断，手持物落地，一般历时 5~30 秒，清醒后对发作过程无记忆。

（三）简单部分性发作

简单部分性发作患者以局部症状为主要特征，多见于一侧口角、眼睑、手指或足趾，也可能涉及一侧面部或一个肢体的远端的阵发性抽搐，历时数秒或数分钟。

（四）复杂部分性发作

复杂部分性发作又称精神运动性发作，是以精神症状为特征的一种颞叶癫痫，属于继发性癫痫。发作时间不等，一般持续数分钟至数小时，发作时患者可表现为意识混乱，如视物变形、移位、幻觉，做无意识动作（如机械地重复原来的动作），或出现其他动作如吸吮、咀嚼、舔唇、清喉，或是搓手、抚面、解扣、脱衣、摸索衣裳、挪动桌椅，甚至游走、奔跑，也可有自言自语或叫喊、歌唱等，清醒后对发病时的行为全无记忆。

四、辅助检查

（1）脑电图检查：对本病诊断有重要价值，半数以上癫痫患者在发作的间歇期亦可出现各种痫样放电，如棘波、尖波、棘-慢波等病理波。强直-阵挛发作时可见弥漫性棘波。常规脑电图记录时间短，有时难以捕捉到异常放电，目前常用 24 小时脑电图监测患者脑电波情况。

（2）颅脑 CT、MRI：显示脑萎缩较多见，其他可显示颅内占位、脑梗死、脑血管畸形。

五、治疗

癫痫的最终治疗目标不仅是控制发作，更重要的是提高患者生活质量。随着医学的进步，针对癫痫已形成了多种治疗方案，可在不同情况下进行优化选择或采取综合性干预措施，重在对疾病长期全面的管理。主要的癫痫治疗方案包括药物治疗、外科治疗、生酮饮食及神经调控治疗等。

（一）抗癫痫药物治疗

抗癫痫药物（AEDs）治疗是目前癫痫治疗中最主要的治疗方案，常作为首选方案。抗癫痫药物使用前需与患者或监护人充分讨论，达成一致。

1. 开始药物治疗的原则

（1）第 2 次癫痫发作后，即可开始抗癫痫治疗。

（2）患者已有 2 次发作，若发作间隔期为 1 年以上，可暂时推迟药物治疗。

（3）有下述情况者，首次发作后即需开始治疗：有脑功能缺陷；脑电图明确痫样放电；不能承受再次发作的风险；头颅影像检查显示脑结构损害。

2. 药物治疗的原则

（1）传统的用药方法是选用一种药物，由小剂量开始，逐渐加量。如继续发作，可选用两种药物，但不宜使用两种在化学结构上类似的药物，调整药量到可控制发作，并且不产生中毒反应为宜。

（2）治疗期间一般不得随意更换或间断用药，如必须更换药物也应逐渐过渡，更换药物期间可在原先用药基础上加用新药，逐渐减少药量至停止原用药物。

（3）癫痫患者应坚持长期服药，至完全控制癫痫发作 3~5 年且脑电图正常后，方可逐渐减量或停药。减药过程亦需 1~2 年，切忌短期内或突然停药。病程越长，剂量越大，停药越要缓慢。停药后如复发，重新给药如前。少数患者可能需终身服药。

3. 常用药物

（1）苯妥英钠：为乙内酰脲盐，作用是稳定神经细胞膜，阻滞钠离子通路和减少高频冲击后的突触易化。

（2）卡马西平：为三环类化合物，作用和苯妥英钠类似。

（3）苯巴比妥：为巴比妥类药，作用为阻止痫性电活动的传导。

（4）乙琥胺：为琥珀酸胺，作用为减少重复性传递和抑制皮质的兴奋性传入。

（5）丙戊酸钠：为脂肪酸，作用为抑制 γ-氨基丁酸转氨酶的活性。

（6）氯硝西泮：为苯二氮䓬类药，作用为使神经元兴奋性降低。

（7）扑痫酮：为苯巴比妥先驱物，作用与苯巴比妥相同。

4. 药物选择

药物的选择主要取决于癫痫发作类型，还要考虑药物的毒性。部分性发作，卡马西平或苯妥英钠为首选药；全身强直-阵挛发作，丙戊酸钠、卡马西平或苯妥英钠为首选药；精神运动性发作，卡马西平、扑痫酮为首选药；失神小发作，乙琥胺、丙戊酸钠为首选药；强直性、失张力性或非典型失神发作，卡马西平、苯巴比妥、氯硝西泮、丙戊酸钠为首选药；婴儿痉挛症首选药为促肾上腺皮质激素（ACTH），其次为氯硝西泮。

抗痉挛药物应选择止痉作用快、效果好的药物。在静脉注射过程中必须随时调整速度，严密观察患者生命体征的变化，因为这类药物有抑制呼吸、心跳等副作用。如患者出现呼吸变浅、心跳变慢，应立即放慢注射速度或停止注射；出现呼吸抑制、心跳暂停，应立即停止注射，行人工呼吸、心脏按压，必要时给予呼吸兴奋剂。连续抽搐者应防止缺氧而致脑水肿，可按医嘱静脉快速滴入脱水剂，应保证药物剂量和注射速度，并给予吸氧。

由于大多数口服抗癫痫药物会产生胃肠道反应，每日剂量一般分数次服用，如苯妥英钠有强碱性，宜在饭后吞服。对于发作多在夜晚和清晨的患者，用药可集中在下午和入睡前。

（二）外科手术治疗

外科手术主要用于药物难治性癫痫和继发性癫痫，如局灶性脑皮质发育不良、海马硬化等。手术治疗必须符合以下条件：①至少经过两年以上的正规治疗，血药浓度在治疗范围内仍不能控制癫痫发作者。②发作频繁，每月平均发作 4 次以上并影响患者正常的工作、学习。③病灶局限，定位明确，而且病灶不位于重要的功能区，如语言中枢、记忆中枢、感觉运动中枢等。癫痫病灶切除以后还要坚持服药一段时间，一般在两年左右，两年后如不复发，可以逐渐减少药量，最后停药。

(三)其他治疗

其他治疗，如生酮饮食，可用于难治性儿童癫痫、葡萄糖转运体 I 缺陷症、丙酮酸脱氢酶缺乏症的治疗。

(四)神经调控治疗

神经调控治疗，如迷走神经刺激术、经颅电刺激术、经颅磁刺激术，均可作为辅助治疗的选择。

六、护理

(一)发作前护理

(1)将患者安排在安静的房间，减少外界刺激，避免能引起患者情绪激动的一切因素。

(2)患者须 24 小时专人陪护，无人陪护不能单独沐浴或外出。

(3)注意观察患者发作时的先兆，以便及时采取医疗及护理措施，预防跌倒。

(4)患者床旁应备好发作时的急救物品与药品，如压舌板、开口器、氧气装置及抗癫痫药品等。

(5)加强患者心理护理，及时了解患者的心理情况，使患者保持精神愉快，避免过度兴奋。

(二)发作时护理

(1)护士切忌离开患者，采取急救措施的同时呼叫他人寻求帮助。

(2)保持患者呼吸道通畅，使其头转向一侧，清理呼吸道分泌物，防止呕吐物反流入气管引起窒息，立即给予吸氧。

(3)注意观察患者发作情况，详细记录全过程。应特别注意患者意识与瞳孔变化、眼球凝视和转头方向，以及抽搐部位、持续时间等。

(4)发作时注意保护患者头部和四肢，为患者摘下眼镜、义齿，解开过紧的衣领。

(5)患者全身大发作时，护士应做好自我防护，可用缠有纱布的压舌板置于患者的上下白齿之间，以免患者咬伤舌或被患者咬伤。

(6)患者抽搐时勿用力按压抽搐肢体，避免骨折和脱白。

(7)床旁须有人保护，应加床挡，防止患者坠床。

(8)对精神运动性发作的患者，注意保护其人身安全，防自伤、伤人或走失。

(三)发作后护理

(1)发作时患者常大汗淋漓、尿便失禁，发作后应及时擦干，帮助患者更换清洁内衣裤，预防感冒。

(2)患者抽搐停止后，呼吸如未恢复，应行简易呼吸器辅助呼吸。

（3）发作后嘱患者卧床休息。

（四）癫痫持续状态护理

癫痫持续状态是神经内科常见急症，若不及时治疗可因高热、循环衰竭、电解质紊乱及神经元损伤导致永久性脑损害，致残率和死亡率均很高。任何类型的癫痫均可发生癫痫持续状态，其中全面强直-阵挛发作最常见，危害性最大。患者大发作后尚未清醒又紧接着再次发作，此为危象，不及时处理可能导致患者死亡。应严密观察此类患者意识及发作控制情况，如用药后效果不佳，应加大剂量或更换药物。护理要点如下。

（1）护士应密切关注患者呼吸、血压、心率变化及发作情况。

（2）持续抽搐致缺血、缺氧而导致脑水肿、颅内压增高时，应使用脱水药降低颅压。

（3）及时给予患者吸氧、吸痰，保持呼吸道通畅。无自主呼吸者，应行气管插管，使用人工呼吸机辅助呼吸。

（4）给予患者静脉补液，保持水、电解质平衡。

（5）遵医嘱合理应用抗生素，预防或治疗肺部感染。

（6）加强患者的口腔护理，防止口腔感染。

（7）加强患者的皮肤护理，防止压疮发生。

（五）用药护理

（1）患者大发作或癫痫持续状态，使用地西泮时静推速度宜慢不宜快。

（2）使用静脉抗癫痫药物时注意观察管路是否通畅，穿刺处皮肤有无渗液。

（3）使用口服抗癫痫药物，要向患者及家属做好药物注意事项的宣教，嘱患者遵医嘱服药，不能私自停药、加药、减药，并根据医嘱定期复查肝、肾功能及血药浓度。

（4）观察药物不良反应，如静注苯妥英钠时，可致血压下降及心律失常；有20%应用卡马西平的患者，可发生白细胞减少至 $4 \times 10^9/L$ 以下，因此应嘱患者定期化验血常规。

（5）护士应观察药物疗效并及时向医生报告，以便医生及时调整治疗方案。

（6）护士应观察或随访患者是否长期坚持服药。

（六）饮食护理

癫痫发作频繁者，宜进高热量、高蛋白、高维生素食物；昏迷患者，应给予鼻饲流质饮食，每日饮水量宜在1500ml左右。生活中要避免暴饮暴食，避免进食刺激性食物和大量甜食。

（七）心理护理

患者因癫痫长期反复发作，同时经常伴有跌倒造成的外伤、舌咬伤等意外事件，对患者的生活、工作有很大的影响，患者往往会产生焦虑、恐惧、抑郁的心理，而癫痫发作诱因之一为情绪波动，因此加强患者的心理护理，使其保持情绪稳定，树立战胜疾病的信心，缓解其焦虑，有利于疾病康复。

（八）健康指导

（1）向患者讲解有关癫痫的疾病知识，如癫痫发作的诱发因素（如饱食、劳累、情绪激动或兴奋等）及预防措施。告知患者不宜从事高空、水上、驾驶等危险性工作，不宜参加剧烈运动和重体力劳动。

（2）指导患者养成良好的生活习惯，按时休息，保证充足睡眠，避免过度劳累。避免受凉、淋雨及使用过冷、过热的水淋浴。

（3）做好患者的安全教育，减少独自外出活动，外出需有人陪同，如有发作先兆，应尽快找一安全地点平卧，并于上下齿间垫上纱布或手帕。平时随身携带疾病治疗卡，以便发作时及时得到抢救和治疗。

（4）指导患者定期复查，坚持用药，遵医嘱加减药物，并注意用药后的副作用。

第七节　重症肌无力

重症肌无力（myasthenia gravis，MG）是一种神经肌肉接头传递障碍，以骨骼肌无力、晨轻暮重、症状有波动为主要临床特点，主要由乙酰胆碱受体抗体等自身抗体介导、细胞免疫辅助、补体参与的自身免疫性疾病。

一、病因

重症肌无力患者的神经元突触后膜上，存在着明显的形态和功能上的变化，这是造成肌无力症状的主要发病机制。由于患者体内存在乙酰胆碱受体抗体，该抗体作用于运动神经元末梢与骨骼肌细胞所构成的运动终板，尤其是突触后膜的乙酰胆碱受体，形成抗原抗体复合物，结果使功能性乙酰胆碱受体数量减少而导致动作电位产生障碍，乃至神经肌肉传导障碍，从而出现相应的症状。乙酰胆碱受体抗体属于自身抗体，它是引起神经肌肉接头破坏的主要原因。

免疫学研究表明，重症肌无力是一种多元性免疫功能异常的自身免疫性疾病。许多重症肌无力患者合并有其他自身免疫病，如甲状腺功能亢进、系统性红斑狼疮、类风湿性关节炎等。患者外周血自然杀伤细胞（NK细胞）活性减低，病重时 CD_4^+/CD_8^+T 细胞比值增加，TH1细胞增多，证明了重症肌无力是一种自身免疫性疾病。最突出的免疫病理学改变在于突触后膜结构简单化，受体变性，突触间隙加宽，乙酰胆碱受体减少。

重症肌无力发病诱因多为感染、精神创伤、过度疲劳、妊娠、分娩等，这些因素也可使病情恶化，甚至引发肌无力危象。另外，近年来研究提示该病可能与遗传因素有关。

二、临床表现

（一）临床特点

本病常起病隐匿，先从某一组肌群无力开始，逐步累及多组肌群。最常见的首发症状为眼外肌不同程度无力，包括上睑下垂、眼球活动受限、复视，但瞳孔括约肌不受累。眼外肌肌力减弱可由单眼开始，以后累及双眼，或双眼同时发病，两侧受累程度常不对称。约40%的病例在数月至2年内逐步累及延髓肌、脊髓肌、躯干肌等而转化为全身型肌无力。延髓肌无力者表现为口齿不清、语言不利、重鼻音、伸舌不灵、吞咽困难、饮水呛咳等，早期仅表现为进食时间延长，讲话时间久后极易疲劳，后期则有伸舌、软腭上提不能及咽反射消失等。患者常伴表情肌和咀嚼肌无力症状，表现为兔眼、表情淡漠、苦笑面容、鼓腮和吹气不能等。胸锁乳突肌和斜方肌受累者则转头和耸肩无力。四肢肌肉受累常以近端重，可影响日常活动，严重时被迫卧床。上述症状通常以晨起时较轻，活动后症状加重，休息后又有不同程度的缓解，因此有"晨轻暮重"的特点，此为本病主要的临床特征。

（二）临床分型

近年来随着对 MG 检测、治疗手段研究的深入，提高了人们对 MG 的认识，尤其新型抗体的发现丰富了 MG 的分型。此外，难治性重症肌无力危象和危象前期状态等的提出使 MG 的治疗更具针对性。最小临床表现的提出具体了 MG 的治疗目标。根据病变累及部位可将 MG 分为眼肌型（病变局限在眼外肌）和全身型（除眼外肌还有其他骨骼肌受累）；根据特异性抗体可分为抗 AChR-Ab 阳性、抗 MuSK-Ab 阳性、抗 LRP4-Ab 阳性和血清反应阴性型 MG；根据发病年龄可分为早发型（50 岁之前发病）和晚发型（50 岁以后发病）；根据胸腺组织的病理学表现分为伴胸腺瘤型、无胸腺瘤型（胸腺增生、胸腺萎缩等型）。不同的分型可以提供不同的临床帮助，临床诊治和研究工作中也可以根据不同需要进行不同的分型。

（三）常见并发症

病变侵犯呼吸肌时患者将出现呼吸困难；侵犯心肌，可引起患者突然死亡。少数病例于起病后 2~3 年内可自然缓解。多数病例迁延数年至数十年，靠药物维持，病情常有波动。10%~20% 病例合并胸腺瘤，部分病例合并甲状腺功能亢进、红斑狼疮、多发性肌炎、类风湿性关节炎、支气管哮喘、干燥综合征、多发性硬化、白癜风等其他自身免疫病。重症肌无力患者突然发生呼吸极度困难，吞咽不能，不能维持基本生命体征，如不及时抢救将危及患者生命，称为重症肌无力危象，发生率占总患病人数的 9.8%~26.7%。呼吸道感染、分娩、妊娠、药物使用不当（抗胆碱酯酶药物停用或过量，皮质类固醇激素，氨基糖苷类抗生素等）等均可诱发重症肌无力危象。

三、临床诊断

MG 诊断主要以临床表现为依据，根据易受累骨骼肌为眼外肌、四肢肌肉、咽喉部肌肉、呼吸肌等，活动后加重、休息后减轻，以及容易波动等临床特点，结合辅助检查进行确诊。

四、辅助检查

研究发现，80% 以上 MG 患者血清 AChR-Ab 增高，近一半眼肌型 MG 患者和 10%~15% 的全身型 MG 患者血清 AChR-Ab 为阴性，这可能是由于 AChR-Ab 与受体的亲和力低，现有的检测方法尚无法检测到，也可能确为 AChR-Ab 阴性而 MuSK-Ab 或者 LRP4-Ab 阳性，AChR-Ab 阴性的全身型 MG 患者中有约 40% 存在 MuSK-Ab，部分可检测到 LRP4-Ab。还有部分 MG 患者检测不到抗 AChR-Ab、MuSK-Ab 和 LRP4-Ab，这部分患者称为血清抗体阴性重症肌无力(SNMG)。因此，抗体阳性支持 MG 的诊断，但抗体阴性不能排除 MG 诊断。除上述特异性抗体外，部分 MG 患者体内还存在其他非特异性相关抗体，如抗聚集蛋白(Agrin)抗体、连接素(Titin)抗体、兰尼碱受体(RyR)抗体等。50 岁以上的 MG 患者的 Titin 抗体阳性率可达 60% ~80%。

重症肌无力相关检查包括以下几项。

(1)抗胆碱酯酶药物试验(新斯的明试验)：患者使用抗胆碱脂酶药物后症状可一过性改善，称抗胆碱脂酶药物试验阳性。

(2)电生理检查：常用感应电持续刺激，记录肌肉的反应电位振幅，MG 患者肌肉电位逐渐衰退或消失。

(3)肌电图检查：MG 患者肌电图提示肌肉收缩力量降低，振幅变小，肌肉动作电位幅度降低 10% 以上，单纤维兴奋传导延缓或阻滞。

(4)抗体检查：血清抗 AChR-Ab 测定，约有 85% 的患者增高，约 2/3 的患者 IgG 升高。

(5)胸部 X 线摄片或胸腺 CT 检查：胸腺增生或伴有胸腺肿瘤，有一定的辅助诊断价值。

(6)血液检查：TH 细胞/TS 细胞比值升高，伴甲状腺功能亢进者 T_3、T_4 升高。

(7)肌肉活检：神经肌肉接头处突触后膜皱褶减少、变平坦，AchR 数目减少。

五、鉴别诊断

(一)眼肌营养不良症

眼肌营养不良症易与单纯眼肌型肌无力相混淆，前者起病隐匿，病情无波动，患者逐渐表现为眼外肌瘫痪和眼球活动固定，抗胆碱酯酶药物治疗无效。

(二)延髓麻痹

延髓麻痹是延髓型肌无力所需鉴别的疾病，前者病情无波动，患者表现为持久性的肌无力症状，伴有颅神经损伤相关的阳性体征，如舌肌萎缩，肌束颤动，强哭、强笑等情感障碍，抗胆碱酯酶药物治疗无效。

(三)肌无力综合征

肌无力综合征患者以男性居多，多见于小细胞肺癌或其他恶性肿瘤病变侵犯四肢近端肌肉，而颅神经所支配的肌群却很少受累，休息后肌力减轻，短暂用力后增强，持续收缩又呈病态。做肌电图神经重复频率刺激时，如用高频(10Hz 以上)重复刺激常可出现动作电位波幅递增 1 倍以上，具有诊断意义。血清乙酰胆碱受体抗体水平不增高，对抗胆碱酯酶药物的反应不如重症肌无力明显，用盐酸胍治疗可使症状缓解。

(四)周期性瘫痪

周期性瘫痪也称周期性麻痹，是以反复发作的骨骼肌弛缓性瘫痪，伴血清钾改变为特征的一组疾病，以低钾性周期性瘫痪最常见。一般多在饱餐后睡眠中发病，肌无力常由双下肢开始延及上肢，双侧对称，严重病例也可累及呼吸肌，发作时血清钾减低。心电图改变为 Q-T 间期延长，T 波后 U 波出现，T 波平坦或倒置，ST 段下移。补钾后临床症状很快缓解。

（五）多发性肌炎

多发性肌炎是一组以骨骼肌的间质性炎性改变和肌纤维变性为特征的综合征。亚急性起病，患者首发症状常为四肢近端无力，多由盆带肌开始逐渐累及肩带肌，部分患者伴肌肉疼痛或压痛，咽喉肌、颈肌常受累，眼外肌受累很少，可有肌萎缩。急性期血沉增快，血清 CPK 增高明显，免疫球蛋白增高，尿肌酸增加。肌电图示典型肌源性损害。

（六）进行性肌营养不良

进行性肌营养不良为原发性肌肉变性病，与遗传因素有关，患者大多有家族史。临床特征为缓慢进行性加重的对称性肌无力、肌肉萎缩或肌肉假性肥大等。肌电图示肌源性损害，血清 CPK、LDH 显著增高。

六、治疗

目前有关 MG 的治疗尚无标准治疗方案，各个治疗中心基本是遵循个体化原则，根据患者的临床分类分型、严重程度、症状分布、病情进展程度、年龄、合并症等选择治疗方案，再依据患者对治疗的反应来调整方案。主要治疗手段包括药物治疗、手术治疗和其他治疗。

（一）药物治疗

1. 胆碱酯酶抑制剂

胆碱酯酶抑制剂通过抑制胆碱酯酶，减少 ACh 的水解而减轻肌无力的症状。常用药物为溴吡斯的明，是 MG 初始治疗的首选药物，该药作用温和，不良反应较小。成人首次剂量为 60mg（儿童根据具体年龄调整），应在饭前 30~40 分钟口服，每日 3 次或 4 次，全天最大剂量不超过 480mg。

2. 肾上腺糖皮质激素

肾上腺糖皮质激素可抑制自身免疫反应，减少 AChR 抗体的生成，适用于各种类型的 MG。①冲击疗法：适用于住院危重病例、已使用气管插管或呼吸机者。甲泼尼龙 1000mg 静脉滴注，每日 1 次，连用 3~5 日，随后每日减半量，即 500mg、250mg、125mg，继之改为口服泼尼松 50mg，当病情稳定后再逐渐减量。可用地塞米松 10~20mg 静脉滴注，每日 1 次，连用 7~10 日。临床症状稳定改善后，停用地塞米松，改为泼尼松 60~100mg，隔日顿服。当症状基本消失后，逐渐减量至 5~15mg 长期维持至少 1 年以上。若病情波动，则需随时调整剂量。也可一开始就口服泼尼松每天 60~80mg，当症状缓解后再逐渐减量。大剂量类固醇激素治疗初期可使病情加重，甚至出现危象，应予注意。②小剂量递增法：隔日每晨顿服泼尼松 20mg，每周递增 10mg，直至隔日每晨顿服 60~80mg，待症状稳定改善后，逐渐减量至隔日 5~15mg 维持数年。

此法可避免用药初期病情加重。长期应用激素者应注意激素的不良反应，如胃溃疡、血糖升高、库欣综合征、股骨头坏死、骨质疏松等。

3. 免疫抑制剂

上述疗法均无效或无法使用激素者，可改用免疫抑制剂治疗，常用药物有硫唑嘌呤和环孢素 A，使用硫唑嘌呤可获得与糖皮质激素相近的疗效，显效常在数月后。除上述药物外还可选用环磷酰胺。用法用量：①硫唑嘌呤：2mg/（kg·d），一般疗程为 1 年（适用于用肾上腺糖皮质激素需要减量者）。②环孢素 A：3mg/（kg·d）至 8mg/（kg·d），使用 3 ~ 12 个月（适用于用肾上腺糖皮质激素需减量，或不适于用其他药物者）。

（二）手术治疗

MG 与胸腺关系密切，研究发现，胸腺的异常免疫状态对 MG 发病和发展的整个过程有重要影响，胸腺扩大切除术是部分 MG 患者（特别是 AChR-Ab 阳性的 MG 患者）的有效治疗手段之一，针对确诊 MG 的患者一定要了解其胸腺情况，约 80% 存在胸腺异常，其中大部分患者有胸腺增生，10% ~ 20% 患者有胸腺瘤，40 岁前发病的 MG 患者血清 Titin 抗体阳性常提示有胸腺瘤。胸腺切除适用于全身型重症肌无力，即使无胸腺瘤的患者摘除胸腺后症状亦能得到缓解或消除，远期疗效更为明显，但症状严重者不宜手术。若术后病情明显恶化，则考虑辅以血浆置换、肾上腺皮质激素，甚至胆碱酯酶抑制剂。

（三）其他治疗

临床常用血浆置换治疗 MG 患者，即将患者全血通过血浆交换机，去除无形成分，保留其有形成分再加入正常人血浆，回输给患者，由于存在于血浆中的 AChR-Ab 也被去除而获良效适用于病情危重的危象患者，或长期应用糖皮质激素已有依赖，无法减药而计划胸腺摘除者。

血液净化和静脉注射免疫球蛋白是起效较快的治疗手段，有效率高，但疗效维持时间不长，在肌无力危象、围手术期处理方面有其优势，目前血液净化和静脉注射免疫球蛋白适用于症状加重的暴发型病例或其他治疗无效者。

（四）危象的治疗

患者一旦发生呼吸肌麻痹，应立即给予气管插管和加压人工呼吸，若呼吸短时间内不能改善，应尽快行气管切开，应用人工呼吸机辅助呼吸。

（1）肌无力危象：注意维持患者呼吸，预防和控制呼吸道感染，加大抗胆碱酯酶药物用量，至危象解除。

（2）胆碱能危象：可重复静脉注射阿托品，直至出现轻度阿托品化，停用抗胆碱酯酶药物，直至危象解除再调整胆碱能药物用量。

（3）反拗危象：应停用抗胆碱酯酶药物，待药物在体内完全清除后再改用皮质激素或其他治疗。

七、护理

（一）一般护理

（1）环境与休息：保持病室安静舒适，病房内空气清新，温湿度适宜。肌无力危象患者宜卧床休息。

(2)饮食护理：患者进食时身边应有护理人员或家属，以免发生呛咳、窒息或呼吸骤停等。饮食应以半流食或软食为宜，进食要慢。对不能进食者，应给予鼻饲，保证营养，增强机体的免疫力。

(二)肌无力危象的护理

(1)密切观察患者肌无力症状的变化，同时密切关注有无呼吸肌受累征象。

(2)患者突然出现呼吸困难、躁动不安、心率加快、口唇发绀，应立即给予吸氧，清理呼吸道分泌物。嘱患者保持安静，降低耗氧量，必要时行气管插管，使用呼吸机辅助呼吸。

(3)密切观察患者意识、血压及心率变化，定期做血气分析。

(4)对行气管切开的患者要做好气管切开护理，每日换药时注意观察伤口，及时清理呼吸道分泌物，保持呼吸道通畅，保证良好的肺内气体交换。

(5)危象解除后，应嘱患者遵医嘱继续服用抗胆碱酯酶类药物，以巩固疗效，防止肌无力危象的再次发生。

(6)对不能发音或构音障碍及常在夜晚入睡后发生危象的患者，应加强巡视，认真听取患者的主诉，如有异常，立即报告医生，及时处理。

(7)患者应用血浆置换治疗时，注意患者有无低血压。

(8)对长期卧床的患者，要满足其基本生活需要，做到"三短六洁"(三短：头发短、指甲短、胡须短；六洁：头发、皮肤、口腔、会阴、手指甲、足趾甲清洁)。

(三)鼻饲护理

(1)鼻饲前将床头抬高30°。

(2)每次鼻饲前应回抽胃液，观察胃液颜色、有无胃潴留，并判断胃管有无脱出。

(3)每次鼻饲量不宜过多，以200～300ml为宜。

(4)鼻饲液温度不宜过热，通常控制在38～40℃。

(5)鼻饲速度不宜过快，15～20分钟推完，防止呃逆。

(6)鼻饲后，注入20ml清水，清洗胃管。

(四)用药护理

(1)使用人免疫球蛋白时，应将其放置在室温下30分钟，以不冻手为宜。用药前应询问患者有无过敏史，告知输注过程中如有不适，及时呼叫医护人员。遵医嘱给药，开始滴速要缓慢，15分钟后若无不良反应，可调至正常滴速。观察患者，如有药物不良反应，立即停药，认真做好护理记录，及时上报并保留药品送检。

(2)使用糖皮质激素时，应注意观察药物的副作用及并发症，及时给予有效处理。注意观察患者生命体征、血糖变化。注意保护胃黏膜，避免进食坚硬、有刺激性的食物。长期应用者，要注意避免感染。遵医嘱补钙、补钾，加强药物宣教，取得患者和家属配合。

(3)遵医嘱用药，并观察用药反应，避免用药不当导致发生危象。

(4)避免使用加重神经肌肉接头传递障碍或抑制呼吸肌的药物，如吗啡、新霉素、氨基糖苷类抗生素等。

（五）心理护理及健康教育

（1）要做好心理护理：向患者介绍有关疾病知识，鼓励患者配合医护人员的治疗，树立战胜疾病的信心，减轻恐惧、焦虑、抑郁等不良情绪，以促进疾病康复。

（2）做好健康教育：①指导患者养成良好生活习惯，注意休息，保证充足睡眠。②指导患者坚持每日定时定量服药，不可随意更改药物剂量，定期复查。③做好药物宣教，使患者掌握激素、抗胆碱酯酶类药物正确服用方法。④使患者了解肌无力危象诱发原因，另患者能够有效避免诱发，并能及时判定出现何种症状时应及时就医。

第八节　视神经脊髓炎谱系疾病

视神经脊髓炎谱系疾病（neuro myelitis optica spectrum disorder，NMOSD）是一种视神经和脊髓同时或相继受累的中枢神经系统炎性脱髓鞘病。未经治疗的 NMOSD 患者中，大约有50%的患者会致残和致盲，1/3 的患者会在首次发病 5 年内死亡。不同于多发性硬化，NMOSD 是极不常见的一种临床进展病程，患者残疾常由疾病复发所致，因此，预防复发是至关重要的，目前一般采用长期免疫抑制治疗来实现，早期诊断和治疗对于降低长期残疾的风险和病死率极为重要。

一、流行病学和临床特点

视神经脊髓炎谱系疾病是一类中枢神经系统自身免疫性炎性脱髓鞘疾病，以反复发作的视神经炎和长节段横贯性脊髓炎为主要临床特征。据报道 NMOSD 的发病率和患病率与地理位置和种族有关，亚洲人和非洲人的患病风险较高且有较高的病死率，NMOSD 与其他自身免疫性疾病一样，青壮年起病，女性多发。

二、病理特征

NMOSD 病变主要累及视神经和脊髓，而中枢神经系统的其他部位较少受累。视神经损害多位于视神经和视交叉部位，偶累及视束，表现为髓鞘脱失、轻度炎性细胞浸润，脑组织大致正常，或有小范围斑点状髓鞘脱失、胶质细胞增生和血管周围炎性细胞浸润。脊髓病灶可累及多个节段，大体观可见肿胀、软化和空洞形成，镜下可见灰质和白质血管周围轻度炎性脱髓鞘及出血、坏死等不同程度改变。典型的病灶位于脊髓中央，少突胶质细胞丢失明显，病灶内可见巨噬细胞、小胶质细胞及淋巴细胞浸润。

三、临床表现

本病可发生于任何年龄，以青壮年多见。病前可有感冒、咽痛、头痛、恶心、腹泻、发热等感染症状，大多呈急性或亚急性起病。约60%的病例可先出现视神经受累征象，数天、数月，甚至几年后才发生脊髓受累征象。亦可两组征象同时出现，但较少见。

（一）眼部症状

眼部症状多急性起病，多由一只眼开始，很快累及另一只眼。患者表现为视物不清，眼球胀痛，在活动或挤压后疼痛加重，并伴头痛、视力减退甚至失明。查体患者有瞳孔散大，对光反射迟钝，视野缩小，中心盲点或偏盲。眼底检查可见视神经乳头充血，轻度水肿，晚期呈视神经萎缩等神经炎表现；球后视神经炎者则视神经乳头正常，晚期可见原发性视神经萎缩，临床以球后视神经炎多见。

（二）脊髓症状

脊髓受累症状通常是完全的或不完全的横贯性损害表现。患者首发症状多为神经根激惹所致的胸背部、肢体放射性疼痛，继而出现下肢、腰部、胸部的麻木感和由下而上的肌无力，可同时出现括约肌障碍，开始为尿潴留，进而出现尿失禁。瘫痪和麻木的范围取决于脊髓损伤的平面和程度，受损平面以下呈深、浅感觉减退或消失。腱反射减弱或消失，最后肌张力增高，腱反射亢进，病理反射阳性。部分患者可出现缓解与复发交替，且复发时多比原来的症状重。

四、实验室及特殊检查

（一）血液检查

（1）血常规：急性发作时白细胞可增高，以多形核白细胞为主。

（2）血沉：急性发作期可加快。

（3）免疫学指标：急性发作时，外周血辅助性 T 细胞/抑制性 T 细胞（Th/Ts）比值升高，总补体水平升高，免疫球蛋白升高，随病情缓解而趋于下降。

（二）脑脊液检查

患者脑脊液压力与外观一般正常。脊髓病变发作时，约半数患者可有脑脊液细胞数增多，以淋巴细胞为主，通常多不超过 $100 \times 10^6/L$。蛋白质含量正常或轻度增高，大多在 $1g/L$ 以下，γ 球蛋白轻度增高，糖含量正常或偏低。当脊髓肿胀明显或伴发蛛网膜炎时，可能出现髓腔不完全梗阻，蛋白含量可明显升高。

（三）影像学检查

脊髓 MRI 检查可见脊髓肿胀，髓内散在性长 T_1 长 T_2 异常信号。

（四）诱发电位检查

患者视觉诱发电位和体感诱发电位可有异常。

五、诊断与鉴别诊断

（一）诊断标准

（1）以视神经及横贯性脊髓损害为主要表现，两者可同时或数月、数年内相继出现。

（2）常在患者呼吸道及消化道等感染后急性或亚急性起病。

（3）当分别出现视神经和脊髓损害时，应排除其他疾病，如视神经炎、急性脊髓炎等。

（4）血和脑脊液免疫球蛋白常有增高，脑脊液的细胞计数可有增高。

（5）视觉和体感诱发电位检查可显示异常。

（二）鉴别诊断

（1）多发性硬化：视神经脊髓炎的诊断是在视神经与脊髓先后受损的基础上做出的，而多发性硬化病灶多而散在，有明显的其他神经受累征象，如核间性眼肌麻痹、眼球震颤、言语障碍等。病理特征上多发性硬化的病灶较多，缺乏血管周围的炎症，无组织坏死，胶质细胞增生明显，临床很少出现传导束型感觉障碍，病变水平以下的营养障碍也少见。

（2）急性播散性脑脊髓炎：可出现截瘫和视神经损害，但多伴有头痛、发热、呕吐、昏迷、抽搐及共济失调等广泛的脑与脊髓受累征象，病程多自限，少有复发。发病前常有全身感染史、发疹史，或预防接种史。

（3）亚急性脊髓-视神经-神经病变：本病患者常有腹痛、下痢症状及氯碘喹啉类药物服用史。病变主要在视神经、脊髓薄束、皮质脊髓束以及周围神经，上颈髓楔束几乎不受损害；临床常见患者有小腿远端与会阴部重度痛性感觉迟钝、感觉减退，痉挛性不全截瘫及视力减退，患者的脊髓传导束型痛、温觉障碍及运动障碍不及视神经脊髓炎者明显，并且可能合并有周围神经病变，可据此以资鉴别。

（4）弥漫性轴周性脑炎：本病多发生在儿童期，病程进展缓慢，脊髓症状也少见。

六、治疗

由于缺乏针对 NMOSD 的大样本随机双盲对照临床试验，迄今尚无 NMOSD 最佳的治疗方案。根据小规模临床研究或专家共识推荐的治疗方案包括静脉滴注糖皮质激素或糖皮质激素+硫唑嘌呤、静脉滴注丙种球蛋白、利妥昔单抗、米托蒽醌、吗替麦考酚酯，其它治疗手段还有淋巴细胞去除术及血浆置换等。

（一）急性期治疗

1. 大剂量甲泼尼龙琥珀酸钠冲击治疗

大剂量甲泼尼龙琥珀酸钠冲击治疗是 NMOSD 急性期的经典治疗方案，其用法为 500～1000mg，静脉滴注，每日 1 次，连用 3～5 日，继之以大剂量泼尼松口服，应注意单独口服泼尼松可增加疾病发作风险。

2. 血浆置换

对大剂量甲泼尼龙冲击疗法反应较差的患者，应用血浆置换疗法可能有一定效果。一般建议置换 3～5 次，每次用血浆 2～3L，多数患者置换 1～2 次后显效。

3. 免疫球蛋白静脉滴注

因 NMOSD 是以体液免疫为主的疾病，免疫球蛋白静脉滴注可能有一定疗效，但目前缺乏临床疗效试验评估。

（二）缓解期治疗

1. 小剂量糖皮质激素

一项回顾性研究表明，口服小剂量泼尼松可减少复发性 NMOSD 的复发次数，年复发率明显低于未服用激素患者，但需警惕长期服用激素的严重并发症。Mandler 等报道 7 例确诊的 NMOSD 患者服用泼尼松 $1mg/(kg \cdot d)$，在随后 2 个月逐渐减量，并合用硫唑嘌呤 $2 \sim 3mg/(kg \cdot d)$，随访 18 个月，病情稳定而未复发，残疾评分明显改善。

2. 吗替麦考酚酯

Jacob 等报道 24 例 NMOSD 患者使用吗替麦考酚酯治疗（中位数剂量为 2000mg/d），年平均复发率要显著低于未使用者，91% 的患者（22/24）无进一步残疾加重。

3. 米托蒽醌

Weinstock-Gutt-Man 等推荐静脉滴注米托蒽醌，每次用量 $12mg/m^2$，每月 1 次，连续 6 个月，之后每 3 个月 1 次，共 3 次，可有效预防 NMOSD 复发。

4. 利妥昔单抗

利妥昔单抗为 CD20 单抗，Jacob 等用利妥昔单抗治疗 NMOSD 发现，治疗前年复发率中位数为 1.7%，治疗后经 19 个月随访，复发率中位数降为 0.80%。NMOSD 患者神经功能有改善或趋于稳定。Kim 等研究发现，30 例 NMOSD 患者用利妥昔单抗治疗 24 个月后，29 例患者复发率减少 88%，70% 的患者 2 年以上无复发，97% 的患者神经功能改善或趋于稳定，治疗后血清 AQP4 抗体水平显著下降。

（三）对症治疗

1. 疼痛治疗

疼痛会严重降低患者生活质量，在临床上应引起重视。治疗可用非甾体类抗炎药如对乙酰氨基酚、吲哚美辛、双氯芬酸钠、布洛芬、尼美舒利、塞来昔布等；抗癫痫药如卡马西平、普瑞巴林等；抗抑郁药如丙米嗪、阿米替林、文拉法辛等，对阵发性痛性痉挛可能有效。

2. 支持对症治疗

（1）横贯性脊髓损害有时可致上升性脊髓炎表现，往往可导致呼吸肌不同程度甚至完全瘫痪。如果有呼吸困难，应及时给予患者氧气吸入、勤吸痰、勤翻身、勤拍背，必要时行辅助通气及循环支持，甚至行气管切开，以维持生命。

（2）尿潴留者需留置导尿，每隔 $3 \sim 4$ 小时排空 1 次，鼓励患者多饮水预防泌尿系感染，同时加强会阴部护理。

（3）长期卧床患者需预防血栓栓塞事件和呼吸系统、泌尿系统感染，同时应注意预防压疮。

（四）康复及心理治疗

患者病情平稳后应尽早进行康复训练，在专业康复医师和护士指导下，制订合理的个体化康复方案，康复治疗可有效改善日常生活自理能力，对严重焦虑、抑郁甚至有自杀倾向患者应给予心理治疗，必要时应用抗焦虑、抗抑郁药。

七、护理

1. 环境与休息

保持病室安静舒适，病房内空气清新，温、湿度适宜。病情危重患者应卧床休息。

病情平稳时鼓励患者下床活动，注意预防跌倒、坠床等不良事件的发生。

2. 饮食护理

指导患者进食高热量、高蛋白质、高维生素食物，少食多餐，多吃新鲜蔬菜和水果。出现吞咽困难等症状后，进食时应为患者抬高床头，嘱患者进食速度宜慢，并观察进食情况，避免呛咳。必要时遵医嘱留置胃管，并进行吞咽康复训练。

3. 安全护理

(1)密切观察患者病情变化，视力、肌力如有下降，及时通知医生。视力下降，视野缺损患者要嘱其注意用眼卫生，避免用手揉眼。病房应保持光线良好，环境简洁、整齐。将呼叫器、水杯等必需品放在患者视力范围内，暖瓶等危险物品要远离患者。复视患者活动时建议戴眼罩遮挡一侧眼部，以减轻头晕症状。

(2)对感觉异常患者，指导其选择宽松、棉质衣裤，以减轻束带感。洗漱时以温水为宜，可以缓解疲劳。禁止使用热水袋，避免泡热水澡，防止烫伤。

4. 排便护理

对排便异常患者，嘱其养成良好排便习惯，定时排便。指导患者每日做腹部按摩，促进肠蠕动，排便困难时可使用开塞露等缓泻药物。嘱患者平时多食含粗纤维的食物，以保证大便通畅。留置尿管的患者，要保持会阴部清洁、干燥，定时夹闭尿管，协助患者每日做膀胱、盆底肌肉训练，增强患者膀胱括约肌功能。

5. 基础护理

保持床单位清洁、干燥，保证患者"三短六洁"。长期卧床者，定时为其翻身、拍背、吸痰，保持呼吸道通畅，保持皮肤完好。肢体处于功能位，每日进行肢体被动活动及伸展运动训练。能行走的患者，鼓励其进行主动锻炼，锻炼要适度。做好安全教育，保证患者的安全，避免外伤。

6. 用药护理

使用糖皮质激素时护士应注意观察药物副作用及并发症，及时遵医嘱给予处理；注意观察患者生命体征、血糖变化；注意保护胃黏膜，避免进食坚硬、刺激的食物；长期应用糖皮质激素者，要注意避免感染；向患者及家属进行药物宣教，以取得配合。使用免疫抑制剂时，应向患者及家属做好药物知识宣教，使其了解药物使用的注意事项，注意观察药物副作用，预防感染，定期监测血常规及肝、肾功能。

7. 心理护理

做好患者心理护理，介绍有关疾病知识，鼓励患者配合医护人员治疗，做好长期治疗的准备，树立战胜疾病的信心，减轻恐惧、焦虑、抑郁等不良情绪，以促进疾病康复。

八、健康指导

(1)指导患者合理安排工作、学习，规律生活。

(2)指导患者保证充足睡眠，保持积极乐观的精神状态，增强自我照顾能力和应对疾病的信心。

（3）指导患者正确用药，合理饮食。

（4）指导患者进行康复训练，以保持活动能力，强度要适度。

第九节　多发性硬化

多发性硬化（multiple sclerosis，MS）是以中枢神经系统白质炎性脱髓鞘病变为主要特点的自身免疫性疾病。本病最常累及部位为脑室周围白质、视神经、脊髓、脑干和小脑，主要临床特点为中枢神经系统白质散在分布的多病灶与病程中呈现的缓解、复发，症状和体征的空间多发性和病程的时间多发性。

2018 年 5 月 11 日，国家卫生健康委员会等 5 部门联合制定了《第一批罕见病目录》，多发性硬化被收录其中。

一、病因和发病机制

多发性硬化的病因和发病机制至今尚未完全明确，近几年的研究提出了自身免疫、病毒感染、遗传倾向、环境因素及个体易感因素综合作用的多因素病因学说。

二、疾病类型

（一）临床孤立综合征

临床孤立综合征（clinically isolated syndrome，CIS）是指首次临床发病，常常累及脊髓、脑干、视神经等。患者经历首次发作后，并非全部进展为 MS，所以对 CIS 患者需要密切随访。

（二）复发缓解型 MS

复发缓解型 MS 最常见，占多发性硬化患者的 80% ~ 85%。患者表现为明显的复发和缓解过程，每次发作后基本恢复，不留或仅留下轻微后遗症。

（三）继发进展型 MS

约 50% 的复发缓解型多发性硬化患者，在患病 10 ~ 15 年后疾病不再有复发缓解过程，而呈缓慢进行性加重，即为继发进展型 MS。

（四）原发进展型 MS

原发进展型 MS 约占多发性硬化患者的 10%，病程大于 1 年，疾病呈缓慢进行性加重，无缓解复发过程。

三、临床表现

多发性硬化以急性或亚急性起病多见，患者常出现视力障碍、肢体无力、感觉异常以及共济失调等较为复杂的症状和体征。

（一）典型症状

1. 感觉异常

患者可能会出现浅感觉障碍，如肢体、躯干或面部针刺麻木感，异常的肢体发冷、蚁走感、瘙痒感，或尖锐烧灼样疼痛以及定位不明确的感觉异常，亦可有深感觉障碍。此外，被动屈颈时会产生刺痛感或闪电样感觉，从颈部放射至背部。

2. 运动障碍

运动障碍以肢体无力最为常见，大约50%的患者首发症状为一个或多个肢体无力。一般下肢比上肢症状明显，表现为偏瘫、截瘫或四肢瘫，多为不对称瘫痪。另外30%~40%的患者有不同程度的共济运动障碍，表现为突然行走或站立不稳，无四肢震颤。

3. 视力障碍

视力障碍可为首发症状，表现为急性视神经炎或球后视神经炎，患者多在数天内单眼视力急剧下降，一侧受累后2~3周出现另一侧受累，常伴眼球疼痛，也有双眼视力同时发生障碍的，但较为少见。进行眼底检查时，病情早期可见患者视乳头水肿或正常，随着疾病发展，可观察到视神经萎缩。

4. 发作性症状

特征性的发作性症状包括肢体强直痉挛、共济失调、癫痫发作、肢体疼痛不适等。发作持续时间短暂，数秒至数分钟不等，可被特殊因素诱发。

（二）伴随症状

1. 自主神经功能障碍

自主神经功能障碍常见症状有尿频、尿失禁、便秘或者便秘与腹泻交替出现、性欲减退，此外还可出现多汗和流涎等。直肠、膀胱和性功能障碍一般不单独出现，患者常同时伴有肢体感觉和运动功能异常，尤其下肢多见。

2. 精神症状

一般在疾病后期出现，患者多表现为抑郁、易怒和性格改变，部分患者出现喜悦、兴奋，也可表现为淡漠、嗜睡、强哭强笑、重复语言、猜疑和被害妄想等。

3. 认知功能障碍

部分患者可出现认知功能障碍，通常表现为记忆力减退、反应迟钝、判断力下降和抽象思维能力减退等。

四、相关检查

（一）磁共振成像

MRI是检测多发性硬化最有效的辅助诊断手段，它能显示大脑和脊髓的病变区域，可识别无临床症状的病灶，使多发性硬化诊断不再只依赖患者的临床表现。

（二）脑脊液检查

通过脊髓穿刺从椎管中取出少量脑脊液样本检查，可显示与多发性硬化相关的抗体异常。脑脊液检查也可以帮助排除中枢神经系统感染和其他与多发性硬化有相似症状的疾病。

（三）诱发电位

诱发电位包括视觉诱发电位、脑干听觉诱发电位和体感诱发电位等，50%~90%多发性硬化患者可有一项或多项异常。

五、鉴别诊断

（一）非特异性炎症

主要与其他类型的脱髓鞘疾病鉴别，如急性播散性脑脊髓炎和视神经脊髓炎，以及累及到中枢神经系统的其他系统性疾病，如桥本脑病、神经白塞病、神经系统结节病、狼疮脑病等。

（二）血管病

多发性腔隙性脑梗死等原因造成的血管炎、脊髓硬脊膜动静脉瘘和动静脉畸形等，需要通过组织活检、血管造影等检查来鉴别。

（三）感染

主要与莱姆病、梅毒、热带痉挛性截瘫、艾滋病、Whipple 病等感染性疾病鉴别，可结合病史、伴随症状、病原学检查、脑脊液实验室检查结果进行鉴别。

（四）先天和遗传性疾病

先天和遗传性疾病包括脑白质营养不良、脊髓小脑变性、Friedreich 共济失调等，可通过临床特点和基因检测协助诊断。

（五）肿瘤相关

如原发中枢神经系统淋巴瘤、大脑胶质瘤、脊髓肿瘤等，此类疾病临床及影像学表现与多发性硬化相似，必要时需要通过组织活检进一步鉴别。

六、治疗

多发性硬化的治疗主要包括急性期和缓解期治疗，此外还有对症治疗。多发性硬化为终身疾病，急性期的治疗目标是减轻症状、缩短病程、改善残疾程度和防治并发症，缓解期治疗目标是控制疾病进展。

（一）急性期治疗

糖皮质激素为急性期治疗的一线药物，激素治疗能促进急性发病患者的神经功能恢复，治疗原则是大剂量，短疗程。

（二）缓解期治疗

缓解期推荐使用疾病修正治疗（DMT）。常用的一线治疗药物为 β-干扰素和口服特立氟胺，针对一线药物治疗效果不佳的患者，可选用二线药物，如那他珠单抗和米托蒽醌治疗。

1. β-干扰素

β-干扰素包括 IFN-β1a 和 IFN-β1b 两种重组制剂，可抑制 T 淋巴细胞的激活，减少炎性细胞穿透血脑屏障进入中枢神经系统。IFN-β1a 有 22μg 和 44μg 两种规格，通常均需持续用药 2 年以上。因多发性硬化患者使用 β-干扰素治疗后，能产生中和抗体，因此用药 3 年后临床疗效下降。β-干扰素常见不良反应为疲倦、寒战、发热、肌肉疼痛、出汗等流感样症状，以及注射部位红肿、疼痛等。采用逐渐增量的方法可减少流感样症状的发生，睡前注射或注射前服用非甾体类抗炎药也可减轻流感样症状。此外，

应注意 β-干扰素禁用于妊娠或哺乳期妇女。

2. 特立氟胺

研究证实,特立氟胺可有效降低患者的年复发率,因而对于已确诊的复发型多发性硬化患者可给予特立氟胺治疗。其常见的不良反应为腹泻、呕吐、脱发、丙氨酸氨基转移酶(ALT)水平升高。因而,重度肝损伤患者不适合服用此药,应用此药前,还应检测患者 ALT 和胆红素水平。开始治疗后,也应连续检测 ALT 水平至少 6 个月。另外,特立氟胺具有潜在致畸性,因此孕妇及备孕者禁用此药。

3. 那他珠单抗

那他珠单抗通常被推荐用于对其他治疗效果不佳或不能耐受的患者。主要作用是抑制炎症因子通过血脑屏障,但会增加进行性多灶性白质脑病的发生风险。

4. 米托蒽醌

米托蒽醌能够减少复发缓解型多发性硬化的发作频率,延缓神经功能障碍的进展,也是目前美国 FDA 批准用于治疗继发进展型多发性硬化的唯一药物。常见副作用包括胃肠道反应、肝功能异常、血细胞减少等。

(三)对症治疗

多发性硬化常会引起肢体痉挛、疼痛及疲劳等症状,因此应对症治疗。

(1)疼痛:急性疼痛时,使用卡马西平或苯妥英钠治疗可能有效;神经病理性疼痛时,使用度洛西汀和普瑞巴林治疗可能有效;慢性疼痛时,可选用巴氯芬或替扎尼定治疗。

(2)膀胱功能障碍:可使用抗胆碱药物解除尿道痉挛、改善储尿功能,如索利那新、托特罗定、非索罗定、奥昔布宁等药物。

(3)行走困难:达方吡啶可改善各种类型的多发性硬化患者的行走能力。

(4)抑郁、焦虑:可用选择性 5-羟色胺再摄取抑制剂类药物,并辅以心理治疗。

(5)乏力、疲劳:可用莫达非尼、金刚烷胺等,晨起服用。

(6)认知障碍:目前仍缺乏疗效肯定的治疗方法,多使用胆碱酯酶抑制剂进行治疗,如多奈哌齐。

(7)其他症状:如男性患者勃起功能障碍,应使用改善性功能药物,如西地那非;眩晕症状可选择昂丹司琼或东莨菪碱治疗。

七、护理

1. 安全护理

(1)当患者出现视力下降、行走不稳时应做好安全宣教指导,要指导患者注意用眼卫生,不用手揉眼。病房内保持光线良好,环境简洁、整齐,将呼叫器、水杯等必需品放在患者视力范围内,暖瓶等危险物品要远离患者,复视患者活动时建议患者戴眼罩遮挡一侧眼部,以减轻头晕症状。

(2)感觉异常患者,护士应指导其选择宽松、棉质衣裤,以减轻束带感。禁止使用热水袋,避免泡热水澡,防止烫伤。

2. 病情观察

应注意保持患者呼吸道通畅，患者出现咳嗽无力、呼吸困难症状时及时遵医嘱给予吸氧、吸痰，观察缺氧程度，同时应备好抢救物品。定时为患者翻身、拍背、吸痰，保持皮肤完好。

3. 饮食护理

指导患者进食高热量、高蛋白质、高维生素饮食，少食多餐，多吃新鲜蔬菜和水果。出现吞咽困难等症状后，进食时应为患者抬高床头，嘱患者进食速度宜慢，并观察其进食情况，避免呛咳。必要时遵医嘱留置胃管，并指导患者进行吞咽康复锻炼。

4. 基础护理

保持床单位清洁、干燥，保证患者"三短六洁"。

5. 功能锻炼

对伴有肢体、语言、吞咽等功能障碍的患者，应早期在专业医生的指导下，进行相应的功能康复训练。保证患者肢体处于功能位，每日进行肢体的被动活动及伸展运动训练。能行走的患者，鼓励其进行主动锻炼。锻炼强度要适度，做好安全教育，保证患者安全，避免外伤。

6. 排便护理

排便异常患者，指导患者每日做腹部按摩促进肠蠕动，排便困难时可使用开塞露等缓泻药物。嘱患者平时多食含粗纤维的食物，以保证大便通畅。留置尿管的患者，应保持会阴部清洁、干燥。定时夹闭尿管，协助患者每日做膀胱、盆底肌肉训练，帮助患者锻炼膀胱功能。

7. 用药护理

(1)注射干扰素时，选择正确的注射方式，避免重复注射同一部位。注射前15~30分钟将药物从冰箱取出，置于室温环境复温，以减少注射部位的不适反应。注射前冰敷注射部位1~2分钟，以缓解疼痛。注射后先轻柔按摩注射部位1分钟再冰敷(时间小于5分钟)，以减少红肿及硬块的发生。

(2)使用激素时要注意观察患者生命体征、血糖变化。注意保护胃黏膜，避免进食坚硬或刺激性食物。长期口服激素的患者抵抗力低下，应保持个人清洁卫生，避免感染。

8. 心理护理

指导患者正确认识疾病，并强调早期干预、早期治疗的必要性。对患者给予精神支持和生活照顾，减轻患者精神负担，帮助患者树立战胜疾病的信心，鼓励患者坚持药物治疗和康复治疗。

八、健康指导

(1)指导患者合理安排工作、学习，规律生活。

(2)指导患者保证充足睡眠，保持积极乐观的精神状态，增强自我照顾能力和应对疾病的信心。

(3)指导患者进行康复锻炼，以保持活动能力，强度要适度。

（4）避免诱发因素，如感冒、发热、外伤、劳累、手术、疫苗接种等。

（5）指导患者正确用药，合理饮食。

（6）女性患者首次发作后 2 年内应避免怀孕。

九、预后

（1）急性发作后，患者可部分恢复，但复发的频率和严重程度难以预测。一般情况下，女性患者，40 岁以前发病，单病灶起病，临床表现为视觉或感觉障碍，最初 2～5 年低复发率的患者，预后较好；当患者出现锥体系或小脑功能障碍时，预后较差。

（2）大多数多发性硬化患者预后较为乐观，约半数患者发病后 10 年只遗留轻度或中度功能障碍，病后存活期可长达 25～35 年，所以要采用积极的治疗手段减少复发，稳定病情。

第十节 眩 晕

眩晕（vertigo）是机体对空间关系的定向感觉障碍，是一种运动性幻觉，临床表现为患者主观感觉自身或外界物体呈旋转、摇动、升降或直线运动等感觉。据统计，眩晕患者占内科门诊患者的 5%，占耳鼻咽喉科门诊的 15%。眩晕可分为真性眩晕和假性眩晕。真性眩晕是由眼、本体觉或前庭系统疾病引起的，有明显的外物或自身旋转感。假性眩晕多由全身系统性疾病引起，如心血管疾病、脑血管疾病、贫血、尿毒症、药物中毒、内分泌疾病及神经症等几乎都有轻重不等的头晕症状，患者多感觉"飘飘荡荡"，没有明确转动感。

一、发生机制

正常人体通过前庭器官、视觉系统和本体感觉系统感受外界和自身运动，整合后做出位置的判断，并通过运动神经传入调整位置以维持平衡，当以上系统任何的传入系统功能异常时，人体与外界环境之间的空间关系在大脑皮质反应失真，大脑感受到的运动与实际发生的运动不一致，就会产生错误判断，产生眩晕的感觉。

二、疾病类型及临床表现

（1）眩晕可分为旋转性眩晕和非旋转性眩晕。旋转性眩晕的症状主要为自身或周围环境旋转、翻滚感觉。非旋转性眩晕的症状主要为摇摆、倾斜、飘忽、滑动感觉。

（2）眩晕也可分为自发性眩晕和诱发性眩晕。自发性眩晕为无明确诱因而引发；诱发性眩晕为特定诱因引发，如头动性、位置性、视觉、声音、Valsalva 动作及其他因素。

（3）临床上还将眩晕分为前庭系统性眩晕和非前庭系统性眩晕。前庭系统性眩晕又称真性眩晕，由前庭神经系统功能障碍引起，表现为患者感觉自身或外界环境有旋转感、摇晃感、移动感等。非前庭系统性眩晕又称为假性眩晕，多是由全身性疾病引起，患者表现为头晕、头胀、头重脚轻感、眼花等，有时患者会感到颅内在转动，但无外界环境或自身旋转的感觉。

三、相关检查

眩晕患者可做以下检查寻找病因。

（1）耳部检查：外耳道检查、前庭功能检查、眼震电图、听力检查 VEP/BAEP 等。

（2）神经系统检查：检查与前庭系统相关的部分、星迹试验、偏指试验、视力和眼底检查。

（3）影像学与电生理相关检查：头颅 CT、CTA，脑 MRI、DSA、TCD，心电图，EEG 等。

（4）其它检查：内科其他疾患引起的眩晕，应尽可能做全面体检，如血常规、生化检查、测血压、脉搏等。

四、治疗

眩晕不是一种疾病，而是某些疾病的综合症状。引起眩晕的疾病涉及临床许多科室，包括耳鼻咽喉科、眼科、骨科及内科。主要治疗包括以下几方面。

（一）病因治疗

（1）前庭功能尚属可逆损害性眩晕：这一类疾病预后较好，如良性阵发性位置性眩晕、浆液性迷路炎等。治疗应针对病因，一旦病因解除，眩晕消失，前庭功能可恢复正常。

（2）前庭功能一次性损害不可逆性眩晕：如化脓性迷路炎、突聋、前庭神经炎等，病因虽除，迷路或前庭功能完全破坏，前庭功能不能恢复，需依靠前庭中枢代偿消除眩晕。

（3）病因难治的前庭功能波动性损害或不可逆性损害：如动脉硬化、高血压、颈椎病导致的眩晕等，治疗效果差。保守治疗无效者可行外科治疗。

（二）对症治疗

（1）保守治疗：眩晕发作时令患者选择最舒适体位，避免声光刺激，解除其思想顾虑。

（2）前庭神经镇静药：异丙嗪（非那根）、地西泮（安定）等，可有效控制眩晕急性发作，但原则上使用时间不超过 72 小时。

（3）止吐剂：阿托品、山莨菪碱等，可用于眩晕急性发作持续时间较长且伴有严重恶心、呕吐者。

（4）利尿及脱水剂：呋塞米、甘露醇等，可用于梅尼埃病及迟发性膜迷路积水等与内淋巴积水有关的眩晕疾病，通过减轻内淋巴积水进而控制眩晕发作。

（5）血管扩张药：银杏叶提取物、丹参、川芎嗪等，可用于突发性耳聋伴眩晕急性发作期，可改善内耳血供及脑缺血缺氧状态，有助于加速前庭代偿，促进前庭康复。

（6）激素类：泼尼松、地塞米松，可用于前庭神经炎急性期、梅尼埃病急性期眩晕症状严重或听力下降明显者。

（7）维生素类：维生素C、维生素E，可用于眩晕、呕吐者补液支持治疗。

（8）吸氧：一般采用高压氧治疗。高压氧可显著增加椎基底动脉系的血流量，降低交感神经兴奋性，解除局部血管痉挛，缓解眩晕症状。

（三）其他治疗

眩晕病因复杂，牵涉学科广泛，但有些眩晕疾病（如良性阵发性位置性眩晕）可通过复位治疗，达到痊愈，治疗效果好。手术治疗眩晕类疾病必须有明确定位诊断和适应证。

五、护理

（1）指导患者调整生活方式，避免接触引起晕眩的诱因。

（2）指导患者做好自我防护，避免眩晕出现造成的意外伤害。

（3）加强饮食管理，指导患者减少盐分摄入，避免咖啡因制品和酒精类制品的摄入。对于梅尼埃病患者，低钠饮食和高水分摄入，可以阻止血管加压素的释放，有助于维持内耳的稳态。

（4）指导患者保持良好生活习惯，规律作息，避免劳累，适度运动，减少不良情绪、精神压力等诱发因素。

（5）向患者强调必要时应遵医嘱用药，卧床休息。

六、预防

由于眩晕症状涉及多个学科、多种疾病，因此在疾病预防方面较为困难。眩晕的发作往往并无先兆，有些诱因尚不确切，如前庭神经炎，30%的病例前期有感冒病史，推测病毒性感染是其发病因素。但大多数感冒不一定引起前庭神经炎，所以发病前期并无良好的干预手段。中枢性眩晕（非前庭系统性眩晕）应早期进行 MRI、DSA 检查，有助于相关疾病的诊治。

第十一节　头　痛

头痛（headache）是临床常见的症状。通常将局限于头颅上半部，包括眉弓、耳轮上缘和枕外隆突连线以上部位的疼痛统称头痛。头痛病因繁多，神经痛、颅内感染、颅内占位病变、脑血管疾病、颅外头面部疾病以及全身疾病（如急性感染、中毒等）均可导致头痛。头痛既是常见的神经症状，也是神经科患者常见的体征，人群发病率高，原因众多。

一、发病原因

引起头痛病因众多，大致可分为原发性和继发性两类。前者不能归因于某一确切病因，也可称为特发性头痛，常见的有偏头痛、紧张性头痛，后者病因可涉及各种颅内病变（如脑血管疾病、颅内感染、颅脑外伤）、全身性疾病（如发热）、内环境紊乱以及滥用精神活性药物等，头痛的常见病因如下。

（1）感染：颅内感染或身体其他系统急性感染引发的发热性疾病，常引发头痛的颅内感染有脑膜炎、脑膜脑炎、脑炎、脑脓肿、颅内寄生虫感染（如囊虫、包虫）等。其他系统急性感染如流行性感冒、肺炎等疾病。

（2）血管病变：主要包括蛛网膜下腔出血、脑出血、脑血栓形成、脑梗死、高血压脑病、脑供血不足、脑血管畸形等。

（3）占位性病变：如颅内肿瘤、颅内转移癌、炎性脱髓鞘假瘤等引起颅内压增高而引发头痛。

（4）头、面、颈部神经病变：头面部支配神经痛，如三叉神经、舌咽神经及枕神经痛；五官科疾患，如眼、耳、鼻和牙疾病可致头痛；颈椎病及其他颈部疾病引发的头颈部疼痛。

（5）全身系统性疾病：如高血压、贫血、肺性脑病、中暑等也会引起头痛。

（6）颅脑外伤：如脑震荡、脑挫伤、硬膜下血肿、颅内血肿、脑外伤后遗症。

（7）毒物及药物中毒：如酒精、一氧化碳、有机磷、药物（如颠茄、水杨酸类）中毒等。

（8）内环境紊乱及精神因素：如月经期及绝经期头痛、神经症躯体化障碍及癔症性头痛。

（9）其他：如偏头痛、丛集性头痛（组胺性头痛）、头痛型癫痫。

二、头痛的类型

头痛大致可以分为以下两类。

（一）原发性头痛

原发性头痛又称神经性头痛，包括偏头痛、丛集性头痛、紧张性头痛，伴有自主神经症状的三叉神经痛。

（二）继发性头痛

继发性头痛是指继发于头面部器官或其他系统疾患而发生的头痛。如继发于颅内感染、脑肿瘤、蛛网膜下腔出血等；继发于牙痛、青光眼、鼻炎、鼻窦炎、颈椎病等引起的头痛；继发于身体其他系统疾患而发生的头痛，如贫血、高血压等。

三、发病机制

头痛的病因复杂，继发性头痛往往能明确找到其病因，而原发性头痛涉及的因素众多，如饮食、环境刺激、内分泌、精神因素等，发病机制尚不清楚。

（一）原发性头痛

原发性头痛（神经性头痛），原因和机制未明。目前研究显示神经递质，如组胺、5-羟色胺不平衡，以及身体激素水平失调等或许在神经性头痛中发挥着作用。

（二）继发性头痛

其发病机制是由于各种原因引起颅内头痛相关敏感结构的损害而发生，如感染因素刺激、肿瘤等占位病变导致颅内压改变，无论颅内压增高或者降低时均可诱发头痛。

四、病理生理

头面部血管、神经、脑膜、静脉窦、头面部皮肤、皮下组织、黏膜等构成头部疼痛敏感结构，当其受到机械牵拉、化学、生物刺激或体内内环境发生改变时即可引发头部疼痛。

五、临床表现

头痛程度有轻有重，疼痛时间有长有短，疼痛性质多种多样，常见的有胀痛、闷痛、撕裂样痛、电击样疼痛、针刺样痛，部分患者伴有血管搏动感及头部紧箍感，除疼痛外常伴恶心、呕吐、头晕等症状。继发性头痛还可伴有其他系统性疾病症状或体征，如感染性疾病患者常伴有发热，血管病者变常伴偏瘫、失语等神经功能缺损症状等。病情严重可使患者丧失生活和工作能力。

六、诊断

在头痛的诊断过程中，应首先区分是原发性头痛还是继发性头痛。原发性头痛多为功能性病变，继发性头痛则为器质性病变所致，任何原发性头痛的诊断应建立在排除继发性头痛的基础之上。头痛病因复杂，在头痛患者的病史采集中应重点询问头痛的起病方式、发作频率、发作时间、持续时间、头痛的部位、性质、疼痛程度，有无前驱症状，以及有无明确的诱发因素、头痛加重和减轻的因素等。同时，为更好鉴别头痛病因，还应全面了解患者年龄、性别、睡眠状况和职业状况、既往病史和伴随疾病、外伤史、服药史、中毒史和家族史等。全面详尽的体格检查尤其是神经系统和头颅、五官的检查，有助于发现头痛的病因所在。适时恰当选用神经影像学或脑脊液检测等辅助检查，能为颅内器质性病变提供诊断及鉴别诊断的依据。

七、治疗

头痛的治疗包括药物治疗和物理治疗两部分。治疗原则包括对症处理和原发病治疗两方面。对原发性头痛急性发作和病因不能立即纠正的继发性头痛，可给予止痛等对症治疗以终止或减轻头痛症状，同时亦可针对头痛伴随症状（如眩晕、呕吐等）予以适当的对症治疗。对于病因明确的继发性头痛应尽早去除病因。

（一）药物治疗

止痛药物包括非甾体抗炎止痛药、中枢性止痛药和麻醉性止痛药。非甾体抗炎止痛药具有疗效确切，没有成瘾性的优点，是头痛患者最常使用的止痛药，这类药物包括阿司匹林、布洛芬、消炎痛、扑热息痛、保泰松、罗非昔布、塞来昔布等。以曲马多为代表的中枢性止痛药，属于二类精神药品，为非麻醉性止痛药，止痛作用比一般的非甾体抗炎止痛药要强，主要用于中、重度头痛和各种术后及癌性病变疼痛等。以吗啡、杜冷丁等阿片类药为代表的麻醉性止痛药，止痛作用最强，但长期使用会成瘾。这类药物仅用于晚期癌症患者。除此，还有部分中药复方止痛药，这类药物对于缓解和预防头痛有一定帮助。

（二）物理治疗

头痛的物理治疗包括物理磁疗法、局部冷（热）敷、吸氧等。对慢性头痛反复发作者应给予适当的治疗，以控制头痛频繁发作。

八、护理

（1）指导患者进行情绪管理，避免紧张、激动、焦虑、抑郁等。

（2）指导患者规律进食，饮食宜清淡，忌辛辣刺激、生冷食物；注意营养均衡，应尽量减少巧克力、酒、咖啡、茶叶等易诱发头痛的食物和饮料，戒烟戒酒。

（3）指导患者规律作息，使身体适应规律的睡眠时间，不宜熬夜，但也应避免睡眠时间过长。

（4）指导患者进行适度锻炼，不仅有助于放松肩颈部肌肉，还可以缓解压力。

（5）指导患者定期进行放松训练，日常生活中应注意良好姿势，避免肩颈部肌肉过度紧张导致头痛。

（6）嘱患者遵医嘱使用止痛药物，并观察药物疗效以及副作用。

九、预防

头痛患者应避免接触可能引发头痛的一切病因，包括避免头、颈部软组织损伤，避免感染、避免接触及摄入刺激性食物、避免情绪波动等，同时还应及时诊断及治疗引起继发头痛的原发病。镇静药、抗癫痫药以及三环类抗抑郁药物对于预防偏头痛、紧张性头痛等原发性头痛发作有一定效果。

第十二节 急性炎症性脱髓鞘性多发性神经病

急性炎症性脱髓鞘性多发性神经病（acute inflammatory demyelinating polyneuro pathy, AIDP）又称格林-巴利综合征（GBS），是以周围神经和神经根的脱髓鞘及小血管周围淋巴细胞及巨噬细胞的炎性反应为病理特征的自身免疫病，是多发性神经炎中的一种特殊类型。多数患者发病前有上呼吸道、肠道感染病史，或继发于某些病毒感染性疾病之后，故本病疑与病毒感染有关，但至今未分离出病毒。另有学者认为，本病为自身免疫性疾病，可能因感染后引起免疫功能障碍而发病，也有报道注射疫苗后发病的病例。有学者认为本病非单一病因所致，而是多种病因，甚至包括中毒所引起的一种综合征。主要病理改变的部位在脊神经根（尤以前根多见）、神经节和周围神经，偶可累及脊髓。病理变化为水肿、充血、局部血管周围淋巴细胞浸润、神经纤维出现节段性脱髓鞘和轴突变性（图 4-4）。

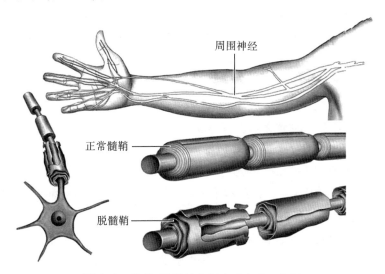

图 4-4　格林-巴利综合征病理表现示意图

一、病因

本病病因尚未充分阐明，约 70% 的 GBS 患者发病前 8 周内有前驱感染史，通常见于病前 1～2 周，少数患者有手术史或疫苗接种史。以空肠弯曲菌感染最常见，约占总患病人数的 30%，以腹泻为前驱症状的 GBS 患者空肠弯曲菌感染率高达 85%，常与急性运动轴索型神经病（AMAN）有关。空肠弯曲菌感染潜伏期为 24～72 小时，腹泻初为水样便，以后出现脓血便，高峰期 24～48 小时，1 周左右可恢复。患者常在腹泻停止后发病，约 50% 的空肠弯曲菌肠炎患者腹泻 2 周后不能分离出细菌。

严重感觉型 GBS 与巨细胞病毒（CMV）感染有关，多数患者较年轻，发病症状严重，常出现呼吸肌麻痹，脑神经及感觉受累多见，其与 GMV 抗体关系密切，患者抗 CMV 的 IgM 抗体和冷凝集抗体滴度增高，观察发现 CMV 感染的 GBS 有群发现象。另有研究发现，发生于传染性单核细胞增多症发病前后的 GBS 常伴 EB 病毒（EBV）感染；肺炎支原体感染的 GBS 患者年龄较轻；乙型肝炎病毒（HBV）感染患者 GBS 发生率显著高于非 HBV 感染组。另外，亦有人类免疫缺陷病毒（HIV）及 Lyme 病的报道。

目前认为本病是一种自身免疫性疾病，主要理由是：①前驱感染症状与神经症状出现间有一"间歇期"。②患者血清及脑脊液中免疫球蛋白增高。③动物实验发现，实验性变态反应性神经病具有和 GBS 类似的临床、电生理及病理特点。

二、临床表现

多数患者起病前 1～8 周可有胃肠道或呼吸道感染症状或疫苗接种史。各年龄组均可发病，我国以儿童和青壮年多见。本病呈急性或亚急性起病，少数起病较缓慢。主要表现如下。

（1）GBS 患者典型表现为起病急，以运动损害为主的多神经病，常为四肢对称的、弛缓性的瘫痪，下肢重，远端重，重症患者可出现呼吸肌瘫痪，伴有缺氧症状。本病症状及体征进展迅速，约50%的患者在发病2周时达到高峰，90%的患者在4周内达到高峰。

（2）颅神经麻痹症状，有50%的患者出现双侧面神经麻痹，也可有舌咽、迷走神经麻痹，少数患者有眼肌瘫痪。

（3）多数患者有四肢远端麻木、疼痛及其他感觉异常的主诉，但客观检查可无异常；感觉缺失较少见，呈手套袜套样分布；振动觉和关节运动觉障碍更少见，可有腓肠肌深压痛。个别患者可有突出的感觉症状，应注意与其他疾病鉴别。

（4）患者腱反射减弱或消失，可有脑膜刺激征，Kernig 及 Lasegue 征阳性。

（5）患者常有自主神经症状，常见皮肤潮红、出汗增多、手足肿胀及营养障碍，严重者可见窦性心动过速、体位性低血压，高血压和暂时性尿潴留。

（6）除极少数复发病例，所有类型 AIDP 患者均呈单相病程，多在发病4周时肌无力开始恢复，恢复中可有短暂波动，但无复发缓解过程。

（7）部分患者轻度肌萎缩，若长期卧床可出现废用性肌萎缩。

三、疾病类型

根据临床表现、病理及电生理表现，将 GBS 分为以下六种类型。

（1）急性炎性脱髓鞘性多发神经病（AIDP）：是 GBS 中最常见的类型，也称经典型 GBS，主要病变为多发神经病和周围神经节段性脱髓鞘。

（2）急性运动轴索性神经病（AMAN）：AMAN 以广泛的运动脑神经纤维和脊神经前根及运动纤维轴索病变为主。

（3）急性运动感觉轴索性神经病（AMSAN）：AMSAN 以广泛神经根和周围神经的运动与感觉纤维的轴索变性为主。

（4）MillerFisher 综合征（MFS）：与经典 GBS 不同，MFS 以眼肌麻痹、共济失调和腱反射消失为主要临床特点。

（5）急性泛自主神经病：较少见，以自主神经受累为主。

（6）急性感觉神经病（ASN）：少见，以感觉神经受累为主。

四、实验室检查

（一）脑脊液

脑脊液出现蛋白-细胞分离现象是 GBS 的特征之一，即脑脊液蛋白水平升高而细胞数正常；病初脑脊液蛋白正常，通常在发病第一周后蛋白水平开始升高，临床症状稳定后蛋白仍可继续升高，发病后 3~6 周达高峰，迁延不愈者脑脊液蛋白可高达 20g/L，是神经根病变导致根袖吸收蛋白障碍所致。白细胞计数一般 $<10\times10^9$/L。脑脊液及外周血可检出寡克隆带，但不完全相同，提示部分免疫球蛋白为鞘内合成，说明此病与免疫相关。

（二）血常规及血沉

白细胞总数增多和血沉增快，多提示患者病情严重或有肺部并发症。

（三）心电图

大约 50% 重症患者有心电图的改变，可有窦性心动过速，T 波低平，倒置，QRS 波电压增高常见。

（四）神经传导速度和肌电图检查

神经传导速度（NCV）有助于 GBS 诊断及确定原发性髓鞘损伤。发病早期可仅有 F 波或 H 反射延迟或消失，F 波改变常代表神经近端或神经根损害，对 GBS 诊断有重要意义。其改变与病情严重程度及病程有关。急性期（病后 2 周内）常有运动单位电位减少、波幅降低，但运动神经传导速度可正常，部分患者可有末端潜伏期的延长。2 周后逐渐出现失神经性电位，如纤颤或（和）正锐波，病程进入恢复期或更晚时，可见多相电位增加，出现小的运动单位电位（新生电位），运动神经传导速度常明显减慢，并有末端潜伏期的延长，感觉神经传导速度也可减慢。肌电图最初改变时运动单位动作电位（MUAP）降低，发病 2~5 周可见纤颤电位或正相波，6~10 周近端纤颤电位明显，远端纤颤电位可持续数月。

（五）腓肠神经活检

腓肠神经活检发现脱髓鞘及炎性细胞浸润可提示 GBS，但腓肠神经是感觉神经，GBS 以运动神经受累为主，因此活检结果仅可作为诊断参考。

五、诊断

根据患者的临床表现，体征、实验室检查，以及神经电生理检查对本病进行诊断，具体如下。

（一）AIDP 诊断标准

（1）患者常有前驱感染史，急性起病，病情进行性加重，多在 2 周左右达高峰。

（2）对称性肢体和延髓支配肌肉、面部肌肉无力，重症者可有呼吸肌无力，四肢腱反射减低或消失。

（3）患者同时可伴有轻度感觉异常和自主神经功能障碍。

（4）脑脊液出现蛋白-细胞分离现象。

（5）电生理检查提示远端运动神经传导潜伏期延长、传导速度减慢、F 波异常、传导阻滞、异常波形离散等。

（6）病程有自限性。

（二）AMAN 诊断标准

参考 AIDP 诊断标准，突出特点是神经电生理检查提示近乎纯运动神经受累，并以运动神经轴索损害明显。

（三）AMSAN 诊断标准

参照 AIDP 诊断标准，突出特点是神经电生理检查提示感觉和运动神经轴索损害明显。

(四)MFS 诊断标准

(1)急性起病,病情在数天内或数周内达到高峰。

(2)患者以眼外肌瘫痪、共济失调和腱反射减弱为主要症状,肢体肌力正常或轻度减退。

(3)脑脊液出现蛋白-细胞分离现象。

(4)病程呈自限性。

(五)急性泛自主神经病诊断标准

(1)患者急性发病,病情快速进展,多在 2 周左右达高峰。

(2)患者有广泛的交感神经和副交感神经功能障碍,不伴或伴有轻微肢体无力和感觉异常。

(3)脑脊液出现蛋白-细胞分离现象。

(4)病程呈自限性。

(5)排除其他病因。

(六)ASN 诊断标准

(1)患者急性起病,病情快速进展,多在 2 周左右达高峰。

(2)患者临床表现为对称性肢体感觉异常。

(3)可有脑脊液蛋白-细胞分离现象。

(4)神经电生理检查提示感觉神经损害。

(5)病程有自限性。

(6)排除其他病因。

六、鉴别诊断

(一)脊髓灰质炎

本病主要侵犯脊髓前角运动神经元,重症病例亦可有四肢瘫痪或呼吸肌瘫痪。但此病与 GBS 不同,患者瘫痪多呈不对称性,或只侵犯某一单侧肢体或某一肌群,无感觉症状及体征。无脑脊液蛋白-细胞分离现象,神经电生理检查无周围神经损害表现。

(二)周期性瘫痪

周期性瘫痪为遗传因素引起骨骼肌钠通道蛋白的 α 亚单位突变所致的钾离子转运异常,而引起的四肢肌肉的发作性、弛缓性瘫痪。发作时伴有血清钾的改变及其相应的心电图异常,以低钾型最常见。

(三)卟啉病

卟啉病是卟啉代谢障碍引起的疾病,亦可表现为运动损害为主的多神经病。本病常急性发作,女性患者多见,常伴有腹痛,患者的尿液在日晒后呈紫色。除周围神经病外,患者还可有头痛、癫痫发作、精神症状(特别是谵妄)。实验室检查血卟啉及尿卟啉呈阳性。

(四)中毒性神经炎

中毒性神经炎(包括药物、重金属以及其他化学物品中毒),此类患者常有突出的感觉症状及体征，如疼痛、感觉过敏、肌压痛，以及明显的植物营养性障碍，例如皮肤干燥、脱皮、指甲脆裂等，运动障碍不如 GBS 重，亦不如 GBS 感觉障碍明显。可对患者进行血液金属或药物等测定来辅助诊断。

七、治疗

GBS 治疗包括支持治疗、药物治疗、对症治疗、预防并发症及康复治疗等。

（一）支持治疗

本病为神经科急症，除四肢瘫痪外，重症者可发生呼吸肌瘫痪，危及患者生命。鉴于患者病情严重程度不同，急性期治疗旨在挽救生命，针对呼吸肌麻痹程度采取不同措施。病情稳定后，再进行相关免疫治疗和对症治疗。对重症患者在疾病进展期应严密观察呼吸肌的功能状况，如有呼吸变浅，肺活量低于 1L，呼吸节律加快，胸式呼吸减弱，脉搏加快，血压升高即应送入 ICU 观察，必要时行气管插管或气管切开，呼吸机辅助呼吸，定时监测血气分析，注意气管切开后的护理。对一般患者则进行常规免疫治疗，同时观察其呼吸情况。

（二）药物治疗

药物治疗的目的为抑制异常免疫反应，消除致病因子的神经损伤，促进神经再生。

1. 免疫球蛋白

免疫球蛋白适用于 GBS 急性期患者，可缩短病程；免疫球蛋白过敏或者存在 IgA 型抗体者、心力衰竭、肾功能不全患者不宜使用。

2. 血浆置换

推荐有条件者尽早应用血浆置换（PE），可清除特异的周围神经髓鞘抗体和血液中其他可溶性蛋白。宜在发病后 2～3 周内进行，用于重症或者呼吸肌麻痹患者，能改善症状、缩短病程及减少合并症。血浆置换禁忌证：严重感染、心律失常、心功能不全、凝血系统疾病等。其副作用为血液动力学改变可能造成血压变化、心律失常，使用中心导管可能引发气胸和出血，以及可能引发败血症。

一般不推荐血浆置换和免疫球蛋白联合应用，少数患者在 1 个疗程的血浆置换或免疫球蛋白治疗后，病情仍然无好转或仍在进展，或恢复过程中再次加重者，可以延长治疗时间或增加 1 个疗程。

各种类型的 GBS 均可以用血浆置换或免疫球蛋白治疗，并且有临床有效的报道，但因发病率低，且疾病本身有自愈性倾向，对于 MFS、泛自主神经功能不全和急性感觉型 GBS 的疗效尚缺少足够的双盲对照的循证医学证据。

3. 糖皮质激素

国外的多项临床试验结果均显示单独应用糖皮质激素治疗 GBS 无明确疗效，糖皮质激素和免疫球蛋白联合治疗与单独应用免疫球蛋白治疗的效果也无显著差异。因此，不推荐应用糖皮质激素治疗 GBS。

（三）对症治疗

（1）心电监护：有明显的自主神经功能障碍者，应给予心电监护，如果出现体位性低血压、高血压、心动过速、心动过缓、严重心脏传导阻滞、窦性停搏时，须及时采取相应措施处理。

（2）营养支持：延髓支配肌肉麻痹者常有吞咽困难和饮水呛咳，需给予鼻饲营养，以保证每日足够热量、营养，防止电解质紊乱。合并有消化道出血或胃肠麻痹者，则给予静脉营养支持。

（3）其他对症处理：患者如出现尿潴留，则留置导尿以帮助其排尿；对有神经性疼痛的患者，适当应用药物缓解疼痛；如患者出现肺部感染、泌尿系感染、压疮、下肢深静脉血栓形成，注意给予相应的积极处理，以防止病情加重。患者因语言交流困难和肢体肌无力严重而出现抑郁时，应给予心理治疗，必要时给予抗抑郁药物治疗。

（4）神经营养：治疗过程中始终应用 B 族维生素治疗，包括维生素 B_1、维生素 B_{12}、维生素 B_6 等。

（5）康复治疗：患者病情稳定后，早期进行正规的神经功能康复锻炼，以预防废用性肌萎缩和关节挛缩。

八、护理

（1）出现延髓支配肌肉麻痹的患者，会有吞咽困难和饮水呛咳，因此，喝水时尽量使用吸管，小口饮水，进食时尽量吃一些较软的食物，并且要减慢饮水和进食速度，防止误吸。

（2）出现瘫痪的患者，应使肢体处于功能位，并且要尽早开始神经肌肉功能康复训练，以恢复功能，预防失用性肌萎缩和关节挛缩。

（3）指导患者注意饮食卫生，肉、蛋、奶类食品要煮熟后食用。注意食物安全、饮食卫生，减少胃肠道细菌感染机会，按照季节变化增减衣物，预防呼吸道感染。

九、预后

患者病情一般在 2 周左右达到高峰，继而持续数天至数周后开始恢复，少数患者在恢复过程中可出现病情波动。多数患者神经功能在数周至数月内基本恢复，少数遗留持久的神经功能障碍。GBS 病死率约 3%，主要死因为呼吸衰竭、感染、低血压、严重心律失常等并发症。50% 患者可痊愈，少部分患者遗留后遗症。CMAP 波幅低于正常 10% 的轴突型、老年患者伴有呼吸麻痹者、应用呼吸机超过 1 个月者预后差。另外 GBS 中大约 3% 的患者会复发，再次复发常不如第一次恢复完全。

第十三节　自身免疫性脑炎

自身免疫性脑炎（autoimmune encephalitis，AE）泛指一大类免疫系统针对中枢神经系统抗原产生反应而导致的炎症性脑病。儿童、青少年、成人均可发生自身免疫性脑炎，以抗 NMDAR 脑炎最常见，多见于青年与儿童。临床以精神行为异常、癫痫发作、近事记忆障碍等多灶或弥漫性脑损害为主要表现，免疫治疗总体效果良好。2018 年 5 月 11 日，该疾病被列入国家卫生健康委员会等 5 部门联合制定的《第一批罕见病目录》。

一、病因

（一）发病原因

多数自身免疫性脑炎的发病机制与抗神经抗体相关，抗神经抗体包括抗神经元表面蛋白抗体与抗神经元细胞内蛋白抗体，前者一般属于致病性抗体，通过体液免疫机制导致可逆性神经元细胞表面蛋白或受体减少。根据不同的抗神经元抗体和相应的临床表现，分为抗 NMDAR 脑炎、抗体相关的边缘性脑炎、其他自身免疫性脑炎综合征 3 种主要类型。

（二）诱因

肿瘤和感染可诱发自身免疫性脑炎。青年女性抗 NMDAR 脑炎患者合并卵巢畸胎瘤的比例较高。部分抗 GABAbR 抗体相关边缘性脑炎患者合并有小细胞肺癌等。单纯疱疹病毒性脑炎可以继发抗 NMDAR 脑炎。

二、临床表现

（一）主要症状

自身免疫性脑炎的主要症状包括精神行为异常、认知障碍、近事记忆力下降、癫痫发作、言语障碍、运动障碍、不自主运动、意识水平下降、昏迷、自主神经功能障碍等。一般呈急性或亚急性起病，迅速进展，出现多种症状。部分患者以单一的神经或精神症状起病，并在起病数周甚至数月之后才出现其他症状。不自主运动在抗 NMDAR 脑炎患者中比较常见，表现为面部的不自主运动、肢体震颤、舞蹈样动作，甚至角弓反张。自主神经功能障碍包括窦性心动过速、泌涎增多、窦性心动过缓、低血压、中枢性发热、体温过低和中枢性低通气等。

（二）其他症状

1. 睡眠障碍

患者可有各种形式的睡眠障碍，包括失眠、快速动眼睡眠期行为异常、日间过度睡眠、睡眠觉醒周期紊乱等。

2. 中枢神经系统局灶性损害

这类症状较少见，抗 NMDAR 脑炎可累及脑干、小脑等，引起复视、共济失调和肢体瘫痪等。

三、检查

（一）脑脊液检查

脑脊液压力正常或升高，脑脊液白细胞数轻度升高或正常，脑脊液细胞学多提示淋巴细胞性炎症，偶见中性粒细胞、浆细胞。脑脊液蛋白轻度升高，寡克隆区带可呈阳性。

(二)磁共振成像

抗 NMDAR 脑炎的颅脑 MRI 可无明显异常，或仅有散在的皮质、皮质下点片状 FLAIR 和 T_2 高信号；部分患者可见边缘系统病灶，病灶分布也可超出边缘系统的范围。抗 LGI1、抗 GAD、抗 AMPAR、抗 GABAbR 抗体相关的边缘性脑炎病灶主要位于海马区。

(三)正电子发射计算机断层扫描

行正电子发射计算机断层扫描(PET)，可见双侧枕叶代谢明显减低，伴额叶与基底核代谢升高。自身免疫性边缘性脑炎可见双侧或单侧海马区代谢增高。

(四)脑电图

本病患者脑电图呈弥漫或多灶的慢波，偶见癫痫波，异常 δ 波为较特异性的脑电图改变，多见于重症患者。颞叶起源的癫痫波提示边缘系统受累。

(五)抗神经抗体检测

血清和(或)脑脊液抗神经抗体检测是主要的确诊实验，常见抗 NMDAR、抗 LGI1、抗 GAD、抗 AMPAR、抗 GABAbR、抗 Caspr2、抗 IgLON5 等抗体。抗 NMDAR 抗体与抗 GAD 抗体阳性一般以脑脊液检测为准。

(六)同步视频多导睡眠图

同步视频多导睡眠图可见阻塞性睡眠呼吸暂停、喘鸣、快速眼球运动期睡眠行为障碍，也可见非快速眼球运动期和快速眼球运动期均出现的异常运动和睡眠结构异常。

四、诊断

根据《中国自身免疫性脑炎诊治专家共识》的建议，诊断条件包括临床表现、辅助检查、确诊实验、合理排除其他病因 4 条，具体如下。

(一)临床表现

患者急性或亚急性起病，具备以下 1 个或多个神经与精神症状或临床综合征。

(1)患者存在边缘系统症状，表现为近事记忆减退、癫痫发作、精神行为异常，具备上述 3 个症状中的 1 个或多个。

(2)患者有弥漫性或多灶性脑损害的脑炎综合征表现。

(3)患者有基底核和(或)间脑、下丘脑受累的临床表现。

(4)患者有精神障碍，且精神心理专科诊断认为不符合非器质疾病。

(二)辅助检查

具有以下 1 个或多个辅助检查结果异常，或者合并相关肿瘤。

(1)脑脊液异常：脑脊液白细胞增多，脑脊液细胞学呈淋巴细胞性炎症，脑脊液寡克隆区带阳性。

(2)神经影像学或电生理异常：MRI 可见边缘系统(单侧或双侧) T_2 或者 FLAIR 异常信号，或者其他区域的 T_2 或 FLAIR 异常信号(除外非特异性白质改变和卒中)；PET 可见边缘系统高代谢改变，或者多发的皮质和(或)基底核高代谢；脑电图异常，提示局灶性癫痫或癫痫样放电(位于颞叶或颞叶以外),或者弥漫或多灶分布的慢波节律。

(3)合并相关肿瘤:患者常合并有与自身免疫性脑炎相关的特定类型的肿瘤,如边缘性脑炎患者常合并小细胞肺癌,抗 NMDAR 脑炎患者常合并畸胎瘤。

(三)确诊实验

抗神经元表面抗原的自身抗体阳性,其中抗 NMDAR 抗体检测主要以脑脊液阳性为准。

(四)合理排除其他病因

自身免疫性脑炎确诊标准:同时满足以上 4 个诊断条件可以确诊自身免疫性脑炎。

五、治疗

治疗方法主要包括使用糖皮质激素、免疫球蛋白、免疫吸附和血浆置换等一线治疗方案和利妥昔单抗或环磷酰胺等免疫抑制剂的二线免疫治疗,还有相关肿瘤切除、对症支持治疗、重症支持治疗、康复锻炼和物理治疗等。

(一)免疫治疗

免疫治疗分为一线免疫治疗、二线免疫治疗和长程免疫治疗。

(1)一线免疫治疗包括糖皮质激素、免疫球蛋白、免疫吸附和血浆置换及以上方法的联合应用。多数抗 NMDAR 脑炎患者在急性期需要接受糖皮质激素联合静脉注射免疫球蛋白的治疗。糖皮质激素以冲击剂量为主,之后减量序贯。治疗性血浆分离置换法已经成为中枢神经系统自身抗体相关炎症性疾病主要的治疗选择,这包括血浆置换和免疫吸附,可消除来自患者血浆的抗体,两者均可达到中等至明显的临床疗效,不良事件发生率较低。

(2)二线免疫治疗药物包括利妥昔单抗与环磷酰胺,主要用于一线免疫治疗效果不佳的患者。

(3)长程免疫治疗药物包括吗替麦考酚酯与硫唑嘌呤等,主要用于复发病例,也可以用于一线免疫治疗效果不佳的患者和肿瘤阴性的抗 NMDAR 脑炎患者。对条件允许的病例,也可酌情试用一线免疫治疗药物。

(二)抗肿瘤治疗

抗 NMDAR 脑炎患者一经发现卵巢畸胎瘤应尽快予以切除。对于未发现肿瘤且年龄≥12 岁的女性抗 NMDAR 脑炎患者,建议病后 4 年内每 6～12 个月进行一次盆腔超声检查。如果发现恶性肿瘤,应由相关专科进行手术、化疗与放疗等综合抗肿瘤治疗,在抗肿瘤治疗期间一般需要维持免疫治疗,以一线免疫治疗为主。

(三)控制癫痫

抗癫痫药物对本病癫痫发作的患者效果差。可选用广谱抗癫痫药物,如苯二氮䓬类药物、丙戊酸钠、左乙拉西坦、拉莫三嗪和托吡酯等。终止癫痫持续状态的一线抗癫痫药物包括地西泮(静脉推注)或咪达唑仑(肌内注射);二线药物主要为静脉用丙戊酸钠;三线药物包括丙泊酚与咪达唑仑。丙泊酚可用于终止抗 NMDAR 脑炎患者的难治性癫痫持续状态。恢复期患者一般不需要长期维持抗癫痫药物治疗。

(四)控制精神症状

治疗精神症状可选用奥氮平、氯硝西泮、丙戊酸钠、氟哌啶醇和喹硫平等药物。免疫治疗起效后应及时减停抗精神病药物。

六、护理

(1)指导患者戒烟限酒，避免食用辛辣、刺激性食物，保证饮食营养均衡。

(2)告知患者充足睡眠有助于身体恢复，嘱其规律作息、避免过度疲劳，防止压力过大。

(3)指导患者注意患者个人卫生和生活环境卫生，定期消毒清洁，预防感染。

(4)患者可能遗留神经功能缺陷，指导家属帮助患者被动运动，以保持关节、肌肉正常功能。

(5)应在专业医生或营养师指导下适量补充营养素，做到营养均衡。饮食方面鼓励低盐饮食，避免食用高盐食品，如方便食品、快餐、酱菜、榨菜、咸菜等，以减少每天摄入的钠量；同时避免摄入过多的碳水化合物、大量甜食、饮料；多吃高蛋白，含维生素、含铁量高的食物，如橘子、猕猴桃、海带、紫菜、豆制品等。

七、复诊

患者应遵医嘱定期复诊，日常监测病情变化，如出现原有症状加重或新发症状时，需及时就诊。

八、预后

本病总体预后良好。大约80%的抗NMDAR脑炎患者功能恢复良好，抗GABAbR抗体相关脑炎合并小细胞肺癌者，预后较差。

第五章

神经内科疾病常见并发症护理

第一节 误 吸

一、护理依据

误吸是指食物、口腔内分泌物、胃食管反流物等进入声门以下的气道，是吞咽困难的严重后果之一。误吸不仅会导致患者发生吸入性肺炎，严重者可导致窒息甚至死亡，不仅给患者带来痛苦，还增加了医疗成本，影响患者的预后。2021 年，美国心脏学会(American Heart Association，AHA)发布的卒中指南建议所有急性脑卒中患者在入院 24 小时内接受误吸风险的评估。

二、护理评估

根据吸入量，误吸可分为微量吸入(<1ml，很少引起症状)和大量吸入。根据症状，误吸可分为显性误吸与隐性误吸。显性误吸患者可立即出现呼吸道表现，如咳嗽、发绀、呼吸困难、呼吸急促、血氧饱和度下降，并可从患者气道中吸出胃内容物；隐性误吸患者常无明显症状。临床显性误吸容易判断，而隐性误吸常因诊断困难而被漏诊。

(一)评估工具

电视透视吞咽功能检查(video fluoroscopic swallowing study，VFSS)或纤维内窥镜吞咽评估(fiberoptic endoscopic evaluation of swallowing，FEES)等仪器筛查是确定患者误吸的"金标准"，但 VFSS 中的辐射暴露、FEES 需专业技术人员操作以及设备的专用性仍限制其使用范围，因此，需要床旁筛查工具识别患者的吞咽状态和误吸风险。筛查工具通常要求简单、准确、可靠、安全、经济及具有高敏感性和高特异性。目前，国际上关于吞咽障碍筛查方法尚没有公认的、统一的标准。常见筛查工具有：洼田饮水试验、标准吞咽功能评定、3 盎司饮水试验、多伦多床旁-吞咽筛查试验等，均具有较好的信度和效度，可用于床旁吞咽功能障碍的筛查。

(二)评估时机

对误吸风险的评估应被纳入神经内科患者的日常评估，患者入院 24 小时内、病情发生变化时即应对其进行风险评估,根据风险评估结果采取规范有效的干预措施。

三、护理干预

(一)进食管理

(1)一般管理:对于有意识障碍的患者,应避免经口进食,直至患者意识状态改善。

(2)体位管理:对于误吸风险高的患者,排除禁忌证后应保持床头抬高30°~45°。

(3)进食环境:为患者创造安静的进餐环境,避免在其进食时说话或大笑。

(4)进食体位:能坐起的患者,尽量采取坐位进食;偏瘫者采取半卧位,躯干上抬至少45°,头颈前屈,身体倾向健侧约30°,肩部用枕头垫起,利于食物由健侧咽部进入食管,防止误吸。喂食者应位于患者健侧。

(5)餐具选择:患者进食宜用小而薄的勺子,尽量把食物放在舌根部,以方便进食。

(6)食物选择:对于存在吞咽困难但未留置进食管道的患者,应避免患者直接摄入液体状食物,选择食物时注意尽量选择密度均匀、有适当黏性而不易松散、不易在黏膜上残留或易变形的食物。每口进食后嘱患者张口检查,若全部咽下则继续喂食,如有食物残余,嘱患者二次吞咽,直至将食物完全吞下。进食结束后清洁口腔,防止食物残留口腔中。

(7)一口量选择:进食量应从小量(1~4ml)开始,根据患者的实际情况逐步增加,并掌握一口量(流质1~20ml,糊状食物3~5ml,肉团2ml)。

(8)摄食方法:在进食前先嘱患者吸气,吞咽前及吞咽时闭气,防止食物误吸入气管。

(9)突发状况处置:如患者在进食过程中突然出现剧烈呛咳、血氧饱和度下降,同时在气道吸出食物残渣,则表示该患者发生了显性误吸,应立即处理,同时报告医生。

(10)进食后护理:患者进食后保持坐位或半坐卧位30分钟以上,用清水或生理盐水漱口,以防残留食物误吸入气管。睡前控制进食,睡眠时抬高头部15°~30°。

(二)鼻饲喂养干预

(1)胃管长度:传统胃管留置长度为测量患者鼻尖至胸骨剑突处的距离,成人插入长度为45~55cm,但是此长度不能保证胃管侧孔引入胃内,很难抽出胃液,且食管反流发生率较高,故建议在原有胃管测量方法基础上延长7~10cm,可提高胃内残余的有效监测,降低食管反流概率,从而减少误吸。

(2)体位:鼻饲时,在病情允许情况下抬高床头30°~40°或更高,头偏向一侧,在鼻饲后仍保持半卧位60分钟能有效地减少误吸。

(3)喂养方式、喂养量及速度:建议用营养输注泵控制输注速度,首日最大量<500ml,用2~3日的时间达到目标量[25~30KJ/(kg·d)]。营养液泵入速度从20~50ml/h开始,根据患者的耐受情况逐步增加营养液的输入速度(达80~100ml/h),每天保证肠内营养间歇期6~8小时,有助于恢复胃液正常酸碱状态及维持正常的上消化

道菌群。

（4）鼻饲喂养的注意事项：鼻饲前30分钟充分吸痰，待呼吸平稳后再行鼻饲喂养。鼻饲中及鼻饲后30分钟，尽量避免吸痰操作；喂养中患者如出现咳嗽，需立即停止，喂养前、后1小时保持床头抬高30°，尽量减少翻身。

（5）胃残余量的监测：常规应每4小时检测胃内残余量，残余量>100ml时要减慢输注速度或者暂停肠内营养，必要时加用胃动力药物，以防胃潴留引起的反流，在给口服药前、血糖增高时（随机血糖值≥8.4mmol/L）、病情发生变化时（如发热、癫痫发作等）、外出检查、转运前、气管插管前均需监测胃内残余量。

（6）喂养途径的选择：重症患者由于常常使用镇静、镇痛药物、血管活性药、肌松剂等，因此患者胃肠动力障碍、胃排空障碍、胃肠内营养不耐受的发生率高于普通患者，反流、误吸的风险较高。在通过鼻饲喂养不能保证患者营养供给时，可采用床旁盲插鼻肠管法，通过幽门将导管送入幽门后或十二指肠内进行营养支持，保证患者肠内营养的安全。对于高误吸风险患者，推荐采用幽门后喂养途径。

（三）人工气道管理

（1）护士应准确评估患者痰液量及黏稠度，按需吸痰。

（2）加强气囊管理，每次吸痰、翻身拍背、口腔护理前后应先测量气囊压力，建议将人工气道气囊压力维持在25～30cmH$_2$O。

（3）口腔护理前、后及人工气道气囊放气前均需进行声门下吸引，如果条件允许，建议使用持续声门下吸引。

（四）口腔护理

保持患者口腔清洁，给予患者有效的口腔护理，降低吸入性肺炎发生率。

（五）吞咽功能训练

详见第七章第二节相关内容。

（六）健康教育

对患者及其家属进行健康知识指导，提高对误吸的风险意识，规范各项操作行为。

四、护理评价

护理干预实施后，定期评价患者，及时判断，减少误吸的发生。

第二节　坠积性肺炎

一、护理依据

坠积性肺炎是一种多原因（如中风、骨折、脑损伤等）导致患者长期卧床，呼吸道分泌物难于咳出而淤积于中、小气管，成为细菌良好的培养基，从而诱发的肺部感染性疾病。一般长期卧床、不能自主改变体位、呼吸肌麻痹、呼吸道清除功能减弱或消失，均很容易引起坠积性肺炎。还有部分患者因侵入性操作，破坏了呼吸道原有的屏障功能，增加了细菌侵入的概率。有研究表明，格拉斯哥分级法评分值越低的患者越易发生坠积性肺炎，可能与昏迷后口咽、消化道分泌物误吸有关。

二、护理评估

(一)评估原因

(1)年龄因素：老年人易患坠积性肺炎，这与机体衰老使肺纤毛运动功能下降，咳嗽反射减弱，呼吸道分泌物不易清出呼吸道而随重力流向肺底有关。

(2)长期卧床：患者长期卧床，不能自主改变体位，胸廓活动度小，双肺野后部易蓄积分泌物。

(3)呼吸肌麻痹：T_4 以上脊髓损伤可造成肋间肌瘫痪，呼吸肌麻痹，影响胸式呼吸，造成呼吸困难、呼吸变浅、肺不张、肺萎缩等情况，这些因素会加重肺底分泌物蓄积。

(4)呼吸道清除功能减弱或消失：由于各种原因引起的呼吸道分泌物清除无效，气管及双肺小气道的纤毛运动障碍，咳嗽、喷嚏反射等保护性反射减弱，患者不能将痰液、分泌物有效排出。

(5)侵入性操作：部分患者需气管切开，或行全麻下气管插管等，破坏了呼吸道原有的屏障功能，增加细菌侵入呼吸道的概率，造成肺部感染。严重者发生气道炎性充血，水肿渗出，并发坠积性肺炎。

(6)全身性因素：如各种原发病导致昏迷的患者，误吸口咽或消化道分泌物，导致并发坠积性肺炎。

(二)评估内容

评估内容包括：①患者是否出现发热、咳嗽、痰黏稠，听诊肺部是否出现湿啰音。②白细胞总数和/或中性粒细胞比例是否增高。③X 线胸片是否显示肺部炎性浸润性病变。④慢性呼吸道疾病患者稳定期是否继发感染，并有病原学证据或 X 线胸片显示与入院时比较有明显改变或新病变。

三、护理干预

(一)坠积性肺炎的预防

1. 翻身拍背

由于患者长期卧床，久病体弱，咳嗽无力，应每 1～2 小时翻身 1 次，每小时拍背 2～3 次。拍背方法：患者取侧卧位或坐位时，护士用左手扶住患者肩膀，右手掌屈曲呈 150°，由外向内，由下向上，有节奏地轻轻拍打背部或胸前壁，不可用掌心或掌根拍打，拍打时用腕力或肘关节力，力度应均匀一致，以患者能忍受为度。

2. 吸痰

患者咳嗽无力，呼吸道分泌物易潴留，吸痰是关键。吸痰时先吸气管内的痰，然后再吸口腔或鼻腔内分泌物，顺序不可颠倒；将吸痰管尽可能插深，便于吸出气道深部痰液，螺旋向外抽出黏附在气管内壁的痰液，避免导管在气管内反复上下提插而损伤气道黏膜；每次吸痰不超过 10 秒，最多连续不超过 2 次。此外，还可使用振动排痰仪，患者根据病情取适当体位，在餐前 1～2 小时或餐后 2 小时进行排痰，叩击时间为每次 15～20 分钟。

3. 湿化气道

雾化吸入后必须协助患者拍背，帮助其排痰，因为患者痰液黏稠呈胶状，雾化后可使其溶解松动，由于痰液从支气管向气管流动需一定时间，叩背能使气管振动，可有效地使分泌物向大气管移动，利于排痰。

4. 注意周围环境及保暖

长期卧床患者及大、小便失禁患者是病房空气污染的重要原因。一般病房应每日自然通风 2 或 3 次，每次 20～30 分钟；每天用清水拖地，必要时用消毒液擦地 2 次；每日擦拭桌子，一桌一巾；应限制探视，减少陪人。寒冷可使患者气管血管收缩，黏膜上皮抵抗力下降，细菌容易侵入呼吸道，应注意患者的保暖，给卧床患者更换尿布、翻身、拍背时尽量少暴露患者。应注意将病室温度保持在 20～24℃。

5. 口咽部护理

患者漱口一般选用生理盐水，也可以根据患者口腔 pH 值选用漱口液，以达到改变口腔酸碱环境、抑制细菌生长的目的。进行口腔护理时棉球不可过湿，并应注意棉球不可遗留在口腔内，防止误吸；同时，对吞咽功能障碍者，应及时指导患者做吞咽功能训练，防止误吸误咽；如有食物滞留口内，应鼓励患者用舌头将食物后送以利吞咽。

(二)坠积性肺炎的护理

1. 体位引流

体位引流是利用重力作用使肺、支气管内的分泌物排出体外，又称体位排痰；目的是使痰液从外周向中央移动，促进痰液的排出。体位引流方法的原理是利用病变部位放在高位、引流支气管开口向下的引流体位，促使痰液排出。其适应证为身体虚弱、高度疲乏、麻痹或有术后并发症而不能咳出肺内分泌物者，以及慢性气道阻塞、患者发生急性呼吸道感染及急性肺脓肿的患者。禁忌证为内科或外科急症，疼痛明显或不能合作者，明显呼吸困难及患有严重心脏病者；年老体弱者慎用。

2. 呼吸训练

呼吸训练是通过指导患者学会控制并运用有效呼吸模式，使吸气时胸腔扩大，呼气时胸腔缩小，促进胸腔运动，改善通气功能的方法。训练方法如下。

(1)腹式呼吸：患者取站、坐、卧位均可，以前倾依靠坐位较为多用，即头向前靠，置于面前桌上的枕垫上，两手放于枕垫下。此体位有助于放松肩背部肌群，并可固定肩带部，以减少在呼吸时的运动，同时也有助于降低腹肌紧张。站位训练时，可将两手置于身后下腰部，以固定肩带，并使身体稍前倾，亦有利于腹式呼吸的进行。卧位训练时，嘱患者全身放松，静息呼吸，将两手分别放在腹部和胸部，以感知呼吸时胸腹呼吸运动的起伏；先闭口，用鼻深吸气，同时尽力挺腹，腹部之手随腹壁上抬；然后用口呼气，腹肌收缩，同时腹部之手加压，使膈肌上抬。缓呼深吸，增加膈肌移动度，增加肺泡通气量，如此反复训练，每日2或3次，每次10～20分钟。以后逐步增加训练次数和时间。

（2）缩唇呼吸：指导患者用鼻吸气、口呼气。呼气时，将口形缩小，似吹口哨状，并发出轻微声响，吸与呼时间之比为1∶2，慢慢地将吸与呼时间比达到1∶5。可与吹蜡烛火苗结合练习，患者与蜡烛的距离从20cm开始，逐次增加到90cm，并逐渐延长呼气时间。该训练能提高呼气期支气管内压力，防止小气道过早塌陷闭塞，有利于肺泡内气体的排出。

（3）有效咳嗽：咳嗽是呼吸系统的防御功能之一，但无效咳嗽只会增加患者痛苦、消耗体力，并不能真正维持呼吸道通畅，如多数COPD患者咳嗽的突发排气量小，不能产生排痰作用，反而消耗体力；有效咳嗽是能够帮助患者将过多支气管分泌物排出气道的咳嗽方法，在不加重病情及支气管痉挛的前提下提高分泌物清除效率。有效咳嗽方法：先令患者深吸气，屏气2秒，放松呼气，重复以上程序3次，再深吸气，闭气2秒，收缩腹肌，用力连续咳嗽几次，排出痰液，调整呼吸，舒缓气喘。注意事项：应避免失控的咳嗽痉挛（阵发性），避免用力咳嗽，选择坐位或半坐位咳嗽；对无能力自主咳嗽或咳嗽反射差者，选择抽吸痰液。

（4）辅助排痰：①叩击法（图5-1）。手掌屈曲成杯状，以腕力拍打背部，以由下至上、由外向内的顺序叩击，每次叩击3～5分钟。②振动法。用手紧按胸壁并产生快速、细小的压力振动，让机械波传入引起胸壁颤动，使支气管壁上的分泌物向大支气管移动。③排痰机。振动排痰机综合叩击、震颤和定向挤推三种功能，促使肺部及呼吸道的痰液和分泌物松动和液化，并帮助已液化的痰液按照选择的方向排出体外，以由下至上，由外向内的顺序每部位停留10～15秒。由于振动排痰机的深穿透性，产生的定向力可穿透皮层、肌肉、组织和体液，对于深部的痰液排出效果明显。在叩击、震颤或定向挤推工作期间，作用力变化缓和，患者有舒适感。注意事项：叩击和振动宜在进餐后2小时进行。禁忌证：骨质疏松、骨折、骨突处及肿瘤区域禁止行叩击法和振动法排痰；有咯血、肺栓塞胸痛者；活动性肺结核、活动性出血者；不稳定性心绞痛者禁止行叩击法和振动排痰法。

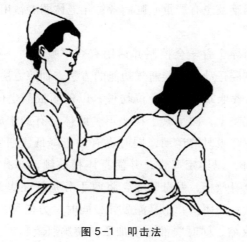

图5-1　叩击法

（5）局部呼吸训练：该训练是重点作用于某一侧或某一肺叶的呼吸练习。患者取仰卧位或坐位，治疗者将手放在患者要进行局部呼吸训练的胸壁相应位置上，嘱患者放松胸壁肌肉，从患者呼气末期开始逐渐用力压迫胸壁，再嘱患者用鼻吸气，边吸气边减轻手部的力量。

3. 健康宣教

对于坠积性肺炎的防治，有效控制感染和促进排痰、保持呼吸道通畅是关键，应告知患者勤翻身、拍背的重要性，取得患者及其家属的理解和配合。

四、护理评价

护士应对长期卧床患者定期评价、及时判断，如存在坠积性肺炎的风险，应及时采取干预措施，医护相互配合，降低感染发生率。

第三节　下肢深静脉血栓

一、护理依据

深静脉血栓（deep vein thrombosis，DVT）是指由于各种原因导致血液在静脉内非正常地凝结，阻塞静脉血液回流，并引起静脉壁的炎症改变的疾病。DVT 好发于下肢深静脉，血栓脱落可引起肺动脉栓塞（pulmonary embolism，PE），危及患者生命。患者主要表现为患肢肿胀、增粗、疼痛、发绀或皮温降低。DVT 发生的主要原因是血流滞缓、静脉壁损伤和血液的高凝状态，神经内科患者由于高龄、肢体瘫痪、长期卧床等原因，极易并发 DVT。DVT 具有高发病率、高致残率和易反复的特点，其临床表现比较隐匿，易被漏诊和误诊。为了预防 DVT 的发生，应做好对患者的准确评估，早预防、早发现、早治疗。

二、护理评估

（一）评估方法

常用的评估量表有 Caprini 深静脉血栓评估表（详见第三章第八节）、Autar 深静脉血栓风险评估表、JFK 医学中心血栓风险评估表、Padua 血栓预测评分表等。无论选择何种风险评估工具，目的是对患者 DVT 的发生起到预警作用，有利于护理人员对中、高危风险患者采取预见性干预措施。本节主要介绍 Autar 深静脉血栓风险评估表（表 5-1）。

表 5-1 Autar 深静脉血栓风险评估表

评分内容	评估计分标准								得分
	0	1	2	3	4	5	6	7	
年龄	10～30岁	31～40岁	41～50岁	51～60岁	60岁以上	—	—	—	
体重指数（BMI）	16～19	20～25	26～30	31～40	41及以上	—	—	—	
活动能力	能自由走动	需借助辅助物活动	需要他人协助	可使用轮椅，不能步行活动	绝对卧床	—	—	—	
特殊风险	—	服用避孕药20～35岁	服用避孕药35岁以上	怀孕或产褥期					
创伤风险	—	头部创伤胸部创伤	脊柱创伤	骨盆创伤	下肢创伤				
手术		小手术<30分钟	择期大手术	急症大手术	整形、脊柱手术				
内科疾病	—	溃疡性结肠炎	贫血	慢性心脏病	急性心肌梗死	恶性肿瘤	静脉曲张	曾患深静脉血栓或脑栓塞	

注：总分28分，低风险≤10分，中风险11～14分，高风险≥15分；贫血包括镰状细胞性贫血、红细胞增多症、溶血性贫血。

（二）容易引起 DVT 的危险因素

糖尿病、高血压、高脂血症等均为 DVT 的危险因素，上述疾病可使血液呈现高凝、高黏状态及血管硬化改变；卒中后患者由于意识障碍、误吸、卧床等原因导致呼吸系统和泌尿系统感染，而感染与静脉血栓关系密切；患者长期卧床，运动减少、肌肉松弛造成静脉回流淤滞；部分患者因使用脱水剂而加重血液高凝状态；解剖结构上，髂股静脉的径路通过腹股沟管，前面有腹股沟韧带，尤其左侧右髂总动脉横跨左髂外静脉，影响血液回流；情绪因素，脑卒中可致抑郁等不良情绪而造成血管痉挛。DVT 可以发生于任何年龄，随着年龄的增加发生率递增。静脉穿刺、高浓度药物刺激血管造成静脉内膜损伤亦是引起 DVT 的危险因素。

三、护理干预

下肢深静脉血栓护理主要在于预防性护理、发生下肢深静脉血栓时护理干预和紧急处理并发症。

（一）预防性护理干预

（1）加强高危人群重点观察：护理人员应对下肢深静脉血栓的症状高度警惕，掌握下肢深静脉血栓的发病机制和常规防范措施，并认真落实。每班观察患者双下肢皮温、颜色及有无肿胀，制订详细的护理计划，有针对性地预防。

（2）高危人群健康教育：对高危人群及其家属讲解下肢深静脉血栓发生的危险因素、症状及不良预后以提高警惕性；劝导患者戒烟；鼓励患者吃低盐、低脂、高蛋白、高维生素、清淡易消化的食物，多吃水果、蔬菜，多饮水，保持大便通畅，避免便秘、咳嗽等，以免增加腹腔压力，影响下肢静脉血液回流，同时降低血液黏稠度；对于使用脱水药物的患者，注意出入量及体液平衡。

（3）患者体位：无禁忌证者，常规抬高下肢20°～30°，注意下肢充分保暖，将室温控制在22～24℃。每2小时变换体位1次，减轻对下腔静脉和髂静脉的压迫。

（4）对于可以自主活动的患者，指导其进行踝泵运动。方法为：患者躺或坐在床上，下肢伸展，缓缓勾起脚尖，至踝关节极度足跖曲（向上勾脚，让脚尖朝向自己），幅度为0°～20°，维持10秒；然后脚尖缓缓朝下至最大位置，幅度为0°～45°，维持10秒；最后做绕环动作，即以踝关节为中心，做360°绕环。每次5分钟，每日6～8次，如病情允许，可做膝关节屈伸运动，30次为1组，每日6组。

（5）被动肢体功能锻炼：对于双下肢不能自主活动的患者，给予按摩比目鱼肌、腓肠肌，并给予踝关节被动运动，每次5分钟，每日6～8次。对于昏迷患者，可以由护士或专业康复医生给予床上被动功能锻炼，根据患者病情，由康复医生制订其康复计划，活动循序渐进，预防下肢深静脉血栓形成。

（6）避免血管内膜损伤：留置静脉导管应选用上肢静脉，尽量不选择下肢进行深、浅静脉的穿刺置管或采血；对偏瘫患者，不在瘫痪侧肢体穿刺输液、扎止血带；静脉采血尽量集中，减少不必要的损伤，勿在同一条静脉上反复穿刺；应用血管活性药或浓度高、刺激性强的药物时，首选深静脉输注，避免发生静脉炎。

（7）机械性预防措施：对于可进行肢体活动的患者，可以选择性使用国际梯度压力袜、间歇充气压力装置、足部血管脉冲刺激技术等辅助器械及技术，以促进血液循环；应用间歇充气压力装置时，要避免压力带打折、压迫或损坏皮肤。

（8）药物预防：普通肝素、低分子肝素、沙班类药物、维生素K拮杭剂等药物可以用于预防DVT发生。

（二）发生DVT后的护理干预

（1）做好病情观察，对患者进行疼痛评估并注意观察疼痛性质、持续时间和程度。

（2）抬高患肢20°～30°并制动，禁止按摩。促进静脉回流，减轻静脉腔的压力。

（3）准确执行溶栓、抗凝治疗方案，观察抗凝药或溶栓药物的效果，观察患者皮肤、黏膜、牙龈、消化道有无出血反应；动态观察患肢皮肤的色泽、温度、弹性，以及肢端动脉搏动情况。

（4）注意观察患肢皮肤的颜色、温度、触觉及足背动脉搏动改善情况，每班测量并记录双下肢同一部位的周径，一般测量的部位为髌骨上和髌骨下10cm处大、小腿周径，观察肿胀度、肿胀消退及疼痛缓解情况。记录大、小腿周径时，需记录"髌骨上10cm：左侧××cm，右侧××cm；髌骨下10cm：左侧××cm，右侧××cm"，便于清晰对比。

（5）加强对患肢皮肤的保护和保暖，防止抓破、碰伤，增加感染机会。

（6）指导患者进食低脂、含丰富维生素的饮食，保持大便通畅，避免因腹压增高而影响下肢静脉回流。

（7）潜在并发症的预防与护理：潜在并发症包括出血和肺栓塞，其中肺栓塞可严重危及患者生命，若患者出现胸痛、呼吸困难、血压下降等异常情况，应立即平放患肢，吸入高浓度氧气，及时通知医生，并积极配合做好抢救工作。

四、护理评价

需对患者进行动态下肢深静脉血栓危险因素评估，尽早筛出高危患者，并进行积极的诊断和护理干预，对于已经发生下肢静脉血栓的患者，要采取正确的护理措施，预防并发症的发生，并及时评价患者 DVT 治疗的效果，必要时请相关科室进行会诊或手术治疗。

第四节 失用综合征

一、护理依据

由于患者长期卧床活动量不足或各种刺激减少而引起的局部或全身生理功能衰退，称为失用综合征。根据发生的原因，失用综合征可分为局部性失用（如关节挛缩、失用性肌萎缩、压疮、静脉血栓形成、水肿等）及全身性失用（如心肺功能低下、消化功能低下、易疲劳等）。在我国，最常见的失用综合征为关节挛缩、失用性肌萎缩等局部性失用。患者主要临床表现为足下垂、足内翻、半身肌肉萎缩、关节挛缩、变形、言语及吞咽等功能丧失等，是由于运动不当或早期没有及时进行康复训练所导致的。有文献报道，从患者舒适度角度考虑，即使很小的体位调整对患者都有利，而且不需要护士过于费力，主要是变换体位后压力的调整，因此早期、正确的干预显得尤为重要。

二、护理评估

（一）评估原因

（1）知识缺乏：医护人员多注重疾病治疗及护理，但对患者早期康复的时间、方法缺乏了解，患者家属亦缺乏早期康复治疗的意识。

（2）康复介入迟缓：部分医院神经内科缺乏完整有力的康复团队，患者往往是先治病，疾病好转后再转至康复科进行康复，错过了早期康复最佳时机，导致失用综合征发生。

（3）原发病所致脑卒中：因为梗死部位的不同往往表现为不同肢体瘫痪，且容易遗留后遗症，同时患者因为突发脑卒中，肢体功能及语言功能均可能缺失，从而导致抑郁，患者主动活动意识差，被动肢体活动时常因伴有疼痛等不适而拒绝或限制康复治疗的进行。

（4）锻炼方法不正确：康复训练应该按照康复医生制订的康复计划进行，不恰当的方法和过早的肢体功能锻炼会导致异常运动模式的发生。

（二）评估内容

（1）运动功能评估：包括肌张力、肌力、协调性和平衡能力的评估。肌张力是检查患者被动活动关节牵拉肌肉所感到的阻力；肌力评估可用六级肌力判定法（详见第三章第六节相关内容）；协调性评估时可用指鼻试验和跟-膝-胫试验；平衡功能障碍可能由于锥体束损害、小脑病变和前庭功能障碍所致，主要评价坐位、立位和步行时的平衡状态，因此常用的运动功能检查量表为 Brunnstrom 六级分类，其按照运动恢复的六阶段来评价运动功能。Fugl-Meyer 运动功能测量表比较全面，可测量肌力反射协调性等多方面内容。

（2）日常生活能力（activities of daily living，ADL）和工具性日常生活能力评估（instrumental activities of daily living，IADL）。

（3）环境支持度：评估家庭、看护者和社区的支持度。

三、护理干预

康复可以使患者获得更好的运动功能、日常生活能力、生活质量，以及减少并发症。康复包含三级：一级康复是指患者早期在医院常规治疗及早期康复治疗；二级康复是指患者在康复病房或康复中心进行的专项康复治疗；三级康复是指在社区或家中继续进行的康复治疗。运动功能障碍患者应尽早接受全面的康复治疗，在病情稳定后即可介入康复评价和康复护理措施，以获得最佳的功能恢复，减少并发症发生。

（一）抗痉挛治疗

典型的治疗痉挛的方法是阶梯式的，即开始采用保守的疗法，逐渐过渡到浸入式的疗法。体位摆放、被动伸展和关节活动度训练可以缓解痉挛，而且每天应该进行数次训练。

（1）正确体位：良肢位摆放对于偏瘫患者来说很重要，早期良肢位摆放可以在一定程度上改善患者肢体功能，以预防失用综合征。危重症患者活动受限或制动的并发症包括压疮、静脉血栓形成和肺功能障碍等。更换体位除了减压作用，还有保持患者舒适放松和休息、膨胀双肺、改善氧合、促进气道分泌物的移动、改善四肢末梢循环的作用。

（2）肢体按摩：对患肢进行按摩可促进血液回流、淋巴液回流，减轻水肿，同时又是一种运动感觉刺激，有利于运动功能恢复。应从肢体近端到远端，再由远端到近端，反复按摩。

（3）肢体训练：早期床上活动是脑卒中康复最重要的内容。它可以很好地避免失用综合征。床上活动可以分为主动训练和被动训练。在患者发病后 3～4 日，病情允许的条件下，患肢所有关节都应做全面的关节被动运动，每日 2 或 3 次，每次 10～15 遍。肢体被动活动包括肩、肘、腕、指、髋、膝、踝、趾关节的屈曲、伸展及抬举活动。活动原则为上肢多锻炼伸肌，下肢多锻炼屈肌。活动幅度由小到大，先健侧后患侧。活动顺序从大关节到小关节，循序渐进。若患者生命体征平稳、病情稳定，可指导患者在床上进行自我主动训练。

（4）抗痉挛药物治疗：替扎尼定、巴氯芬、丹曲林和地西泮是常用的治疗痉挛的口服药物。有研究证实，注射肉毒素可以选择性治疗脑卒中患者的局部痉挛。一些小型试验证实，鞘内注射巴氯芬可以减轻脑卒中后的痉挛。

（二）日常生活能力训练

日常生活能力训练强调个体化的训练计划，应先评估患者日常生活的能力和潜能，因人而异、循序渐进地实施行走、更衣、个人卫生及进餐等训练，由他人帮助到独立，使患者能够生活自理，或把对他人的依赖性降到最低，使其能独自或借助最少外力帮助来完成日常生活及活动。

（三）认知功能训练

详见第七章第二节相关内容。

（四）言语功能训练

详见第七章第二节相关内容。

（五）吞咽功能训练

详见第七章第二节相关内容。

（六）中医疗法

针灸在脑卒中迟缓性瘫痪期能加速肢体的恢复过程，提高运动功能；建议对延髓麻痹的患者给予针灸治疗；对肢体痉挛严重的患者建议给予按摩治疗，以恢复肌张力、缓解疲劳。

四、护理评价

定期对患者康复训练的效果进行评价，根据患者病情的好转程度，不断改变康复计划，调整护理干预方案。

第五节　失禁性皮炎

一、护理依据

大、小便失禁是神经系统疾病患者的常见临床表现之一，主要与神经损伤后排尿通路受损、卒中相关的认知和运动功能障碍导致患者长期卧床等有关。失禁性皮炎（incontinence associated dermatitis，IAD）是大、小便失禁引起的并发症之一，是由于皮肤暴露于尿液或粪便中所造成的皮肤损伤（尿液、粪便降低了皮肤对于压力和摩擦力的耐受性，从而增加了患者发生压疮的风险），是失禁患者常见的临床护理问题，不仅给患者带来痛苦，增加医疗成本，也给临床护理带来负担，增加护理工作量，影响患者的预后。

二、护理评估

（一）评估部位

IAD影响的皮肤区域是多种多样的，可能远远超出会阴（肛门与外阴或阴囊之间的部位），这取决于皮肤接触尿液和粪便的程度。在尿失禁中，IAD 往往会累及女性大阴唇或男性阴囊的褶皱，以及腹股沟褶皱，甚至还会延伸至下腹部以及大腿前和内部。与大便失禁相关的 IAD 起始于肛周部位，其通常涉及臀沟和臀部，并且会向上延伸至低尾部和背部，向下延伸至大腿后部。

（二）评估工具

评估 IAD 的常用工具包括：皮肤状况评分表（SCAT）、会阴部皮炎的评分量表（PDGS）、IAD 严重程度评估量表（IADS）、失禁相关性皮炎干预量表（IADIT）、会阴评估工具（PAT）等。临床上使用较多的是会阴评估工具（PAT）和 IAD 严重程度评估量表（IADS）。

会阴评估工具（PAT）量表共 4 个条目，主要从刺激物的类型、刺激时间、会阴部皮肤状况及影响因素（如低蛋白血症、鼻饲饮食、抗生素应用等）4 个方面来判断患者发生失禁性皮炎的风险。采用 Likert 3 级计分法，总分范围为 4～12 分，得分越高者发生 IAD 的风险越高。

IAD 严重程度评估量表（IADS）将患者易发生 IAD 的部位分为 14 个区域（图 5-2）。将每个区域的严重程度从 3 个方面进行分析评估：红斑（肤色、粉红色、红色、鲜红色）、皮疹、皮肤破损，分别依次赋值 1～4 分，分数越高表明 IAD 程度越严重。

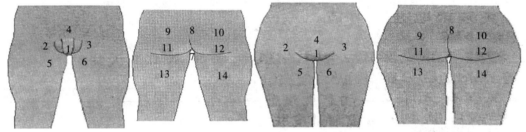

1. 外生殖器；2. 右腹股沟褶皱；3. 左腹股沟褶皱；4. 下腹部/耻骨弓；5. 右大腿内侧；
6. 左大腿内侧；7. 肛周皮肤；8. 臀沟；9. 左上臀部；10. 右上臀部；
11. 左下臀部；12. 右下臀部；13. 左大腿后部；14. 右大腿后部

图 5-2　IAD 评估部位

（三）评估方法

（1）对 IAD 的评估应被纳入患者一般性皮肤评估中，并作为压疮预防或失禁护理计划的一部分来执行。对所有患有大、小便失禁的患者均应每天至少进行一次评估，以检查是否有 IAD 的迹象。特别应注意皮肤褶皱或可能藏污纳垢及湿气容易积聚的地方。

（2）IAD 的主要风险因素包括尿便失禁、使用封闭性产品、皮肤状况差、患者移动能力受限或无法自理、认知意识下降、疼痛、体温升高（发热）、药物（抗生素、免疫抑制剂等）、营养状况差、严重疾病等。对于 IAD 发生风险非常高的失禁患者，如患有腹泻或具备多种风险因素的患者，应更频繁地进行皮肤评估。

（3）评估步骤：①检查会阴、生殖器周围、臀部、臀部皱褶、大腿、下腹和腹股沟等失禁性皮炎的高发部位。②动态观察患者臀部是否出现浸渍、红斑、创面（水疱、丘疹、肿疱等）、糜烂或皮肤剥脱、真菌或细菌皮肤感染迹象。③给予患者相应护理措施并进行动态记录。

三、护理干预

（一）IAD 与压疮的鉴别

由于 IAD 与压力性损伤（PI）常发生于相同部位（臀部），1 期和 2 期 PI 与 IAD 外观相似，而且经常同时出现，令许多护士难以鉴别。IAD 与 PI 护理措施不同，护士一旦采取错误的护理方法，将会影响伤口愈合。二者主要区别集中在形成原因、部位和皮肤损害的外在表现（表 5-2）。

表 5-2　IAD 与 PI 的鉴别

项目	IAD	PI
病史	大小便失禁	暴露于压力/剪切力
症状	疼痛	疼痛
位置	会阴、生殖器周围、臀部、臀沟、大腿上部内侧和后部、下背部，可能会延伸到骨突处	通常覆盖骨突处或与医疗设备的位置相关
形状/边缘	皮损区域比较弥散，边缘界限模糊，可能有污渍	边缘或边界清晰
表现/深度	带红斑（苍白性或非苍白性）的完整皮肤，有/没有浅表性、部分皮肤层缺失	表现为带非苍白性红斑的完整皮肤、全部皮肤层缺失等，伤口基底可能含有坏死组织
其他	可出现继发性浅表性皮肤感染（如念珠菌感染）	可能出现继发性软组织感染

（二）干预措施

1. 祛除病因

寻找和消除可逆性原因（如尿路感染、便秘、利尿剂的使用），以便减少或最好完全避免皮肤与尿液和粪便的接触。

2. 皮肤护理

有效实施综合皮肤护理措施，清洁与保护暴露于尿液和粪便的皮肤，帮助皮肤恢复屏障功能。

第一步：清洁。

每日清洁，患者每次大便后都要清洁肛周皮肤；技法要轻柔，减少摩擦，避免用力擦洗；不要使用普通（碱性）肥皂；选用 pH 接近正常皮肤的温和免冲洗液体皮肤清洁剂或失禁护理专用湿巾；尽可能使用质地柔软的一次性无纺布清洁皮肤；清洁后可以让皮肤自然晾干，如需要可以轻轻拍干。

第二步：保护。

清洁之后，使用皮肤保护剂，在皮肤角质层和潮湿环境或刺激物之间形成保护屏障。除了保护皮肤免受尿液和粪便损害之外，皮肤保护剂的使用可以促进 IAD 症状的缓解和皮肤屏障功能的恢复。皮肤保护剂有霜剂、膏剂、糊剂、乳液或膜，根据其成分和配方的不同，可以针对潮湿和刺激物提供不同程度的保护（表5-3）。

表 5-3　常用皮肤保护剂成分特点

保护剂成分	性状	特点
凡士林/矿脂	由石油加工而得，通常为软膏基质	能形成闭合层，增强皮肤水合作用，可能影响其他失禁护理产品的吸收性，使用量少时呈透明状
氧化锌	与载体混合而成的白色粉末，形成不透明的乳霜、软膏或糊膏	清除时比较困难且患者会感到不适（如浓稠黏性糊膏），不透明，检查皮肤时需清除
二甲基硅油	硅酮基质，也称为硅氧烷	非封闭性，少量使用时不影响失禁护理产品的吸收性，不透明或使用后变得透明
丙烯酸酯三聚物	可在皮肤上形成透明薄膜的聚合物	不需要清除透明薄膜即可进行皮肤检查

第三步：修复。

采取进一步措施支持和维持皮肤屏障完整，帮助患者康复。可以局部应用皮肤护理产品，应使用具有亲脂性的材料缓解皮肤干燥和恢复皮肤脂质结构，还可以吸收水分和保持角质层的水分，常用产品包括甘油和尿素。

第四步：预防感染。

（1）IAD 继发性感染一般由白色念珠菌引起，使用外用抗真菌制剂治疗之前，应收集微生物样本。应寻求皮肤专科意见并区分皮肤病学的其他病症，不推荐常规外用抗菌产品来预防和处理 IAD。

（2）敷料的应用：在出现皮肤缺损（如渗出性溃烂、剥脱）的严重 IAD 情况下，可用敷料来促进伤口的湿性愈合。但是，敷料最适用于扁平或轮廓起伏不大的部位，皮肤皱褶处或经常出现潮湿和污物污染的皮肤，可能严重影响敷料的使用效果。

（3）护理辅助器具的使用：为避免患者会阴部皮肤长期接触粪便和尿液等刺激物，必要时需应用护理辅助器具收集、引流刺激物，以保护皮肤的完整性。如尿失禁患者可留置导尿管，但这应作为因医院感染的高风险而不得已采取的最后手段。液体粪便处理可以使用内置卫生棉条、一次性肛管、人工肛袋或造口袋等工具引流收集粪液，效果良好。目前，专门针对大便失禁患者研制的肛管装置已生产上市，但其价格高昂，临床尚未广泛应用。不建议将大规格导尿管用作肛管，以免出现肛门结构损伤。

四、护理评价

应定期评估 IAD 患者。护理干预措施实施3～5天后，患者皮肤状况无改善或皮肤状况恶化，应重新调整护理计划，并请相关专家会诊。

第六节 应激性溃疡

一、护理依据

应激性溃疡是指机体由于严重的应激状态或药物等因素引起的胃黏膜急性、多发的浅表性糜烂和溃疡。患者主要表现为：呕血和排柏油样便，大出血可导致休克，反复出血可导致贫血。此病多见于青壮年，严重创伤后的发病率为6%～10%。

二、护理评估

(1)局部情况：观察患者有无腹痛、腹胀，观察呕吐物颜色及性质，以判断胃出血程度，有无黑便、柏油样便，大便潜血实验是否阳性，以判断出血量及时间。

(2)全身情况：观察患者血压、脉搏是否正常，甲床、口唇是否发绀，以判断组织灌注是否有障碍。

(3)机体状态：患者是否处于严重外伤、休克、感染应激状态，以判断是否存在诱发因素。

(4)既往病史：询问患者有无胃、十二指肠溃疡病史，近期是否服用激素。

(5)实验室检查：检测血常规，以判断失血程度；检测血清电解质，以判断是否存在由于呕吐严重、失血过多导致酸碱平衡失调。

三、护理干预

(一)一般护理

1. 休息和体位

病情严重者应绝对卧床休息，取去枕平卧位，头偏向一侧，以防吸入性肺炎和窒息。注意保暖，保持室内空气清新，床铺清洁，使患者感觉舒适，尽量减少不良刺激。保持呼吸道通畅，必要时给予氧气吸入。

2. 合理饮食

(1)患者急性失血伴有恶心、呕吐时应禁食，待病情稳定，确认已止血或无持续性出血，无恶心、呕吐等不适后，可摄取少量的流质饮食，食物不可过热。适当的少量进食可中和稀释胃酸，减少胃收缩运动，保护胃黏膜，减轻患者的腹部不适感。

(2)对于少量出血、无呕吐、有黑便或无明显活动性出血者，给予清淡无刺激性冷流食，出血停止后给予半流食，逐渐改为易消化、富有营养、粗纤维少的软食，再过渡到正常饮食。少食多餐，不食生拌菜及刺激性食物，包括酒、咖啡、浓茶以及过甜过酸的饮料。

(3)对于不能进食者应早期放置胃管，对于血性胃内容物<50ml者，可以继续给予营养支持；血性胃内容物为50～100ml时，需要暂停进食，2小时后再次评估出血情况，当血性胃内容物<50ml即可继续鼻饲喂养；当血性胃内容物>100ml时，需要暂停进食 4 小时直至血性胃内容物<50ml 再进行鼻饲喂养，同时可以调整鼻饲喂养的速度，必要时给予胃动力药物。

（4）注意观察患者有无"三高三低"的表现，"三高"即心率快、肠鸣音强而多、血尿素氮高；"三低"为血压低、血红蛋白低、尿少。

3. 口腔和皮肤护理

护士应向患者及其家属解释口腔护理的目的。指导患者漱口，保持口腔清洁，必要时为患者做口腔护理，防止口腔内残留物或口腔异味使患者感觉不适。口腔护理时动作要轻柔，避免刺激舌、咽、喉、上腭等而诱发恶心呕吐。

4. 症状护理

对放置胃管者应妥善固定胃管，及时抽吸胃内容物，维持有效地胃肠减压，以减少胃黏膜充血，减轻腹胀；患者呕血时，需及时清除口腔内呕吐物，便血时，需及时清洁肛周皮肤；由于患者病情重，且绝对卧床休息，加上组织灌注不足，极易产生压疮，应置患者于按摩床垫上，并保持皮肤干爽，以预防压疮；遵医嘱准确、及时使用中和胃酸的药物（如奥美拉唑、奥曲肽）及止血剂。同时，护士应严密观察病情，包括定时测量血压、脉搏、呼吸；观察患者有无腹胀、腹痛，呕吐物的量和性质，以判断是否继续出血；观察大便颜色、性质和量，及时留标本送实验室检查；记录患者 24 小时出入量，及时检测血清电解质，以判断是否酸碱平衡失调；对保守治疗无效的患者应积极做术前准备。

（二）心理护理

对于意识清楚者及时进行心理疏导，及时清除血迹，给予必要的解释和支持，提高患者对疾病的认知水平，减轻其紧张、抑郁，恐惧等心理反应。护士应主动满足患者的生理、心理需求，增加患者的安全感及对医护人员的信任感。

（三）健康教育

指导患者了解上消化道出血的原因及有关的危险因素，向患者及其家属说明保持良好心态的重要性，以及如何加强自我心理调整，树立战胜疾病的信心。指导患者合理饮食，与患者及其家属一同制订作息时间，保证足够的睡眠，避免过劳。指导患者正确服药，定期复查。

四、护理评价

定期进行胃黏膜病变的评估，通过护理干预措施的实施，如病情无改善或病情恶化，应重新调整护理计划，并请相关专家会诊，及时、准确处理，防止患者出现大出血。

第七节　应激性高血糖

一、护理依据

应激性高血糖（stress-induced hyperglycemia，SHG）通常指患者先前无糖尿病，但在严重疾病期间出现的短暂性高血糖。重症患者的疾病状态易引起相关的应激反应，从而导致患者体内物质、能量代谢障碍，引发高血糖，加重脑缺血坏死的程度，对脑损伤预后有很大的影响，严重威胁患者生命及生存质量。急性缺血性卒中患者高血糖发生率为20%～60%，其中非糖尿病性缺血性卒中患者高血糖发生率为23%～49%。因此，做好重症患者早期、及时、准确地血糖的监测与相关护理至关重要。

二、护理评估

(一)诊断标准

目前，国内外对应激性高血糖的诊断尚有分歧。一般认为，机体受到强烈刺激后测定2次以上空腹血糖≥6.9mmol/L，或随机血糖≥11.1mmol/L，即可诊断应激性高血糖。有专家认为，SHG的概念和诊断应包括两种情况：一是患者病前无糖尿病或糖化血红蛋白<6.0%，即传统意义上的SHG；二是患者先前已存在糖尿病但本次因血糖控制不良或因其他重症疾病所致的SHG。

(二)评估工具

安全合理的血糖管理依赖于床旁即时(POC)准确的血糖测定。尽管目前临床允许血糖仪有20%的检测误差，但需要一个适当的标准来规范血糖检测值的准确性和可靠性，与实验室测得的血浆血糖值相比，血糖仪所测得的末梢血血糖值偏低，故末梢血血糖仪需引进校正因子以调整所测得的血糖值。患者血红蛋白浓度、低灌注或某些药物干扰致末梢、动脉和静脉来源的血浆样品之间血糖值出现很大差异。任何与患者临床状况不符的血糖结果，都需通过传统的静脉采血检测加以确认。

三、护理干预

(一)密切监测血糖水平

(1)在治疗过程中护士要密切观察患者的血糖水平改变，一旦患者出现血糖异常升高要及时反馈给医生，遵医嘱进行用药，避免应激性高血糖的发生。

(2)在血糖监测方面，主要依赖于快速血糖仪，但需要指出的是，快速血糖仪进行毛细血管血糖检测效果可靠，但用于静脉全血血糖检测的可靠性较差，而且指端皮肤消毒也会对结果造成一定的影响，其最高检测浓度范围只能达到33mmo/L，所以对于疑似发生应激性高血糖的患者，必要时应取静脉血送检，确保第一时间掌握患者的真实血糖情况。

(二)预防低血糖的发生

(1)应激性高血糖患者多采用强化胰岛素治疗方案进行血糖控制，但在治疗过程中部分患者反复出现低血糖现象，此类情况往往在患者病情危重、禁食或应用过量胰岛素时发生。

(2)发生低血糖时患者可表现为心率加速、血压降低、大汗淋漓、面色苍白等，此时应立即停用胰岛素，监测血糖，同时快速输入葡萄糖溶液，并给予营养支持，每小时复查血糖，直至血糖平稳。

（3）反复发生低血糖的患者生理功能和生活质量均明显下降，因此，在重症患者的治疗过程中要防止低血糖的发生。

（三）饮食护理

（1）重型颅脑损伤等重症患者由于机体呈高代谢高分解状态，能量消耗剧增，因此要求患者在控制总热量的前提下获取足够营养，给予糖尿病饮食。必要时可给予鼻饲饮食，以低盐、低脂、高蛋白、多维生素、易消化吸收的流质饮食为主，或使用适宜糖尿病患者的肠内营养制剂。

（2）禁食含糖量高的食品，定期行生化检查，预防水、电解质失衡。

（四）用药管理

（1）胰岛素治疗 SHG 是已被证明是安全有效的、低血糖发生率低的方法，在使用胰岛素过程中，根据血糖水平和动态监测结果，按照制订的预案调整胰岛素输注速度和剂量。

（2）未开封的胰岛素应置于 $2 \sim 8\,^{\circ}\!C$ 冰箱内保存，使用前注意药物有效期，每种胰岛素应单独存放，避免误拿误用，开封后的胰岛素应该在常温下保存。

（五）并发症的预防及护理

（1）危重患者应激性高血糖易导致严重并发症，因此要严密观察病情变化，根据患者神志、瞳孔、血压、脉搏、呼吸等来判断有无颅内出血、脑水肿、颅内压增高及脑疝形成等危急情况。

（2）在病情观察过程中，发现患者出现原发病不可解释的意识障碍或伴有局限性发作的癫痫样抽搐，同时伴有水、电解质紊乱等症状，应警惕高渗性昏迷的发生。

（3）静脉注射胰岛素后，钾离子由细胞外转移到细胞内，使血清钾降低，同时高渗性昏迷患者纠正脱水后排尿增加，容易导致低血钾，此时应密切观察患者有无腹胀、恶心、呕吐、呼吸困难、心律失常、肌肉无力等低血钾表现，昏迷患者应动态监测电解质浓度，如有血钾降低，尽早补钾，保持水电解质平衡。

四、护理评价

动态监测患者血糖变化，及时调整胰岛素用量，观察患者皮肤、胃肠道功能等有无影响，有无并发症发生，及时对症处理，同时预防低血糖的发生。

第八节　便　秘

一、护理依据

便秘患者粪便积滞肠道内，水分被吸收而致粪便干燥难排，患者可因排便用力过度使颅内压升高，甚至造成严重后果从而导致患者生活质量下降，影响患者康复及预后。正常人应每周至少排便 2 次，一般情况下，老年人更容易发生便秘。根据罗马 Ⅲ 标准，便秘的定义为具备在过去 12 个月中至少 12 周连续或间断出现以下 2 个或 2 个以上症状：>1/4 的时间有排便费力；>1/4 的时间粪便呈团块或硬结状；>1/4 的时间有排便不尽感；>1/4 的时间有排便时肛门阻塞感或肛门直肠梗阻；>1/4 的时间有排便但需用手法协助；每周排便<3 次。

二、护理评估

（一）评估内容

评估内容包括患者日常饮食情况，是否有肠道疾患，活动能力，心理状态，排便习惯，是否使用脱水、利尿、镇静、止痛类药物，粪便形状，排便次数，使用缓泻剂情况。脑卒中患者应评估卒中类型、病变部位、神经功能缺损程度。

（二）评估工具

针对排便异常的患者，可以使用评估工具来客观评估粪便性状，如布里斯托大便性状分类表，它使用了 7 个级别来评估大便性状（表 5-4）。

表 5-4　布里斯托大便性状分类表

级别	性状
1	干硬便、颗粒状粪便、难以排出
2	条状粪便、多块状物
3	条状粪便、表面多裂纹
4	条状或蛇状粪便、柔软、表面平滑
5	软团状粪便、边缘轮廓清晰、易排出
6	粪便松散、边缘不规则、糊状
7	水样便、无固体物成分

（三）评估方法

（1）为重症患者制订肠道护理策略，入 ICU 24 小时内的患者或连续 3 天未排便的患者应进行直肠检查，3 天未排便者应予以相应处理。

（2）应将便秘评估纳入入院评估内容，对住院患者应每天记录大便次数。

（3）评估患者是否存在便秘的主要风险因素。便秘的风险因素主要有：患者既往有便秘病史，高龄，女性，肠动力不足，活动能力下降，使用脱水、利尿、镇静、止痛类药物，出血性脑卒中且病变部位在基底节区，神经功能缺损严重等。

三、护理干预

对于便秘患者的护理主要遵循：①寻找病因，结合便秘患者的风险因素对其进行护理。②根据患者的病因和临床症状采取正确的护理措施，达到解除便秘的目的。

（一）饮食护理

做好饮食护理，可正常经口进食的患者应多食蔬菜、水果等高纤维素食物，每日摄入植物纤维>30g 可以促进肠蠕动，心功能正常者保证每日饮水 1500～3000ml。鼻饲患者可选用高纤维素膳食配方的肠内营养液。

(二)排便习惯干预

患者入院后向其讲解保持大便通畅的必要性，训练其在病床上排便，养成定时排便的习惯。嘱患者平时有便意时不要克制，应立即排便，排便时注意力集中。为患者提供隐蔽的排便环境。

(三)心理干预

护士应向患者讲述排便的生理知识、心理行为因素对胃肠生理功能和排便的影响；讲述不良情绪对排便的影响，关心并尊重、保护患者排便习惯和隐私。

(四)腹部按摩

对于便秘患者，护理人员可沿结肠走向按摩腹部 3 分钟，先轻后重，以刺激肠蠕动，促进排便。

(五)药物护理干预

便秘患者可采用缓泻剂治疗。常用的缓泻剂及其作用如下。

(1)0.1%～0.2%肥皂液通便作用快，但对患者血压的影响最大，粪便软化不充分。适用于血压不高、大便蓄积较多、经济条件差的患者。

(2)开塞露主要成分为甘油，作用温和，对患者血压影响最小，但其通便效果不理想，因其剂量小，粪便软化不充分，导致排便时间长，还可能发生第一次灌药后不排便情况，须再次用药才有效。适用于血压高，耐受性差，便秘不严重的患者。

(3)灌肠剂作用温和，剂量适中，对患者血压有一定影响，但恢复较快，粪便软化充分，排便效果好，是较理想的通便剂。患者灌肠后护理人员要准确记录排便的形态、量、气味，并做好肛周皮肤护理。

(4)多种口服型的泻药可以预防和治疗便秘，如刺激性泻药可以增加肠蠕动，常用的有番泻叶；渗透性泻药可增加肠道内液促进排便，常用的有乳果糖。一般情况下先采用番泻叶治疗便秘，若 2～3 天之后无效，可使用乳果糖。若患者发生肠道嵌顿，则不应使用泻药，而应采用灌肠法。

四、护理评价

护理干预措施实施后，患者便秘未缓解，应重新调整、修改护理计划，并请相关专家会诊。患者一旦排便异常，必要时进行化验检查。对于昏迷、长期卧床患者需适当给予缓泻剂，便于患者的早期排便。

第九节 腹 泻

一、护理依据

腹泻(diarrhea)是指由于某种原因使肠蠕动过快、肠黏膜的分泌与吸收功能异常，导致每日大便次数超过 3 次，或每日粪便量大于 200g，且水分超过粪便总量的 85%。腹泻的发生会导致肠内营养等治疗中断，还会导致肛门及肛周皮肤反复受刺激，继而出现红肿、糜烂溃疡、继发感染等失禁性皮炎问题，此外，还会引起水、电解质紊乱，甚至导致患者死亡。

二、护理评估

（一）评估内容

（1）评估患者胃肠道功能障碍和衰竭的风险。

（2）评估患者年龄，住院天数，腹泻的程度，腹泻开始的时间，大便的颜色、性质、量、气味，大便常规结果。评估患者有无发热、腹痛、里急后重、营养与代谢异常等伴随症状。评估患者药物使用情况、饮食习惯、有无腹泻病史。

（3）评估患者发生腹泻的高危因素，危重患者发生腹泻的高危因素有肠道黏膜结构改变、肠系膜血流减少、低蛋白血症、肠内营养应用不当、长期应用抗生素、长期应用导泻剂、机械通气等。

（二）评估工具

国内外广泛采用的有布里斯托大便分类法（详见本章第八节）和 Hart 腹泻评分表（表 5-5）。

表 5-5 　Hart 腹泻评分表

粪便量（单位：mL）	成型便	半固体便	液体样便
<200	1	3	5
200~250	2	6	10
>250	3	9	15

注：每次排便均按此表计分，总分为当天每次排便分数之和，若 24 小时累计总分≥12 分，则判断为腹泻。

三、护理干预

（一）抗生素相关性腹泻与肠内营养相关性腹泻的鉴别

抗生素相关性腹泻与肠内营养相关性腹泻的鉴别，具体见表 5-6。

表 5-6 　抗生素相关性腹泻与肠内营养相关性腹泻的鉴别

项目	抗生素相关腹泻	肠内营养相关性腹泻
病原菌	有关的细菌主要是产气夹膜芽胞杆菌，其他尚有金黄色葡萄球菌、产酸克雷伯菌、沙门菌属（如钮波特沙门菌）、念珠菌，细菌培养出现球杆比倒置现象	大便化验有时可正常，也可出现白细胞增多，粪便涂片以革兰氏阳性杆菌占优势
发病年龄	年龄在<60 岁或>65 岁时发病率增高	各年龄均可发病

续表

项目	抗生素相关腹泻	肠内营养相关性腹泻
相关因素	与使用广谱抗生素相关	与肠内营养液输注的时间、量、速度、浓度不当有关
发病时间	多发生在抗生素使用的数小时或2个月内，也有发生在停用抗生素后	多发生在肠内营养早期阶段
腹泻次数	一般大于4次/天，消耗性腹泻可达20～40次/天	腹泻次数不定
大便性质	大便不成形，儿童为泡沫状稀水便或蛋花样稀便，成人为黄绿色便或黏液样稀水便，念珠菌感染引起的腹泻，粪便中可混有灰白色果冻状物	黄色稀便或水样便

(二)干预措施

1. 规范应用肠内营养

(1)肠内营养液用量应由少及多，首日剂量<500ml，输注时观察患者有无恶心、腹胀、腹泻等肠内营养不耐受情况，2～5日逐渐增加至全量。

(2)渗透压不宜过高，输注速度应由慢到快，滴注速度开始为40～50ml/h，12～24小时后再逐渐增加滴速，最多不超过80～100ml/h。

(3)恒温的营养液能防止冷、热对胃黏膜的刺激，同时还可提高胃肠辅助治疗效果，瓶装肠内营养制剂应密闭在常温下保存。

(4)要保证营养液无菌，避免污染，建议使用肠内营养泵输注肠内营养液。

2. 规范操作

(1)严格落实操作规程，避免侵入性操作造成的感染。

(2)对腹泻患者均采取严格的床边隔离措施，避免发生交叉感染。

(3)NICU患者喂水、喂药时，禁止使用一次性手套。

(4)对应用机械通气的患者要严格落实预防呼吸机相关性肺炎的相关护理措施，每日口腔护理2～4次，减少细菌下行引起的腹泻。

3. 合理使用抗生素

根据药敏试验选用有效、窄谱的抗生素，广谱、联合用药应谨慎。在使用抗生素的过程中，应定期检测病原菌及药敏变化，避免盲目用药。密切观察患者用药后的反应，详细记录大便的量、色、性质、气味，发现异常及时报告医生进行处理。

4. 规范其他用药

应用胃肠动力药物时，根据病情及个体差异尽量减少用量，排便后应立即停药，避免药物用量过度导致腹泻；对便秘患者尽量采用食物疗法或物理疗法，如多食含粗纤维的食物，或按摩腹部。遵医嘱使用止泻药物，观察药物作用效果。

5. 皮肤护理

严重的腹泻可导致肛周皮肤发红、破溃等失禁性皮炎的临床表现，因此，需要对腹泻患者进行动态肛周皮肤的评估(表5-7)。对于存在失禁性皮炎风险的患者,每次大便后都要清洁肛周及会阴部,清洁动作要轻柔,避免用力擦洗,也可选用pH接近正常皮肤的温和免冲洗液体皮肤清洁剂,或失禁护理专用湿巾,清洁后让皮肤自然晾干,可酌情使用皮肤保护剂,还可应用局部吹氧气、给予药物及其他措施进行干预。对于液体粪便可以使用内置卫生棉条、一次性肛管、人工肛袋或一件式造口袋等引流收集粪液,效果良好。

表5-7 腹泻引起肛周皮肤破损的评估量表

分度	症状
Ⅰ度	肛周皮肤发红,潮湿伴瘙痒
Ⅱ度	肛周皮肤破溃,表面有渗出
Ⅲ度	肛周皮肤破溃,深及肌肉层或破溃延伸至阴囊、阴唇、腹股沟等部位

四、护理评价

对患者腹泻情况及肛周皮肤进行动态评估。护理措施干预后,应动态评估患者的腹泻及其伴随症状是否减轻或消失、机体是否获得足够的热量、是否发生失禁性皮炎等,如果患者出现营养状态恶化,生命体征异常,水、电解质紊乱等表现,应重新调整诊疗护理计划,并请相关专家会诊。

第十节　压力性损伤

一、护理依据

压力性损伤也称压疮,是发生在皮肤和(或)皮下软组织的局限性损伤,常发生在骨隆突处或与医疗器械的接触部位。压力性损伤可表现为局部组织受损,表皮完整或开放性溃疡,并可能伴有疼痛。剧烈和(或)长期的压力或压力联合剪切力可导致压力性损伤出现。皮下软组织对压力和剪切力的耐受性受微环境、营养、灌注、合并症和软组织条件的影响。医疗器械相关压力性损伤是指在使用医疗器械期间获得的压力性损伤,损伤部位形状通常与医疗器械形状一致,这一类损伤可使用压力性损伤的分级系统进行分期。黏膜压力性损伤是指由于体位或使用医疗器具导致相应部位黏膜出现的压力性损伤,由于无皮肤覆盖,这一类损伤无法进行分期。

二、护理评估

(一)评估内容

(1)评估患者皮肤或皮下组织的局限性损伤。

（2）评估患者年龄、营养摄取能力、活动能力、感知能力、患处潮湿度及摩擦力、剪切力等情况。

（3）评估患者发生压力性损伤的所有危险因素（包括内源性和外源性因素），并判断其发生压力性损伤危险的程度，采取相应的预防措施，合理使用护理资源，提高压力性损伤预防的有效性及护理质量。

（二）评估工具

1. 压力性损伤分期

（1）Ⅰ期压力性损伤：在骨隆突处皮肤出现压之不褪色的局限红斑，但皮肤完整。深色皮肤可能没有明显的颜色改变，但其颜色可能和周围的皮肤不同。发红部位有疼痛、表面变软或变硬，与周围组织相比，皮肤发热或冰凉。第Ⅰ期对于肤色较深的个体可能难以鉴别，但显示个体处于压疮发生的危险中。应注意局部皮肤连续受压后当压力解除，局部会出现反应性毛细血管充血而发红，在解除压力15分钟后发红区会褪色，并恢复正常，此种情况应与Ⅰ期压疮鉴别。

（2）Ⅱ期压力性损伤：患处有表皮和真皮缺失，伤口处为粉红色的擦伤、完整的或破裂的充血性水疱或者表浅的溃疡。表浅溃疡可表现为干燥或因充血水肿而发亮，但无组织脱落。此阶段不能描述为皮肤撕裂、胶原损伤、会阴部皮炎、浸渍或表皮脱落。如出现局部组织淤血肿胀，需考虑可能有深部组织损伤。

（3）Ⅲ期压力性损伤：为全层伤口，全层皮肤组织缺失，除了骨、肌腱或肌肉尚未暴露外，可见皮下组织。有坏死组织脱落，但坏死组织的深度不容易确定。可能有潜行和窦道。第Ⅲ期压力性损伤的深度随解剖位置的不同而变化。鼻梁、耳、枕部和踝部没有皮下组织，因此，这些部位的Ⅲ期压疮可能是表浅的。相比之下，脂肪明显过多的区域Ⅲ期压力性损伤可能非常深，但未见或不能触及骨和肌腱。

（4）Ⅳ期压力性损伤：为全层伤口，全层皮肤组织缺失，伴骨、肌腱或肌肉组织外露。局部可出现坏死组织脱落或焦痂，通常有潜行和窦道。第Ⅳ期压疮的深度随解剖位置的不同而有变化。鼻梁、耳、枕部和踝部没有皮下组织，所以溃疡比较表浅。溃疡可延伸至肌肉和（或）支撑结构（如筋膜、肌腱或关节囊），可导致骨髓炎。可以看见或直接触摸到外露的骨或肌腱。

（5）难以分期的压力性损伤：为全层伤口，全层皮肤组织缺失，溃疡的底部为腐痂（黄色、黄褐色、灰色、绿色和褐色）或痂皮（黄褐色、褐色或黑色）覆盖。只有腐痂或痂皮充分去除，才能确定真正的深度和分期。如果踝部或足跟的焦痂是稳定的（干燥、黏附牢固、完整，且无发红或波动），可以作为身体自然的屏障，不应去除。

2. 压疮危险评估

压疮危险评估常用工具为 Braden 压疮危险因素评分表，具体见第三章第八节表3-3。

评分内容具体描述如下。

(1)感觉：①完全受限。由于患者意识水平下降或用镇静药后或体表大部分痛觉功能障碍所致对疼痛刺激无反应。②非常受限。患者对疼痛有反应，但只能用呻吟、烦躁不安表示，或>1/2体表面积的痛觉障碍。③轻度受限。患者对指令性语言有反应，但不能总是用语言表达不适，或有1~2个肢体的痛觉障碍。④未受限。对指令性语言有反应，无感觉受损。

(2)潮湿度：①持续潮湿。每次移动或翻动患者时总是看到皮肤被分泌物、尿液等浸湿。②经常潮湿。皮肤频繁受潮，床单至少每班更换一次。③有时潮湿。皮肤偶尔潮湿，要求额外更换床单大约每日一次。④很少潮湿。皮肤通常是干燥的，床单按常规时间更换。

(3)活动力：①限制卧床。患者被限制在床上。②可以坐椅子。患者活动严重受限或不能步行活动，不能耐受自身的体重或必须借助辅助设施或轮椅活动。③偶尔行走。患者白天偶尔步行但距离非常短，需借助辅助设施或可独立行走，日常大部分时间在床上或椅子上度过。④经常行走。患者在白天清醒时室外步行每日至少2次，室内步行至少每2小时1次。

(4)移动力：①完全受限。在没有人帮助的情况下，患者完全不能改变身体或四肢的位置。②非常受限。患者偶尔能轻微改变身体或四肢的位置，但不能经常改变或独立地改变体位。③轻度受限。患者可轻微改变身体或四肢位置，可以经常移动且独立进行。④未受限。患者可独立进行主要的体位改变且无需他人帮助。

(5)营养：①非常差。患者从未吃过完整的一餐，每餐所吃食物很少能摄入所供食物量的1/3；每天吃两餐或只摄入蛋白质较少的食物；摄取水分较少或未将汤类列入食谱作为日常补充；禁食或一直摄取液态食物或静脉输液>5天。②可能不足。患者很少能吃完一餐；一般仅吃所供食物的1/2；蛋白质摄入仅包括每日3人份肉类或日常量；偶尔加餐或接受较少量的流质饮食或鼻饲饮食。③充足。大多数时间所吃食物>1/2所供食物；每日所吃蛋白质共达4人份；偶尔少吃一餐，但常常会加餐；在鼻饲或肠外营养期间能满足大部分营养需求。④非常好。每餐均能吃完；从不少吃一餐；每天常吃≥4人份的肉类；不要求加餐。

(6)摩擦力和剪切力：①有问题。需要协助才能移动患者；移动患者却不能完全托起时皮肤与床单表面会发生摩擦力；患者坐在床上或椅子时经常向下滑动；肌肉痉挛或躁动不安时导致持续存在摩擦力。②有潜在问题。患者移动需他人帮助，在移动患者期间，皮肤可能有某种程度上的滑动去抵抗床单、椅子、约束带或其他装置所产生的阻力；患者在床上或椅子上大部分时间能保持良好的体位，偶尔会向下滑动。③无明显问题。患者在床上或椅子上能够独立移动；移动期间有足够的肌力完全抬举身体及肢体；在床上和椅子上都能保持良好的体位。

3. 测评频率

(1)首次评估：患者入院后2小时内由责任护士评估记录，为移动能力缺乏的患者实施危险性评估需要在入院2小时内进行(证据水平=A)。

(2)再次评估：新入院患者连续评估记录3天，此后根据患者病情进行评估。手术后、长时间操作后、慢性病患者应每隔 72 小时复评 1 次（证据水平＝A）；ICU 患者和评分结果<12 分者需每日评估记录；病情变化时要随时评估。

4. 评估方法

采用询问、观察和检查的方法进行评估。一问：询问患者其原发病持续时间及治疗结果，询问患者日常饮食结构、每日饮食量、每日二便排泄状况；二视：观察患者对疼痛刺激的反应，观察二便控制情况，观察意识和瞳孔变化，观察患者半卧位或坐轮椅时有无下滑现象；三查：检查患者皮肤温度觉、痛觉、弹性、潮湿度及肢体在平面上的移动能力和空间范围的活动能力；四论：分析讨论患者的主要问题及其 Braden 评分的计分值；五断：判断压疮发生的危险性（低度危险、中度危险、高度危险）。

三、护理干预

（一）预防措施

压疮的预防措施，具体见表 5-8。

表 5-8　压疮的预防措施建议

预防措施	轻度危险 15～16 分	中度危险 13～14 分	高度危险 ≤12 分	已有压疮	建议证据水平
翻身频率	2～4 小时 1 次	2 小时 1 次	1～2 小时 1 次	1～2 小时 1 次	A 级
活动计划	酌情	根据病情制订	根据病情与医生共同制订	根据病情与医生共同制订	GPP
减压装置	酌情	需要	需要	需要	A 级
Braden 评分频率	每周 1 次	3 天 1 次	每日 1 次	每日 1 次	A 级
翻身频率	2～4 小时 1 次	2 小时 1 次	1～2 小时 1 次	1～2 小时 1 次	A 级
告知患者或家属	告知	告知并签名	告知并签名	告知并签名	GPP
上报	报告护士长	报告护士长和经治医生	逐级报告压疮干预组	逐级报告护理部	GPP

（二）干预措施

1. 减少局部组织受压

指导患者主动活动及变化体位，对活动能力受限的患者，协助其定时被动变换体位，每 2 小时 1 次，受压皮肤在解除压力 30 分钟后压红不消褪者，应该缩短翻身间隔时间。

（1）全身减压：是指对长期卧床患者，通过增加整个身体表面与床垫接触面积的方法来分散压力，以降低局部受压，防止压疮发生的减压方法。常用的全身减压装置是气垫床。

（2）局部减压：是指使用局部设施或装置分散骨隆突处皮肤所承受的压力，以避免骨隆突处发生压疮的减压方法。常用的局部减压装置或设施有体位垫、各种椅垫和具有减压作用的敷料。

2. 皮肤护理

（1）皮肤清洁：①每日用温水清洁皮肤，老年、儿童和水肿患者清洗皮肤时勿用力擦洗，以免摩擦力过大损伤皮肤。②大、小便失禁者应随时清洗和更换衣物及床单。不可让患者直接卧于橡胶单或塑料布上，床铺应保持清洁、干燥、平整、无碎屑。③长期卧床的患者应每日进行全身擦浴，擦洗的同时帮助患者进行关节运动，维持关节活动性和肌肉张力，促进血液循环。

（2）皮肤保护：①对感觉障碍的患者慎用热水袋或冰袋，防止温度伤。②干燥皮肤的保护：皮肤和伤口角质层保持足够水分有助于防止机械性外伤，干燥的皮肤易受损伤，因此对皮肤干燥的患者在保证其水分摄入的同时，建议使用润肤剂，减少可导致皮肤干燥的环境因素。③潮湿皮肤的保护：潮湿的环境使微生物更易生长，更易受到压力和摩擦力的损伤。当患者大量出汗或有尿、便失禁及伤口分泌物分泌过多时，应垫柔软、吸水性好的成人纸尿垫或软布垫，减少皮肤潮湿；当皮肤潮湿无法控制时，可应用局部皮肤保护剂。④躁动者有导致局部皮肤受伤的危险，可用减压帖予以局部保护。

3. 动态评估

改善患者全身营养状况，动态进行营养评估及营养支持。积极治疗压力性损伤，并对压力性损伤部位进行动态评估和愈合监测。

四、护理评价

采用动态 Braden 评分进行患者皮肤评估，做好皮肤护理，观察患者营养状况，生命体征变化，如皮肤出现压力性损伤，应及时给予护理措施，调整护理计划并请相关专家会诊。

第六章

神经内科重症监护

第一节 重症监护室基本要求

一、概述

重症监护室(intensive care unit，ICU)是重症医学的临床实践场所，它对各种原因导致一个或多个器官与系统功能障碍、危及生命或具有潜在高危因素的患者，能够及时提供系统的、高质量的医学监护和救治技术，是医院集中监护和救治危重症患者的专业科室。神经重症监护护理是指对神经系统疾病引起的危重症患者进行持续的床旁病情观察，密切监测重要器官的功能，及时有效地治疗，最大限度地挽救患者生命，减少并发症，减轻残疾的护理服务。

二、重症监护室的病室设置

(1)ICU 开放式病床每床的占地面积为 $15 \sim 18m^2$，床间距大于 1 米，每个 ICU 最少配备一个单间病房，面积为 $18 \sim 25m^2$。每个 ICU 中正压和负压隔离病房的设立，可以根据患者专科来源和卫生行政部门的要求决定，通常配备负压隔离病房 $1 \sim 2$ 间，鼓励在人员资源充足的条件下，多设立单间或分隔式病房。

(2)ICU 应配备足够空间的中央工作站，满足护士的医嘱处理、医生的病历书写等工作，可放置中央监护站、抢救车、病历车等器材设备。

(3)ICU 应设置一定数量的基本辅助用房，包括医师办公室、主任办公室、工作人员休息室、治疗室、配液室、仪器室、更衣室、清洁室、污废物处理室、值班室、盥洗室等。有条件的 ICU 可配置其他辅助用房，包括示教室、家属接待室、实验室、营养准备室等。辅助用房面积与病房面积之比应达到 $1.5 : 1$ 以上。

(4)ICU 的整体布局应该使放置病床的医疗区域、医疗辅助用房区域、污染处理区域和医务人员生活辅助用房区域等有相对的独立性，以减少彼此间的相互干扰且有利于感染的控制。

(5)ICU 应具备良好的通风、采光条件，病室应采用能独立控制的空气调节系统。

医疗区域内的温度应维持在(24 ± 1.5)℃，湿度控制在55%～65%，有条件的ICU最好配置气流方向从上到下的空气净化系统。安装足够的感应式洗手设施和手部消毒装置，单间每床1套，开放式病床至少每2床1套。

（6）ICU要有合理的包括人员流动和物流在内的医疗流向，最好通过不同的进出通道实现，以最大限度减少各种干扰和交叉感染。

（7）ICU病房建筑装饰必须遵循不产尘、不积尘、耐腐蚀、防潮防霉、防静电、容易清洁和符合防火要求的总原则。

（8）ICU的设计要求应该满足可提供医护人员便利的观察条件和在必要时尽快接触患者的通道。

（9）噪声控制方面，在不影响正常工作的情况下，应尽可能将患者的呼叫信号、监护仪器的报警、电话铃声、打印机等仪器发出的声音减小到最低的水平。根据国际噪声协会的建议，ICU白天的噪声最好不要超过45分贝，傍晚不超过40分贝，夜晚不超过20分贝，地面覆盖物、墙壁和天花板应尽量采用高吸音的建筑材料。

（10）ICU应建立完善的通讯系统、网络与临床信息管理系统、广播系统。

（11）随着医院管理信息化时代的到来，重症医学科在全院使用医疗信息系统的基础上，应当引入特护记录系统，实现无纸化办公。所有治疗护理工作的指示都能通过电子化的系统下达，避免由于字迹不清、人为抄写错误造成的医嘱执行错误；节省了纸张的使用，节约了医疗成本；电脑化操作节省了护士的工作时间，减少了部分工作量。同时，通过床旁信息管理系统也可以进行护理人员的人力资源管理、排班管理、进行不良事件的上报及追踪管理，进行护理工作量统计等，对护理管理者的工作有很大的支持作用。

三、重症监护室的仪器设备设置

（1）每床配备完善的功能设备带或功能架，提供电、氧气、压缩空气和负压吸引等功能支持。每张监护病床装配电源插座12个以上、氧气接口2个以上、压缩空气接口2个以上和负压吸引接口2个以上。医疗用电和生活照明用电线路分开。

（2）配备适合ICU使用的病床，可配备防压疮床垫。

（3）每床配备床旁监护系统，进行心电、血压、脉搏、血氧饱和度、有创压力监测等基本生命体征监护。特殊的监测，如血流动力学监测（PICCO）、呼吸末CO_2监测等需特殊模块和导线的，应提前备好。为便于安全转运患者，每个ICU单元至少配备便携式监护仪1台，不用时定期检查，及时充电，使设备处于完好的备用状态。

（4）三级医院的ICU应该每床配备1台呼吸机，二级医院的ICU可根据实际需要配备适当数量的呼吸机，每床配备简易呼吸器。为了防止呼吸机故障，每个病房应配置可移动的备用呼吸机。为便于安全转运患者，每个ICU病房至少应有便携式呼吸机1台，不用时定期检查，及时充电，使设备处于完好的备用状态。

（5）各类输液泵和微量注射泵每床均应配备，其中微量注射泵每床配备4台以上。其余注射泵应保证完好的备用状态，置于库房，另配备一定数量的肠内营养输注泵。

（6）其他设备：心电图机、血气分析仪、除颤仪、血液净化仪、连续性血流动力学与氧代谢监测设备、心肺复苏抢救装备车（车上备喉镜、气管导管、各种接头、急救药品及其他抢救用具等）、体外起搏器、纤维支气管镜、电子升/降温设备等。

（7）辅助检查设备：医院或 ICU 必须有足够的设备，随时为 ICU 提供床旁 B 超、X 线摄片、生化和细菌学等检查。

（8）有条件者需要配备以下设备：简易生化仪和乳酸分析仪、闭路电视系统、每床配备一个成像探头、脑电双频指数监护仪（BIS）、输液加温设备、体外膜肺（ECMO）、床旁脑电图和颅内压监测设备、防止下肢 DVT 发生的循环驱动治疗设备、胸部震荡排痰装置。

四、神经内科重症监护室收治患者的标准

（1）重症原发神经系统疾病，如急性脑血管病、癫痫持续状态、重症肌无力、格林-巴利综合征等，合并颅内压高，呼吸、循环功能障碍或其他脏器功能不稳定的患者。

（2）继发于全身疾病的神经系统合并症，如心肺复苏后、中毒性脑病、严重心脏病或高血压、多脏器功能衰竭的患者。

（3）生命体征不稳定，需心肺复苏及监测的患者。

（4）需特殊治疗监护，如脑室穿刺、介入治疗后的患者。

（5）颅内压升高，有形成脑疝趋势的患者。

五、神经内科重症监护室的人员构成

神经内科重症监护室工作人员通常由神经内科医师、助理医师、重症监护护士、呼吸治疗师、康复医师和护理员组成。参与监护室工作的医师都应接受过神经内科重症监护的专业培训。神经内科重症监护室的医护人员需要精通神经病学，具备危重症监护技术以及特殊仪器设备和监护室内用药的经验。神经内科医生人数与病床比例应为（0.8～1）∶1 以上，一般应设主任医师、副主任医师各 1 名、主治医师 1～2 名并相对固定，以保证监护室业务的稳步发展。同时配备一定数量的住院医师和实习医师完成日常的医疗任务。护士与病床的比例应为（2～3）∶1，设护士长 1 名，全面负责护理工作。

六、神经内科重症监护室护士的专业素质要求

神经内科重症监护室患者病情重，随时可能危及生命，要求护士具有敏捷的判断力及迅速处理问题的能力。因此，护士要具有高度的人道主义精神、强烈的责任感，要具有敏锐的病情观察能力，要掌握心肺复苏技术和复苏药物的使用方法，掌握专科疾病的医疗护理知识，强调对患者病情的总体分析，掌握各种仪器设备的使用、管理、监护参数与图像的临床意义分析，能够及时发现异常情况，及时处理，为患者赢得救治的宝贵时间。每位护士均应接受 2 年以上的神经科护理专科知识和操作技能的培训，并具有神经科专科护士准入资格；同时应接受至少半年的神经内科重症监护室专业护

理知识培训和专业护理技能培训，并具有 ICU 准入资格(准入考试合格)。

第二节　重症监护室感染控制

一、ICU 医院感染控制的基本要求

(1)ICU 应建立由科主任、护士长及感控人员等组成的医院感染管理小组，全面负责本科室医院感染管理工作。

(2)应制订并不断完善 ICU 医院感染管理相关规章制度，并落实于诊疗、护理工作实践中。

(3)应定期研究 ICU 医院感染预防与控制工作中存在的问题和改进方案。

(4)医院感染管理专职人员应对 ICU 医院感染预防与控制措施落实情况进行督查，做好相关记录，并及时反馈检查结果。

(5)应针对 ICU 医院感染特点建立人员岗位培训和继续教育制度。所有工作人员，包括医生、护士、进修人员、实习学生、保洁人员等，应接受医院感染预防与控制相关知识和技能的培训。

(6)抗菌药物的应用和管理应遵循国家相关法规、文件及指导原则。

(7)医疗废物的处置应遵循《医疗废物管理条例》《医疗卫生机构医疗废物管理办法》和《医疗废物分类目录》的有关规定。

(8)医务人员应向患者家属宣讲医院感染预防和控制的相关规定。

二、ICU 感染控制制度

(1)严格按照手卫生的"五个时刻"以及七步洗手法进行洗手，除此之外，还应注意以下几点。

1)当手部有血液或其他体液等肉眼可见的污染时，应用皂液和流动水洗手。手部没有肉眼可见污染物时，宜使用速干手消毒剂消毒双手代替洗手。

2)出入患者房间时均需洗手。

3)每季度监测一次手消毒效果，需要达到卫生手消毒菌落数 $\leqslant 10\mathrm{cfu/cm}^2$，外科手消毒菌落数 $\leqslant 5\mathrm{cfu/cm}^2$。

4)速干手消毒剂开启后有效期为 30 天，开启时应注明开启时间和失效时间。

5)在医院信息系统填报手卫生监测情况。

(2)严格执行医院感染上报制度。所有医院感染病例都应由主管医师 24 小时内上报医院感染办。院内出现 2 例及 2 例以上疑似医院感染，且病例之间不能除外相关者，应立即报告科主任，同时电话报告医院感染办。

(3)严格执行消毒隔离制度，感染多重耐药菌患者的隔离尤其要注意以下几点。

1)隔离：耐药菌感染者单间隔离、同病种隔离、床旁隔离。

2）切断一切导致耐药菌传播的环节：包括合格的手卫生、无菌物品消毒与管理、增强无菌意识、无菌操作理念，严格执行无菌操作。

3）保护易感人群：保护易感患者，合理使用抗菌药物。

（4）做到目标性监测，完成呼吸机相关性肺炎的监测、导管相关性血流感染的监测、尿管相关性泌尿系感染的监测、多重耐药菌的监测。

（5）执行预防呼吸机相关性肺炎的规定。

1）医护人员应严格执行手卫生制度。

2）保证患者气道的湿化。

3）指导患者正确咳嗽，必要时予以翻身、拍背，以利于痰液引流。

4）吸痰时严格无菌操作。

5）呼吸机及其管路使用前需经过消毒处理，使用中的呼吸机管路每周更换 1 次，尽量使用一次性管道。

6）抬高床头使患者保持半坐卧位。

7）为患者做好口腔护理，保证口腔清洁。

8）做好预防患者误吸的各项准备工作。

9）保证冷凝水及时倾倒。

10）维持气囊压在正常范围内，保证囊上分泌物有效清除。

（6）做好预防导管感染的护理。

1）应持续对医护人员进行导管相关操作的培训和质量控制。

2）严格执行手卫生制度。

3）严格无菌操作。

4）严格执行中心静脉穿刺最大无菌屏障。

5）消毒待干时间大于 15 秒。

6）中心静脉换药须按流程进行。

7）输液器、输液管、三通管、注射泵管及注射泵针应 24 小时更换 1 次。

8）无菌操作时，房间内人数不多于 4 人。

9）输液通路内及输液接头不得有血渍。

10）怀疑导管感染时，应该按流程留取血培养。

第三节　神经内科危重症患者病情监测

临床中应用先进的监测技术对重症患者进行连续、动态的定性和定量病情观察，通过对疾病的病理生理状态以及病情的严重性和迫切性进行评估，实现对治疗、护理措施的评估和调整，从而为重症患者提供规范的、高质量的生命支持，改善重症患者的预后。

一、基本生命体征监测

(一)心电监测

心电监测是发现心律失常的一种常见的诊疗方法,因为心律失常可能是阵发性发作,常规心电图不一定能够捕捉到心律失常发作,因此,需要进行心电监测来了解心律失常的类型和发作的情况。常用心电监测的方法有动态心电图、床旁心电监测。使用时的注意事项如下。

(1)心电监测导联应选择 P 波显示良好的导联,信号良好,基线平稳。

(2)一般 QRS 波形振幅应>0.5mV,才能触发心率计数。

(3)心电监测能够准确地监测心率、心律变化,对诊断心肌缺血和心肌梗死有一定的参考价值。当怀疑心肌缺血或心肌梗死时,需要做十二导联心电图。

(4)心电监护仪器须平放,注意周围通风,保持监护仪的干燥,避免潮湿。

(5)使用监护仪前需检查仪器及各输出电缆线是否完好,如仪器出现故障,及时通知维修人员。

(6)在持续监测过程中,不宜随意取下心电、血压、血氧饱和度监测电缆线。

(7)仪器长期不使用时,应每月充电一次,以延长电池寿命。

(8)清洁仪器时,使用无腐蚀性洗涤剂、表面活性剂、氨基或乙醇基清洁剂,不要使用丙酮、三氯乙烯等强溶剂、化学溶剂,以免损坏仪器,清洁仪器的屏幕时需格外小心,避免液体进入监护仪外壳。勿将液体倾倒在监护仪表面。

(9)患者转出 ICU 后,监护仪、导联线、血压计袖带、经皮血氧饱和度监测传感器等需进行消毒,以免交叉感染。

(二)动脉压监测

动脉压监测主要包括无创血压监测和有创血压监测。动脉血压与心排血量和外周血管阻力直接相关,反映心脏后负荷、心肌耗氧量和做功及周围组织和器官血流灌注,是判断循环功能的重要指标之一。

1. 无创动脉压监测方法

主要为人工袖套测压法和电子自动测压法。无创血压是常规监测项目,原则上对所有重症患者均应监测,可根据病情调整监测频率,对于重症患者或血流动力学明显不稳定的患者,应改为有创血压监测。

2. 有创动脉压监测方法

有创动脉压监测常用的穿刺动脉为桡动脉,也可选用足背动脉、股动脉,一般不选用肱动脉。有创动脉压监测主要适用于以下患者:①血流动力学不稳定或有潜在危险的患者。②重症患者、复杂大手术患者的术中和术后监护。③患者需低温或控制性降压时。④需反复取动脉血样的患者。⑤需用血管活性药进行血压调控的患者。⑥呼吸、心跳停止后复苏的患者。有创动脉压监测的相对禁忌证为严重凝血功障碍和穿刺部位有血管病变者,但并非绝对禁忌证。

3. 有创血压监测的并发症

(1)血栓形成与动脉栓塞。有创血压监测血栓形成率为 20%～50%,分析其原因有：①置管时间较长。②导管过粗或质量差。③穿刺技术不熟练或血肿形成。④严重休克和低心排综合征。有创血压监测动脉栓塞发生率桡动脉为17%，股动脉和足背动脉发生率较低。

（2）动脉空气栓塞。在患者采取有创血压监测期间，应确保整个连接管道及监测系统的封闭状态，以防空气进入。

（3）渗血、出血和血肿。

（4）局部或全身感染。

4. 并发症预防方法

（1）动脉栓塞防治：①Allen试验阳性或并存动脉病变者，避免用桡动脉穿刺插管。②严格无菌操作。③减少动脉损伤。④测后导管排尽空气。⑤发现血块应及时抽出，严禁注入。⑥测压肢体末梢循环不良时，应及时更换测压部位。⑦导管加强固定，避免移动。⑧定时用肝素盐水冲洗。⑨发现血栓形成和远端肢体缺血，应立即拔除测压导管，必要时可手术取血栓，以挽救肢体。

（2）动脉置管期间严格无菌操作和局部消毒，置管时间最长1周，如需继续置管应更换测压部位。

（3）严防动脉空气栓塞，换能器和管道必须充满肝素盐水，排尽空气，应选用袋装盐水，外围用气袋加压冲洗装置。

（三）血氧饱和度监测

血氧饱和度（SpO_2）反映氧与血红蛋白的结合程度，是实际血红蛋白与氧结合的氧含量与血红蛋白完全与氧结合的氧容量之比，正常值95%～100%。它间接反映了组织的缺氧程度，可用于评价机体摄取氧的能力。

1. 影响 SpO_2 监测准确性的因素

（1）监测传感器部分脱落或监测传感器与皮肤的黏合度差，以及监测部位的过度移动影响传感器信号的接收，从而影响 SpO_2 的准确性。

（2）局部低温、低血压或使用收缩血管药物导致血管的收缩，监测区灌注不良，影响 SpO_2 监测的准确性。

（3）监测局部皮肤色素沉着也会对 SpO_2 的数值有影响。

（4）严重贫血等。

2. 传感器的使用

（1）若 SpO_2 监测传感器非一次性使用，应在每次使用后清洁、消毒。尽量测量指端或趾端。

（2）SpO_2 监测不宜与血压监测或动脉穿刺在同一侧肢体进行，否则可能会影响监测结果。

（3）监测过程中至少每4小时改变一次佩戴部位，防止局部组织循环障碍引起的皮肤青紫、红肿。

（4）使用过程中应注意爱护传感器，以免碰撞、坠落，在核磁共振检查过程中使用 SpO_2 监测传感器可能会对其造成严重损伤。

（5）在危重症患者外出检查或转运途中，可使用便携式血氧仪，以供医生随时观察患者病情变化。

3. 脉搏血氧饱和度和血气监测指标的关系

当患者血气监测的动脉血氧饱和度>70%时，SpO_2与动脉血氧分压的相关性良好。受氧解离曲线的影响，在动脉血氧饱和度>94%时，SpO_2对动脉血氧分压的变化相对不敏感，因此，经皮血氧饱和度测定虽可减少动脉血气分析检查的次数，但并不能完全取代动脉血气分析。

（四）动态监测重症患者的体温

监测皮肤温度与中心温度及两者之间的温差，可判断重症患者的病情变化。人体各部位的温度并不完全一致，可以分为体表温度和中心温度。体表温度主要为皮肤温度（多采用腋窝温度，操作简单，但易受外界环境影响）。中心温度反映人体内真实的温度，受外界环境影响小，比较稳定。目前常采用以下部位测量体温。

（1）体表温度监测：口腔温度、腋窝温度、皮肤温度。

（2）中心温度监测：包括血液温度、鼻咽及深部鼻腔温度、直肠温度。①血液温度：能准确反映中心温度，可在床边持续、动态监测。②鼻咽温度及深部鼻腔温度：可反映脑部温度。③直肠温度：直肠是测量中心温度常用的部位，也称为肛温，主要反映腹腔脏器的温度。

二、病情观察

1. 意识状态

患者意识状态可分为清醒、嗜睡、昏睡、浅昏迷、中度昏迷、深昏迷。根据意识内容改变可分为意识模糊和谵妄状态。意识障碍是指患者对周围环境及其自身状态的识别和觉察能力出现障碍，严重者表现为昏迷。昏迷患者常采用格拉斯哥昏迷评分表（表6-1）进行评估，最高分15分，为意识清楚，12～14分为轻度意识障碍，9～11分为中度意识障碍，8分以下为昏迷。评分越高，表示病情越轻。当患者意识发生变化时，应及时通知医生。

表6-1 格拉斯哥昏迷评分表

睁眼（E）	分数	语言（V）	分数	运动（M）	分数
自主睁眼	4	语言正常	5	遵嘱动作	6
语言刺激睁眼	3	语言混乱	4	疼痛可定位	5
疼痛刺激睁眼	2	用词不恰当	3	疼痛刺激屈曲	4
不睁眼	1	声音无法理解	2	疼痛（异常）屈曲	3
		无言语	1	疼痛伸展	2
				疼痛无反应	1

2. 瞳孔

瞳孔变化是临床护理的一项重要观察指标，有助于昏迷、惊厥、休克、中毒等患者的病情判断。尤其是对颅脑病变的患者，可以判断颅内病变的部位。动态、及时、有效地观察瞳孔变化，不仅可以发现疾病的先兆，抓住最佳救治时机，而且可以预防并发症的发生。

(1)瞳孔检查方法：自然光线下，嘱神志清楚患者目视前方，对不能配合的患者，观察者可用一手拇指和食指将患者上、下眼睑分开，观察患者瞳孔是否等大，形状是否等圆。用手电筒移动照射观察患者瞳孔直接或间接对光反射。正确使用瞳孔测量标尺，客观评估，准确记录，如有异常，及时通知医生。

(2)不同部位颅脑疾病的瞳孔变化：具体情况如下。①小脑幕切迹疝：患侧动眼神经受刺激者，患侧瞳孔缩小，对光反射迟钝；随病情进展，患侧动眼神经麻痹，瞳孔逐渐散大，直接、间接对光反射消失，眼睑下垂，眼球外斜；脑疝进行性恶化时，对侧动眼神经因脑干移位受到推挤，相继出现双侧瞳孔散大固定，对光反射消失。②大脑颞叶沟回疝：疝入脑组织在小脑幕切迹处压迫动眼神经，可见瞳孔先缩小，随后对光反射迟钝，瞳孔散大，对光反射消失。③中脑肿瘤压迫动眼神经：可见一侧瞳孔散大，眼睑下垂，外斜视、复视，调节反射消失。④颅底脑膜出血：由于出血刺激动眼神经，可见一侧瞳孔缩小，或霍纳综合征(瞳孔缩小，眼裂变大，眼球内陷，上睑下垂，患侧面部无汗)。⑤癫痫：发作时瞳孔扩大，对光反射消失；发作后瞳孔大小及对光反射可以恢复正常。⑥吗啡、有机磷中毒：瞳孔呈针尖样，直径小于1mm。⑦颅脑外伤：瞳孔先缩小，后散大，常预示病情加重。⑧死亡前状态：瞳孔散大、固定、对光反射消失。

3.呼吸

呼吸是呼吸道和肺的活动，是重要的生命活动之一，也是人体内外环境之间进行气体交换的必要过程。平静呼吸时呼吸正常频率为：成人16～20次/分，儿童30～40次/分。

(1)呼吸频率的改变：①呼吸增快(>20次/分)，正常人见于情绪激动、运动、进食、体温增高；异常者见于高热、肺炎、哮喘、心力衰竭、贫血等。②呼吸减慢(<12次/分)，见于颅内压增高，颅内肿瘤，麻醉剂、镇静剂使用过量，胸膜炎等。

(2)呼吸深度的改变：深而大的呼吸见于严重的代谢性酸中毒、糖尿病酮症酸中毒、尿毒症时的酸中毒；呼吸变浅见于药物使用过量、肺气肿、电解质紊乱等。

(3)呼吸节律的改变：①潮式呼吸，见于重症脑缺氧、缺血，严重心脏病，尿毒症晚期等患者。②点头样呼吸，见于濒死状态。③间停呼吸，见于脑(膜)炎、颅内压增高、干性胸膜炎、胸膜恶性肿瘤、肋骨骨折、剧烈疼痛时的患者。④叹气样呼吸，见于神经官能症、精神紧张及抑郁症的患者。

(4)呼吸监测注意问题：①及时客观地评估患者的自主呼吸动度，观察呼吸频率、血氧饱和度，倾听患者的主诉。②观察患者痰液性质、量、颜色及气味。③肺部听诊时患者多采取坐位或卧位，听诊器必须直接置于患者皮肤上，绝对不能隔着衣服听诊。听诊顺序一般由肺尖开始，自上而下，由前面到侧面，最后检查背部，两侧对比检查(图6-1)。听诊环境必须安静。注意观察呼吸音强度和性质的变化，区别正常呼吸音和异常呼吸音。

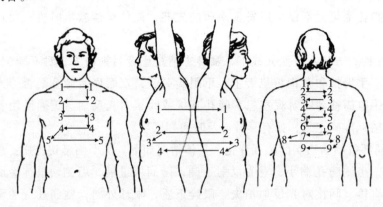

图 6-1　肺部听诊顺序示意图

4. 肌力

(1)定义：肢体做随意运动时肌肉收缩的力量。检查时指导患者做肢体伸缩动作，从相反方向给予阻力，测试患者对阻力的克服力量，并注意两侧比较。当肌力异常变化时要详细了解患者病情，及时通知医生进行处理。

(2)肌力的分级：根据肌力的情况，一般将肌力分为六个级别。

0 级：完全瘫痪，肌肉无收缩。

1 级：肌肉可收缩，但不能产生动作。

2 级：肢体能在床面上移动，但不能抵抗自身重力，即不能抬起。

3 级：肢体能抵抗重力离开床面，但不能抵抗阻力。

4 级：肢体能做抗阻力动作，但较正常肌力差。

5 级：正常肌力。

(3)根据肌力减退的程度可以分为完全瘫痪和不完全瘫痪(轻瘫)。不同部位或不同组合的瘫痪分别命名如下。①单瘫：单一肢体瘫痪，多见于脊髓灰质炎患者。②偏瘫：为一侧肢体(上、下肢瘫痪)常伴有一侧颅神经损害，多见于颅内损害或脑卒中患者。③交叉性偏瘫：为一侧肢体瘫痪及对侧颅神经损害，多见于脑干病变患者。④截瘫：为双下肢瘫痪，是脊髓横贯性损伤的结果，多见于脊髓外伤、炎症患者。

5. 出入量

准确记录出入量，可为维持患者的体液平衡提供依据，体液平衡是减少水肿、纳差、高血压、心力衰竭等并发症发生的重要前提，是改善患者生活质量和预后的保证。主要的记录项目如下。

(1)液体：指摄入的各种液体状食物的量，如果汁、牛奶、汤类、酒类等，它们的含水量就是用量杯测得的实际毫升数。

(2)食物：指摄入的各种食物的含水量(见表 6-2，表 6-3)。

(3)输液量：指静脉输入的各种药物，如葡萄糖液、盐水、血浆，它们的含水量就是实际毫升数。

（4）尿液：指24小时内排出尿液的实际毫升数。

（5）粪便：指24小时内排出粪便的实际重量乘以含水百分比，干便、糊状便的含水百分比计为70%，稀便的含水百分比计为90%。

（6）呕吐物：指24小时内呕吐物的实际重量乘以含水百分比，偏干的呕吐物的含水百分比计为70%，偏稀的呕吐物的含水百分比计为90%。

（7）汗液：指24小时通过体表蒸发和排出的汗液，通常计为500ml，体温每超过正常体温（37.3℃）1℃，汗液多计100ml。

（8）引流液：指从体腔或者伤口中引流出来的液体，包括胃液、脑脊液、胆汁、胰液、胸水、腹水、伤口渗出液等。

表 6-2　常见食物含水量

食物	单位	原料重量（g）	含水量（ml）	食物	单位	原料重量（g）	含水量（ml）
米饭	1 中碗	100	240	松花蛋	1 个	60	34
大米粥	1 大碗	50	400	藕粉	1 大碗	50	210
大米粥	1 小碗	25	200	鸭蛋	1 个	100	72
面条	1 大碗（2 两）	100	250	馄饨	1 大碗	100	350
馒头	1 个	50	25	牛奶	1 大杯	250	217
花卷	1 个	50	25	豆浆	1 大杯	250	230
烧饼	1 个	50	20	蒸鸡蛋	1 大碗	60	260
油饼	1 个	100	25	牛肉	—	100	69
豆沙包	1 个	50	34	猪肉	—	100	29
菜包	1 个	150	80	羊肉	—	100	59
水饺	1 个	10	20	青菜	—	100	92
蛋糕	1 块	50	35	大白菜	—	100	96
饼干	1 块	7	2	冬瓜	—	100	97
油条	1 个	50	12	豆腐	—	100	90
煮鸡蛋	1 个	40	30	带鱼	—	100	50

表 6-3　各种水果含水量

名称	重量（g）	含水量（ml）	名称	重量（g）	含水量（ml）
西瓜	100	79	葡萄	100	65
甜瓜	100	66	桃子	100	82
西红柿	100	90	杏子	100	80
萝卜	100	73	柿子	100	58
李子	100	68	香蕉	100	60
樱桃	100	67	橘子	100	54
黄瓜	100	83	菠萝	100	86
苹果	100	68	柚子	100	85
梨子	100	71	广柑	100	88

（9）隐性失水：指通过皮肤、呼吸，以及正常大便丢失的水分。人体每天通过呼吸道丢失水分约 500ml，皮肤蒸发约 350ml，正常大便排出水分约 150ml。一般情况下，隐性失水不计入出入量。不过需要注意不同状态的隐性失水，有比较大的个体差异，如大量出汗的时候，丢失水分会有明显的增加，通常汗湿一套内衣，丢失水分约 3000ml，这种情况就需要计量，以保证患者出入平衡。

第四节　危重症患者气道管理

在危重患者的救治过程中，保持呼吸道通畅、维持有效的通气是保证各项治疗顺利进行的前提。气道管理的主要目的是保持气道通畅，主要包括自主气道的功能维持和人工气道的建立。人工气道的建立是为了保持气道通畅而在生理气道与其他气源之间建立的连接，是呼吸衰竭患者的重要抢救措施。人工气道是经口、鼻或直接经气管置入导管的呼吸通道，以辅助患者通气及进行肺部疾病治疗。人工气道的种类主要有口咽通气管，鼻咽通气管，经口、鼻气管内插管和气管切开。

一、口咽和鼻咽通气管

口咽和鼻咽通气管置管用于舌后坠引起的上呼吸道梗阻，这是暂时开放气道的有效措施。通气管置入口腔后可以使舌离开咽后壁，在舌和上颚中间形成一个空隙到上口咽部位，使气体进入气管内。置入后用胶布妥善固定，防止脱落。置入后严密观察，防止口腔内出现机械性压疮。每班清洁消毒一次，必要时及时更换。

二、气管插管

气管插管为短时间的人工气道，是全身麻醉、心肺脑复苏和抢救各类危重患者进行人工呼吸时首选的人工气道。适用于紧急抢救或留管时间不长（<72 小时）的患者，特殊情况下可延长至 1 周，但应加强气道湿化和吸痰，以保持导管和气管内清洁通畅。

三、气管切开

气管切开术是切开颈段气管前壁、插入气管套管，使患者可以通过新建立的通道进行呼吸的一种手术。气管切开适用于气管插管超过 1 周、上呼吸道梗阻或创伤、呼吸道畸形、下呼吸道分泌物阻塞、拔管困难、神经肌肉疾病的患者。该技术不仅可以解除咽、喉阻塞，而且可以降低呼吸阻力，便于气道管理。相对于气管插管而言，气管切开更适用于上呼吸道梗阻、长期机械通气的患者，不仅可以解放患者口腔，有利于口腔护理、气道管理及脱机锻炼，还可提高患者的舒适度，使患者能更好地交流，甚至进食，而且易于固定。

四、人工气道的护理

（一）气管插管护理

（1）医护人员应准确记录插管深度、插管过程、插管后的病情变化和处理措施。

（2）详细记录插管日期、时间、型号及外露长度。妥善固定气管导管，避免意外拔管或导管随呼吸运动而滑动、滑入一侧支气管，减少对气管黏膜的损伤。密切观察气管插管位置是否变化。

（3）正确按需给予气管内吸痰，清除呼吸道分泌物，保持气道通畅。

（4）患者床头抬高>30°，取舒适体位，气管插管患者应头稍后仰，减轻插管对咽后壁的压迫，并间隔1~2小时转动头部，以免发生颈项强直。

（5）机械通气患者气囊一般无须定期放气（气囊放气后1小时，气囊压迫区的黏膜毛细血管血流难以恢复；气囊放气导致肺泡充气不足，危重患者往往不能耐受）。建议每4小时监测气囊压力，观察有无漏气现象，保持压力在25~30cmH$_2$O范围，防止压力过大导致黏膜缺血坏死。气囊压力测量方法有触摸判断法、最小闭合技术、最小漏气技术、气囊压力表测量法（表6-4）。

表6-4　气囊压力测量方法

项目	方法	优点	缺点
触摸判断法（TJM）	用注射器接气囊外压力指示小气囊进行充气，用手指感觉压力指示小气囊，以气囊软硬程度如正常人鼻尖为度	操作最简便，用时较短且无漏气	仅凭个人指感经验无法准确控制气囊压力，操作者为避免出现漏气和误吸，可能会倾向采用较高的气囊压力，导致气管壁损伤
最小闭合技术（MOV）	将听诊器置于患者的甲状软骨下方监听气体泄漏情况，向气囊内注气，直到听不到漏气声为止，后抽出0.5ml气体，闻少量漏气声后再缓慢充气直到漏气声消失	不易发生误吸，不影响呼吸机工作	操作烦琐，耗时较长，同时容易引起气道损伤
最小漏气技术（MLT）	将听诊器置于患者甲状软骨下方处，向气囊内打气至听不到漏气声为止，每次抽气0.1ml，直至吸气时听到少量漏气声为止	可减少潜在气道损伤	操作烦琐，易发生误吸
气囊压力表测量法（CPM）	把专用气囊测压表上的充、放气接口与气囊接口连接，然后挤压测压表的气囊进行充气或按压放气按钮进行放气	操作简单、测压表面板上的绿色范围为安全气道压力，直观可靠	气囊测压表价格昂贵，目前尚未普及

（6）为患者进行口腔和面部清洁护理，每天更换固定带，定时清洗或更换牙垫，护理时可移动导管至对侧口角，双人操作。

（7）保持病室湿度在50%~60%，做好气道湿化，可采用持续氧气雾化或者人工鼻来保持气道的湿化，不建议使用气管内滴药，避免逆行感染。痰量过多者不建议使用人工鼻，以免吸痰不及时导致患者呼吸不畅。

（8）观察患者症状和体征变化情况，对清醒患者做好心理护理，与患者建立有效沟通，如提供呼叫器、简易沟通牌，利用手势、表情、肢体语言等有效结合，及时满足患者的需求，缓解患者的紧张、焦虑情绪。

（9）准确评估患者有无导管滑脱风险，对清醒患者做好健康宣教，取得配合。对意识不清或烦躁患者，适当给予镇静剂，必要时行保护性约束。

（10）气管插管拔除后，因为管道刺激黏膜，患者咽部会有不适感，应根据情况及时进行处理。

（11）如果插管意外脱出，要严格按相关流程处理，密切监测生命体征，通知医生，做好再插管的准备（图6-2）。

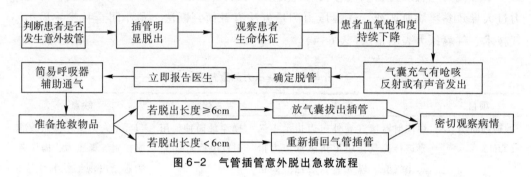

图6-2　气管插管意外脱出急救流程

（二）气管切开护理

（1）妥善固定管道，注意观察固定带松紧，与颈部的间隙不应超过2横指。

（2）气管切开术后3天内窦道未形成时可用泡沫敷料，吸收渗血、渗液，但要注意固定带适当收紧一些，防止意外脱管。

（3）患者床头抬高>30°，取舒适体位，预防呼吸机相关肺炎（VAP）及相关并发症。

（4）正确按需吸痰，清理呼吸道分泌物，保持气道通畅。

（5）定时更换敷料，确保气管切开处清洁干燥。更换时注意观察切口有无分泌物、发红和皮肤刺激症状。敷料潮湿或痰液污染时及时更换。

（6）机械通气患者，每4小时监测气囊压力，观察有无漏气现象，压力保持在25～30cmH$_2$O，防止压力过大导致黏膜缺血坏死。

（7）保持病室湿度在50%～60%，做好气道湿化，可采用持续氧气雾化或者人工鼻来保持气道的湿化，不建议使用气管内滴药，避免逆行感染。痰量过多者不建议使用人工鼻，以免吸痰不及时导致患者呼吸不畅。

（8）如果患者带有内套管，为防止内套管堵塞，应根据患者痰液情况每天清洗消毒2～3次。

（9）对清醒患者，要做好心理护理及健康宣教，以取得配合；对意识不清或烦躁患者，适当给予镇静剂，必要时行保护性约束。

（10）在气管切开后4天内，由于窦道尚未形成，一旦气管套管脱出，气管切开窦口将关闭，很难将套管重新插入，将会引起患者呼吸道梗阻和严重缺氧，后果严重，因此患者床旁应备气管切开包，气管套管一旦脱出，应立即给予简易呼吸器给氧，通知医生紧急重新打开关闭的窦口，在直视下插入气管套管，紧急时可先行经口气管插管，以迅速重新建立有效人工气道。

第五节　亚低温治疗护理规范

亚低温治疗是神经科重症患者的重要治疗手段之一，具有一定的降低颅内压和神经保护作用，并提高患者的生存率和生存质量。它具有达标时间短，稳定性好，并发症少，治疗效果好的优点。对重症患者优先选择全身体表低温技术，包括传统体表低温技术（如水循环降温毯、空气循环降温毯、水垫、冰袋、冰水或酒精擦浴等）和新型体表降温装置。

一、适应证与禁忌证

亚低温治疗适应证：因心室颤动、室性心动过速、心搏骤停而需心肺脑复苏的昏迷患者；大脑半球大面积梗死患者、幕上大容积脑出血患者、重症脊髓损伤患者、重症颅脑外伤患者、难治性癫痫持续状态患者。

亚低温治疗禁忌证：恶性心律失常、低血压、低钾血症、心功能衰竭及肺水肿患者需慎用。

二、选择目标温度

一般选择 32～35℃ 作为目标温度，极早期心肺复苏后低温治疗可选择目标温度 36℃。

三、亚低温治疗开始时间

心肺脑复苏后昏迷患者应在 6 小时内开始亚低温治疗，其他患者也应尽早（6～72小时）开始亚低温治疗，或根据颅内压（>200mmH_2O）确定低温治疗开始时间。

四、治疗时长选择

诱导低温时长应尽可能缩短，最好 2～4 小时达到目标温度，目标温度维持时长至少 24 小时，或根据颅内压（<200mmH_2O）确定。复温速度采取主动控制，并根据疾病种类在 6～72 小时内缓慢达到常温。

五、体温监测技术选择

亚低温治疗患者的体温监测首选膀胱或直肠温度监测技术，以发挥其无创、易操作和最接近脑温的优势。有条件的患者可采用肺动脉导管温度监测。

六、护理规范

（1）实时监测患者各项生理指标，如心率、心律、血压、血氧饱和度、核心体温、颅内压等。

（2）间断监测实验室指标，如血常规、血气分析、肝肾功能、电解质、心肌酶、脂肪酶、淀粉酶、凝血功能等；辅助检查指标，如心电图、胸片、下肢深静脉超声等，以及仪器设备运转情况等。

（3）常规评估寒战程度，评估量表可选择 BSAS 评分。该评分量表分为 4 级：0 级，无寒战；1 级，轻度寒战，仅局限于颈部和（或）胸部抖动；2 级，中度寒战，上肢、颈部和胸部明显抖动；3 级，重度寒战，躯干和四肢明显抖动。临床中建议选择体表主动保温，联合抗寒战药物更安全。

（4）密切观察患者皮肤黏膜、消化道、呼吸道等是否有出血情况，因为低温可引起血流速度减慢，导致凝血功能障碍，从而诱发深静脉血栓等并发症，尤其在降温早期易出现。故给予亚低温治疗时，应用低分子肝素钙预防下肢静脉血栓作为常规治疗。

（5）观察有无皮肤损伤。降温时，由于全身情况差、循环差，患者感觉、知觉不灵敏，容易引起皮肤损伤，尤其使用冰毯时最为严重。护理过程中注意观察患者皮肤色泽、温度、肢体末梢循环状况，给予适时保护。同时由于大量镇静药、肌肉松弛药的作用和机械通气的应用，增加了体位变动的难度。患者皮肤表面温度低，血流减慢，容易发生压疮。在护理时，应按时为患者翻身，保护受压部位（尤其是骨骼隆突处），有条件时可使用减压贴或棉垫，减少压疮和冻疮的发生。

（6）加强肌颤护理，肌颤是亚低温治疗中较常见的并发症状。在护理过程中，要防止体温起伏过大，使用冰帽时，要严密监测设备的运作情况，注意调整肌肉松弛药及镇静药剂量，以防止肌颤导致颅内压增高。据统计，肌颤发生时氧耗量会增加 100% ~ 300%，同时产生热量，对降温效果产生不利影响。

七、亚低温治疗过程中的并发症及其预防

当治疗时间过长或直肠温度低于 30° 时，常会伴有并发症。亚低温治疗可能发生的并发症有心率减慢、血压下降及各种心律失常，复温后可逐渐消失，被视为非病理性改变。部分中枢性高热患者使用冰毯时会有不适感（主要是发冷），对此类患者应适当调高基础温度，或者间断使用冰毯，以缓解患者的不适感。降温过程中由于血管扩张，回心血量减少易引起低血容量休克。低温期间常发生低钾血症，应注意及时纠正。低温期间免疫功能受抑制易并发呼吸系统及泌尿系统感染，应注意预防。

第六节　机械通气临床应用与护理

机械通气是临床抢救、治疗呼吸衰竭和心脏停搏等危重患者的急救措施。人工机械通气技术是指在患者自然通气和（或）氧合功能出现障碍时，运用呼吸机使患者恢复有效通气并改善氧合的技术，主要包括无创机械通气和有创机械通气。

一、无创机械通气

(一)定义

无创机械通气指通过鼻罩或者面罩连接，利用呼吸机在上呼吸道应用正压以增加肺泡通气，进而给予患者通气支持。相对于有创通气，无创机械通气可预防气管插管相关并发症、减少患者不适、维持自主的气道保护机制。

(二)适应证与禁忌证

1. 适应证

无创机械通气适用于轻、中度呼吸衰竭患者，患者神志清楚，能够配合呼吸机辅助通气，生命体征稳定，无血流动力学紊乱，无气道分泌物潴留，无咯血、消化道出血，且面部无创伤，能够耐受佩戴面罩，可考虑无创呼吸机辅助通气，治疗 1~2 小时评估治疗效果。

2. 禁忌证

意识障碍，呼吸微弱或停止，无力排痰，严重的脏器功能不全，未经引流的气胸或纵隔气肿，严重腹胀(有呕吐等症状，误吸危险性大)，上气道或颌面部损伤、术后、畸形，不能配合或佩戴面罩不适者，不宜始用无创机械通气。

(三)无创机械通气的模式

无创机械通气首选自主呼吸模式(SPN-CPAP)和双水平气道内正压通气模式(PC-BIPAP)。

(四)呼吸机参数设置

1. FiO_2

FiO_2 为氧浓度，患者刚上机或严重缺氧时 FiO_2 设为 100%，氧分压提高后应第一时间降低氧浓度，小于 50% 时较安全。

2. VT

VT 为潮气量，通常设置为 8~10ml/kg。同时根据患者的肺顺应性选择参数，若肺顺应性差，潮气量就选择低值。

3. Pinsp

Pinsp 为吸气压力(机控呼吸的吸气压和呼吸频率 RR 对应)，有创通气时根据监测的 VT 调节，Pinsp 越高 VT 越大。无创机械通气时从 $15cmH_2O$ 开始，按每 2 个单位进行调节，压力越高，患者得到的氧气量越大。根据患者舒适度，用手势和患者进行沟通。大部分患者需设置为 $15~25cmH_2O$。

4. Ti

Ti 为吸气时间，包括呼吸机给患者送气的时间及平台时间(吸、呼气阀门均关闭的时间)，可简单理解为呼气门关闭的时间，有创通气时常设置为 0.8~1.2 秒，主要根据患者所需的呼吸比(I∶E)，结合 pH、$PaCO_2$、PaO_2、BE 进行设置。无创机械通气时常设置为 1.0~1.3 秒。

5. RR

RR 为呼吸频率，有创通气时设置为 12~20 次/分，并和 VT 一起保证患者所需要的分钟通气量（MV），COPD 患者常设置 10 ~ 14 次/分。无创机械通气时常设置为 10 ~ 12 次/分。

6. PEEP

PEEP 为呼气末正压，常用参数 5 ~ 8cmH$_2$O，患者发生急性呼吸窘迫综征时设置为 8 ~ 15cmH$_2$O。

（五）无创机械通气终止条件（转换为 IPPV）

（1）行无创机械通气后 2 小时内呼吸困难无缓解或加重。

（2）呼吸频率（RR）、心率（HR）、血气分析（BGA）等指标无改善或恶化。

（3）患者出现呕吐、严重上消化道出血、气道分泌物增多，排痰困难。

（4）患者出现低血压、严重心律失常等循环系统异常表现。

（六）无创机械通气的护理

（1）对患者进行评价，评估其是否适合无创机械通气，如自主呼吸微弱、昏迷患者，不合作者，呼吸道分泌物多及合并其他脏器症状者，消化道出血者不宜使用。

（2）对清醒患者进行无创机械通气时要进行解释，解除患者的恐惧感，同时指导患者与机器同步呼吸，在使用过程中如呼吸道分泌物过多可暂时拿开口鼻罩将分泌物吐出，使用鼻罩时应闭口以防漏气，进食及饮水时小心呛咳。

（3）注意观察体温（T）、呼吸（R）、血压（BP）、血氧饱和度（SpO$_2$）及神志变化、缺氧症状是否改善等。同时注意患者有无以下状况：①胃肠道胀气，吸气压力大于 25cmH$_2$O 易出现胃肠胀气。②出现呕吐、误吸。③面罩压迫鼻梁，可适当调整固定带松紧，以防损伤面部皮肤。④观察口鼻罩、鼻罩有无漏气。⑤口咽干燥，可适当加温及湿化。⑥上呼吸道阻塞、肥胖、颈短患者，可另患者取侧卧位。

（4）使用无创正压通气达不到治疗效果或无效时，注意患者病情是否加重，对患者宣教措施有无落实，机器使用参数调节是否合理。通过医护人员严密观察，及时根据患者病情进行参数调节，以达到满意的治疗效果。

二、有创机械通气

（一）定义

有创机械通气是指应用有创的方法（建立有创人工气道，如气管插管及气管切开），通过呼吸机进行辅助呼吸的方法，从而使患者能够维持正常的通气和换气功能。

（二）临床目的

（1）纠正低氧血症，通过改善肺泡通气量增加功能残气量，降低机体氧耗，纠正低氧血症和组织缺氧。

（2）纠正急性呼吸性酸中毒，但动脉二氧化碳分压并非一定要降至正常水平。

（3）缓解缺氧和二氧化碳潴留引起的呼吸窘迫。

（4）防止或改善肺不张。

（5）防止或改善呼吸肌疲劳。

（6）保证镇静药和肌松剂使用的安全性。

（7）减少患者全身和心肌氧耗。

（8）通过控制性的过度通气，有利于降低颅内压，目前临床不常用。

（9）在胸壁完整性受损的情况下，机械通气可促进胸壁稳定，维持通气和肺膨胀。

（三）有创通气的适应证与禁忌证

1. 适应证

（1）通气功能障碍为主的疾病：如 COPD 急性加重、哮喘急性发作、胸部外伤或胸廓手术后、重症肌无力等所致的外周呼吸泵衰竭；脑炎、脑血管意外、外伤、药物中毒等引起的呼吸中枢衰竭。

（2）换气功能障碍为主的疾病：如重症肺炎、间质性肺疾病、严重的心源性肺水肿、肺栓塞等。

（3）心肺复苏：任何原因引起患者心跳、呼吸骤停，需进行心肺复苏时。

（4）需强化气道管理者：如各种外科手术常规麻醉和术后管理的需要、使用某些呼吸抑制药物时。

（5）预防性使用：如心、胸外科手术短期保留机械通气，以帮助患者减轻因手术创伤而加重的呼吸负担，促进术后恢复。

2. 禁忌证

一般认为，机械通气没有绝对禁忌证，但对于一些特殊情况，可归为相对禁忌证，临床上需采取适当的处理后方可行机械通气。相对禁忌证包括以下几点。

（1）张力性气胸：此类患者在接受机械通气前或同时，必须进行胸腔闭式引流。

（2）大咯血或严重误吸引起的呼吸衰竭：此类患者因为气道被血块或误吸物阻塞，正压通气会把血块或误吸物压入小支气管而易发生肺不张，对后期治疗和恢复不利。应首先采取措施，清除阻塞物，再行机械通气。当然，不能一味地强调清除血块或误吸物而导致患者通气不足和缺氧，在清除误吸物的同时，应保证供氧。

（3）伴肺大泡的呼吸衰竭：肺大泡患者接受机械通气时，大泡内压力可升高而引起大泡破裂，出现张力性气胸。这类患者使用呼吸机时应注意患者肺大泡的程度、范围及是否有气胸病史，正压通气的压力应尽可能低，而且在机械通气过程中，应密切注意观察患者生命体征和肺部情况，以防发生气胸。一旦发生气胸，应立即进行胸腔闭式引流。

（4）严重心力衰竭：此类患者如并发呼吸衰竭，应实施机械通气，但机械通气有可能影响心脏前、后负荷，因此需要选择适当的机械通气模式，将机械通气对循环系统的影响降到最低限度，并密切观察循环系统的改变，必要时应持续监测血流动力学变化。

（四）有创机械通气的模式

根据控制参数分为压力控制和容量控制两种类型。临床中容量控制使用较多。根据人机关系分为控制、辅助/支持、自主三大类，具体内容如下。

（1）持续指令的控制通气（assist/control，A/C）：完全由呼吸机来支持患者，主要用于无自主呼吸或自主呼吸很微弱的患者及手术麻醉期间应用肌肉松弛剂者。

（2）同步间歇指令通气（synchronized intermittent mandatory ventilation，SIMV）：全部或部分支持患者，在两次指令通气间允许患者自主呼吸，结合了机械指令通气和自主呼吸。呼吸衰竭早期患者易于接受 SIMV，无人机对抗；和持续气道正压（CPAP）同用，治疗 ARDS。

（3）自主呼吸模式（SPONT）：一般在撤离呼吸机前使用，还用于只需要提高血氧饱和度的患者。

（五）PEEP 的设定

维持肺泡复张，改善氧合是 PEEP 主要的作用。应用一定水平的 PEEP 以保证氧合，避免过高的 FiO_2。可根据氧合情况确定 PEEP。

（1）PEEP $1 \sim 5cmH_2O$ 为预防性应用，起维持肺泡膨胀，增加功能残气量的作用。

（2）PEEP $5 \sim 20cmH_2O$ 适用于升高氧浓度至 60% 仍不能使 PaO_2 保持在 60mmHg 以上者。

（3）PEEP $\geq 20cmH_2O$ 适用于治疗困难的低氧血症，对循环影响较大，应注意使用时间。

（六）有创机械通气常用参数设置

常用参数设置见表 6-5。

表 6-5　有创机械通气常用参数设置

参数	潮气量（VT）	通气频率（f）	吸气流速	吸呼比（I：E）	吸入氧气浓度	吸入流速波形	通气模式	呼气末正压（PEEP）	压力支持水平（PSV）
正常值	6~8ml/kg 理想体重	12~20 次/分	根据吸呼比调节	（1：1.5）~2	30%~60%	减速波或方波	视具体情况选用	最佳 3~5 cmH_2O	5~15 cmH_2O

（七）有创机械通气的常见报警及处理

机械通气的报警主要有两大类，一类为技术报警，是呼吸机本身出现问题，此时需要更换呼吸机，联系呼吸机工程师进行维修处理；另一类是临床报警，以下就临床常见报警原因进行详细分析汇总。

1. 高压报警

（1）原因：①人工气道堵塞；②患者正在咳嗽；③气道内有分泌物积聚；④患者咬管，人工气道打折；⑤气道阻力增高，顺应性降低；⑥存在人机对抗；⑦存在内源性PEEP。

（2）处理：①检查管道有无打折及插管（套管）位置；②清理呼吸道分泌物；③查看呼吸机参数，患者自主呼吸恢复时，可调整呼吸机模式。

2. 低压报警

（1）原因：①呼吸管路脱开；②管道漏气；③呼吸机工作异常；④患者吸气力量过强；⑤压力报警设定不合适。

（2）处理：①检查管道位置；②检查管道连接情况；③查看供氧装置；④检查呼吸机。

3. 窒息报警

出现窒息报警应检查患者呼吸是否停止、报警设定是否合适、触发设定是否合适，并做出相应处理。

4. 电源或气源报警

出现电源或气源报警，应检查电源开关是否打开、氧气管道连接是否紧密。

5. 吸入温度、吸入氧浓度报警

出现吸入温度、吸入氧浓度报警，应检查呼吸机湿化器是否打开并调至湿化器温度在正常范围内，检查设备带中心供氧情况。

（八）并发症

1. 呼吸机相关肺损伤

呼吸机相关肺损伤指机械通气对正常肺组织的损伤或使肺组织损伤进一步加重。呼吸机相关肺损伤包括气压伤、容积伤、萎陷伤和生物伤。以上不同类型的呼吸机相关肺损伤相互联系、相互影响，不同原因引起的呼吸衰竭患者可产生程度不同的损伤。为了避免和减少呼吸机相关肺损伤的发生，呼气末平台压不应超过 $3cmH_2O$，以避免气压伤、容积伤，同时设定合适的呼气末正压，以预防萎陷伤。

2. 呼吸机相关肺炎

呼吸机相关肺炎是指机械通气 48 小时后至拔管后 48 小时内发生的院内获得性肺炎。文献报道，大约 28% 的机械通气患者会发生呼吸机相关肺炎。气管内插管或气管切开导致声门的关闭功能丧失，机械通气患者胃肠内容物反流误吸是发生院内获得性肺炎的主要原因。

3. 氧中毒

氧中毒指患者长时间吸入高浓度氧导致的肺损伤。FiO_2 越高，肺损伤越重。当患者病情严重必须吸高浓度氧时，应避免长时间吸入，吸入氧浓度尽量不超过 60%。

4. 呼吸机相关的膈肌功能不全

患者撤机困难的原因很多，其中呼吸肌无力和疲劳是重要的原因之一。呼吸机相关的膈肌功能不全可导致撤机困难，延长患者机械通气和住院时间。机械通气患者应尽可能保留自主呼吸，尽量避免长时间应用控制通气模式，同时加强呼吸肌锻炼，注重早期康复锻炼，以增加肌肉的强度和耐力。此外，加强营养支持可以增强或改善呼吸肌功能。

（九）有创机械通气的护理

1. 病情观察及机械通气效果

（1）密切监测患者生命体征。

（2）观察患者对机械通气的反应，包括意识状态及血气分析结果有无改善、皮肤黏膜颜色的变化、肺部听诊及胸片情况等。

（3）观察患者有无人机对抗，加强管道固定，给予患者舒适卧位，必要时给予适当镇静或者保护性约束。

（4）及时关注并处理呼吸机的各类报警。

（5）对清醒患者做好心理护理及健康宣教。

2. 维持安全有效通气，密切观察呼吸机工作情况

（1）观察呼吸机是否正常工作，并做好监测记录。

（2）交接班时严格核对呼吸机各参数调节与医嘱要求是否一致。

（3）观察呼出潮气量的数值是否能满足患者的需要。

（4）保证呼吸机报警系统正常开启，以便患者在突发事故时能及时获救。

3. 人工气道的护理

见本章第四节相关内容。

4. 感染与预防的护理

（1）严格落实无菌原则及手卫生制度。

（2）将床头抬高30°~45°，预防呼吸机相关性肺炎。

（3）有条件者使用密闭式吸痰管。

（4）减少不必要呼吸机管路的更换频率，推荐使用一次性管道，每周更换，有污染时随时更换。

（5）鼻饲患者尽量采用鼻胃管，以减少反流和误吸。

（6）及时倾倒呼吸机管道内的积水，防止倒流。

（7）严密观察患者有无感染征象。

5. 基础护理

（1）认真做好患者面部清洁、口腔护理及皮肤清洁，保证患者的舒适度。

（2）协助患者进行肢体活动，预防肌肉萎缩、关节变形及深静脉血栓形成。

6. 积极预防并发症

有创机械通气主要并发症为呼吸机相关性肺炎、肺不张、呼吸道阻塞、肺气压伤、氧中毒、通气不足、呼吸性碱中毒、低血压、呼吸机依赖、腹胀等。

7. 加强心理护理

（1）与患者建立有效沟通途径。

（2）积极进行共情护理、移情干预等多样沟通交流方法。

（3）加强疾病相关知识的宣教工作，解除患者担忧。

（十）呼吸机的撤离

1. 撤机指征

（1）原发病已基本痊愈或病情稳定。

（2）患者营养状况及肌力良好，断开呼吸机后，呼吸平稳，无辅助呼吸机参与呼吸现象。

（3）患者呼吸频率<30次/分，潮气量>300ml。

（4）患者神志清楚、反应良好，有咳嗽反射。

（5）肺部感染已控制或基本控制，无痰或少痰。

（6）氧合良好，吸入氧浓度（FiO_2）<60%时，动脉血氧分压（PaO_2）>60mmHg，能够维持动脉血二氧化碳分压（$PaCO_2$）在相对正常范围内。

2. 脱机模式

临床中的脱机模式有经验性脱机、程序化脱机、计划性脱机、智能化脱机，其中常用的是程序化脱机。程序化脱机的具体步骤如下。

（1）患者评估：①病情稳定，肺部感染控制良好。②$PaO_2>60mmHg$ 且 $FiO_2\leqslant40\%$，$PaO_2/FiO_2>150$。③$PEEP\leqslant5cmH_2O$。④患者清醒并合作。⑤体温$<38℃$。⑥每分钟通气量$<15L$ 且呼吸频率<30 次/分。⑦吸痰时咳嗽有力。⑧心率<100 次/分。

（2）自主呼吸试验：具备以上条件者可进行 3 分钟自主呼吸试验（SBT），患者在试验中须达到下列所有标准才能进行下一个步骤：呼吸频率/潮气量<105，呼吸频率>8 次/分或<35 次/分，自主呼吸潮气量$\geqslant4ml/kg$，$SpO_2>90\%$，心率<140 次/分或心率变化$<20\%$，无心律失常。

（3）脱机：脱机后，密切观察患者病情变化，出现下列情况应终止试验。呼吸频率>35 次/分，$SpO_2<90\%$，心率>140 次/分或心率变化$>20\%$，出现心律失常；收缩压$>180mmHg$ 或$<90mmHg$；焦虑加重并出汗。

（4）后续康复：机械通气 24 小时后，根据患者病情开展主动运动，以半坐位—坐位—床旁站位—辅助行走—直立行走的顺序，循序渐进逐步递增。此方法在重症肌无力机械通气患者脱机过程中已取得显著效果。

第七节　肺部物理治疗临床应用与护理

危重患者由于体位受限、镇静、自主咳痰能力下降等原因，均易出现气道分泌物潴留。肺部物理治疗（lung physical therapy，LPT）是通过在肺部的综合护理技术的应用及指导患者自身呼吸训练，以改善呼吸功能的治疗措施，主要包括体位引流、胸部叩拍、胸部振动。肺部物理治疗技术是危重患者呼吸治疗的主要内容之一。

一、治疗目的

（1）防止气道分泌物潴留，促进分泌物清除。

（2）改善肺的通气血流分布，提高患者呼吸功能。

（3）通过功能锻炼，改善心肺储备功能。

二、适应人群与禁忌人群

（一）适应人群

（1）身体虚弱、有术后并发症的患者。

（2）有人工气道的患者。

（3）需要机械通气的患者。

（4）上腹部手术后的患者。

（5）患慢性呼吸系统疾病者。

（6）昏迷、长期卧床者。

（二）禁忌人群

（1）近期有急性心肌梗死、心绞痛史者。

（2）脑出血急性期、颅内动脉瘤或动静脉畸形、颅内手术后 7 天内的患者。

（3）血流动力学不稳定或严重心律失常者。

（4）治疗涉及肿瘤部位或存在肺栓塞者。

（5）患者为哮喘持续状态。

（6）气胸未经处理者。

三、体位引流

（一）方法

根据气管、支气管的解剖特点，借助重力的作用促使各肺叶、肺段的痰液排出，体位引流应根据肺部病变部位来决定引流时的体位。

（二）治疗时间

治疗时间为每次 5～10 分钟，每日 2～6 次。

（三）护理要点

（1）病变部位在上，引流支气管开口在下，体位倾斜度为 10°～45°，可从较小角度开始逐渐增加，以便能让患者更好的适应。

（2）引流后嘱患者有意识地咳嗽，可将分泌物更好地从大气道排出。

（3）夜间分泌物容易潴留，故在清晨患者醒后行体位引流效果最好。

（4）体位引流应在患者空腹，进食或鼻饲至少 2 小时后进行。

（5）对重症患者，体位极为重要，头低位易引起呼吸困难，需谨慎护理，治疗期间严密观察其生命体征。

四、胸部扣拍、振动的操作方法

（1）体位引流时经常应用扣拍、振动的技术来松解黏附在气道壁上的分泌物。胸部叩拍、振动就是将双手并拢，使手掌呈杯状，有节律地拍击需引流部位的胸壁，频率为 60 次/分（图 6-3、图 6-4）。

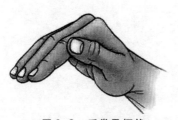　　　　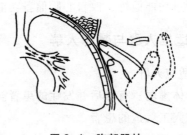

图 6-3　手掌呈杯状　　　　　　图 6-4　胸部叩拍

（2）振动排痰机（图 6-5）是根据物理定向叩击原理设计的，具有低频振动、深穿透性、叩振结合等特点，对排除和移动肺内细小支气管等小气道分泌物和代谢废物有明显作用。治疗时间为每次 10～20 分钟，每班 1 或 2 次。振动排痰联合叩背，效果更好。

（3）护理要点。①治疗时间应在空腹，进食或鼻饲至少 2 小时后进行。②操作前进

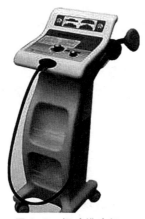

图6-5 振动排痰机

行肺部听诊，评估患者痰液部位，根据痰液潴留部位进行叩拍。③操作时在患者治疗部位垫浴巾或毛巾，既能保暖，又能缓解治疗引起的皮肤痛感。

五、注意事项

（1）需在患者耐受的情况下进行肺部物理治疗，并密切观察生命体征，如有异常，立即停止。

（2）观察痰液的颜色、性状、量的变化。

（3）需改变体位时，要先固定好各种管道。

（4）搬动骨折患者时需小心，避免骨折处移位。

（5）胸骨损伤、肋骨骨折、血气胸患者不宜进行叩拍和振动。

（6）心外科术后或急性肺疾病患者进行体位引流或胸部叩拍后，偶可诱发低氧血症，物理治疗时给予氧疗可减少低氧血症的发生。

（7）气道高反应性患者物理治疗后偶可诱发气管痉挛，给予支气管扩张剂吸入可预防气管痉挛。

（8）颅内压高者应避免头低位和咳嗽训练。

第八节　神经内科危重症患者营养支持

循证医学研究表明，代谢与营养状态是直接影响重症患者转归的重要因素，营养支持治疗的目的亦由供给细胞代谢所需要的能量与营养底物、维持组织器官结构与功能扩展到调控应急状况下的炎症、免疫与内分泌状态，进而影响病理生理的变化，纠正代谢紊乱，改善免疫功能。临床营养支持已成为治疗手段，在危重症患者救治中发挥着重要作用。有研究明确指出，对存在营养风险的患者，通过有护理人员参与的规范化营养支持治疗可以改善其临床结局。因此，说明护士已经成为营养支持实施和监测的主体。

一、概念

营养支持是指在患者饮食不能获取营养素或摄入不足的情况下，通过肠内、肠外途径补充或提供维持人体必需的营养素。营养支持方式包括肠内营养（EN）和肠外营养（PN）。

二、营养支持的必要性

严重应激后机体代谢率明显增高，患者可能出现一系列代谢紊乱，机体营养状况下降、营养不良是重症患者普遍存在的现象，因此对于重症患者的营养支持十分重要，其必要性主要表现在以下几个方面。

（1）改善消化道功能。

（2）促进伤口愈合。

（3）减少损伤的分解代谢反应。

（4）降低并发症风险。

（5）改善患者临床结局，缩短住院周期。

三、营养风险与营养状态评估

营养风险指现存的或潜在的与营养因素相关的导致患者出现不良临床结局的风险。临床营养评估是临床营养支持的重要内容，尽早识别存在营养风险的重症患者、明确风险程度、及时给予营养干预对于后期的功能恢复有重大意义。目前临床中常用的工具是营养风险筛查（NRS-2002）量表（表6-6）和主观综合性营养评估表（SGA）（表6-7）。

表6-6　住院患者营养风险筛查（NRS-2002）量表

一、患者资料					
姓名		性别		年龄	
住院号		身高（m）		病区	
床号		体重（kg）		体重指数（BMI）	
白蛋白（g/L）		临床诊断			
二、疾病状态评分					
疾病状态			分数	若"是"请打"√"	
骨盆骨折、慢性病合并有并发症、肝硬化、慢性阻塞性肺病、长期血液透析、糖尿病、肿瘤			1		
肺部重大手术、中风、重症肺炎、血液系统疾病			2		
颅脑损伤、骨髓抑制、ICU患者（APACHE>10分）			3		
合　计					

续表

三、营养状态评分		
营养状况指标(单选)	分数	若"是"请打"√"
正常营养状态	0	
3个月内体重减轻>5%,或最近1周进食量(与需要量相比)减少20%~50%	1	
2个月内体重减轻>5%,或BMI为18.8~20.5,或最近1周进食量(与需要量相比)减少50%~75%	2	
1个月内体重减轻>5%(或3个月内体重减轻>15%),或BMI<18.5(或血清蛋白<35g/L),或最近1周进食量(与需要量相比)减少70%~100%	3	
合　计		
四、年龄评分		
年龄≥70岁,算1分,否则为0分	1	
五、营养风险筛查评估结果		
总分		
处理		
总分≥3分:患者有营养不良的风险,需营养支持治疗		
总分<3分:若患者将接受重大手术,则每周重新评估其营养状况		
执行者:		

表6-7　主观综合性营养评估表(SGA)

指标	A级	B级	C级
1. 近期(2周)体重改变	无/升高	减少<5%	减少>5%
2. 饮食改变	无	减少<5%	不进食/低能量流食
3. 胃肠道症状	无/食欲不减	轻度恶心、呕吐	症状持续2周以上
4. 活动能力改变	无/减退	能下床活动	卧床
5. 应激反应	无/减退	中度	高度
6. 肌肉消耗	无	轻度	重度
7. 三头肌皮褶厚度	正常	轻度减少	重度减少
8. 踝部水肿	无	轻度	重度

四、营养支持治疗途径

营养支持治疗途径主要有肠外营养和肠内营养两种方式,二者的优点及缺点见表6-8。

肠外营养是指经静脉途径供给患者多种营养成分。临床上我们推荐使用PICC置管、中心静脉置管进行肠外营养。

肠内营养是通过胃肠道途径为患者提供营养成分。鼻胃管应作为初始肠内营养支持治疗的标准途径。对于不能耐受，且应用促胃肠动力药无效的患者，建议行幽门后喂养，即空肠喂养。

表 6-8 肠内营养、肠外营养的比较

项目	肠内营养	肠外营养
优点	符合人体生理特性(高效) 避免静脉穿刺插管(安全) 可选药物多、便宜(经济) 肠道功能恢复快	适用于所有无法经消化道摄取食物的患者
缺点	不适用于消化道梗阻和出血的患者，以及严重呕吐、厌食的患者	长期使用可导致消化道功能减退 有感染、血栓形成的风险 费用高

五、营养支持治疗的时机

在经过早期的有效复苏，特别是容量复苏、生命体征与内稳态失衡得到一定的控制后，为了维持机体细胞代谢与器官功能，防止进一步的营养损耗，应及早开始对患者的营养支持，这已成为国际上重症学界的共识。《2018 年欧洲重症患者营养治疗指南》中提到对于可进食的危重症患者，经口进食优于肠内或肠外营养；早期肠内营养(24 ~ 48 小时)是对具有肠道功能的危重患者推荐的首选营养方式，因为早期肠内营养在降低危重患者病死率、感染发生率、缩短入住 ICU 时间和总住院时间上更具优势。

(一)肠内营养制剂的选择

(1)要素膳：包括以氨基酸为氮源的要素膳(如爱伦多、维沃)，以短肽为氮源的要素膳(如百普素、百普力)。要素膳无渣、无须消化、易吸收，适用于胃肠功能低下的患者。

(2)非要素膳：以整蛋白为氮源，含牛奶配方、无乳糖配方、含膳食纤维配方(能全力、能全素)，适用于胃肠功能较好的患者。

(二)计算目标热量

根据《ICU 营养支持指南》计算目标热量，计算方法如下。

目标热量 = 标准体重×每千克体重所需热量。

标准体重：男性标准体重 = [身高(cm)-80]×70%；女性标准体重 = [身高(cm)-70]×60%。

每千克体重所需热量为 25 ~ 30kcal/kg(约 104.6 ~ 125.5kJ/kg)。

六、肠内营养途径的选择

肠内营养途径的选择见图 6-6。

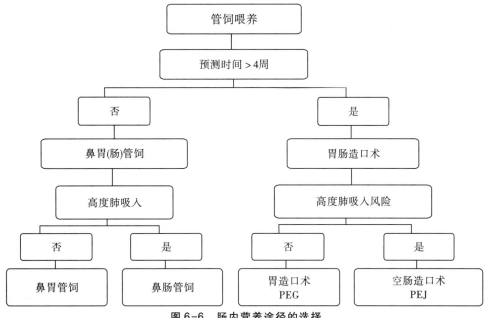

图 6-6　肠内营养途径的选择

七、肠内营养的方式

(一)分次输注

分次输注应用于鼻胃管和胃造口的患者，将营养液通过鼻胃管注入胃内，每日 4 ~ 6 次，每次 250 ~ 400ml。优点：操作简单，费用低廉。缺点：较易引起恶心、呕吐、腹胀、腹泻等胃肠道症状。

(二)间歇性重力滴注

间歇性重力滴注应用于鼻饲喂养的患者，多数患者可耐受，是将营养液放入有盖吊瓶内，经输注管缓慢输注，每日 4 ~ 6 次，每次 400 ~ 500ml，每次输注时间 30 ~ 60 分钟。优点：操作简单，滴注速度缓慢，患者耐受性较好。缺点：胃肠道并发症较多。

(三)肠内营养泵连续输注

肠内营养泵连续输注应用于危重患者及空肠造口患者，是利用肠内营养泵在 12 ~ 24 小时内持续泵入营养液。优点：胃肠道并发症少，吸收好。缺点：因为持续输注，患者活动时间少，且易发生堵管。

八、肠内营养的护理

(一)常规护理

严格监测患者液体出入量，定期测定电解质、血糖、肝功能等，评估患者营养情况。做好患者的基础护理，尤其是口腔护理。

(二)导管护理

(1)妥善固定导管，做好标记，防止导管移位脱出。

（2）鼻饲前要每班确认导管位置，必要时应用 X 线确定。

（3）胃造口及空肠造口处敷料每隔 2～3 日更换 1 次，胃管则每日更换固定胶布，防止鼻部压伤。

（4）定期脉冲式冲洗管道，连续输注营养液时，应每 4 小时用生理盐水或温开水冲洗管道 1 次。每日输注完毕，应用生理盐水或温开水冲洗管道，防止导管堵塞。如需通过管道给药，给药前后也务必冲洗管道（至少用 20～30ml 生理盐水或温开水），以免药物与营养液反应而失去药效，进而堵塞管路。

（三）输注护理

（1）肠内营养泵输注泵管应每日更换。

（2）控制输注速度从低到高，一般从 40～60ml/h 逐渐提高到 120～150ml/h，极其危重患者起始输注速度可从 20～30ml/h 开始。

（3）输注浓度也要由低到高。

（4）要注意肠内营养液温度，不宜过高或过低。

（5）观察患者有无腹痛、呕吐等症状，患者不能耐受时，可减慢输注速度、降低浓度或停止输注。

（6）胃内喂养时，抬高患者床头 30°～45°，定时监测胃残余量，以减少误吸发生率。如果胃残余量≥200ml，应暂停 2 小时后再评估。监测胃残余量，其前后也要冲洗管路。

（四）肠内营养常见并发症

（1）胃肠道并发症：恶心、呕吐、腹胀、腹痛、便秘、腹泻、胃潴留。

（2）机械性并发症：反流误吸、脱管、管道堵塞、鼻翼部糜烂、咽喉部溃疡、喂养管周围瘘等。

（3）代谢性并发症：水中毒、高渗性脱水、血糖异常、电解质失衡。

（4）感染性并发症：吸入性肺炎、管道污染、造口旁皮肤污染。

（五）肠内营养的安全管理

（1）加强肠内营养相关制度流程的培训，强化医护人员安全意识。

（2）鼻饲前认真做好患者评估，确定导管位置。

（3）进行操作前，应常规追溯管道起源，避免因惯性思维出现管路连接差错。

（4）重视营养管道输注安全标识，使用专用标签做好标注。

第九节　神经内科危重症患者护理并发症预防

重症监护室（ICU）是治疗急危重症患者的场所，所收治的患者需进行严密监测及随时抢救治疗。神经内科 ICU 收治的重症患者主要以意识障碍、神经障碍、脑血管疾病、癫痫持续状态、神经性球麻痹、呼吸衰竭等为主。如果护理工作落实不到位，就可能发生各种并发症，影响抢救和治疗效果。及时有效采取全面的护理措施，是抢救危重症患者成功的关键。

一、肺部感染

在病原体、理化因素、免疫反应、过敏反应或药物等作用下，终末气道、肺泡、肺间质等肺部结构发生炎症，称为肺部感染。肺部感染是常见的呼吸系统疾病，也是神经内科常见护理并发症。年龄大、吸烟、有基础疾病和免疫功能低下的患者容易发生肺部感染。在 ICU 中常见的肺部感染主要有坠积性肺炎、吸入性肺炎、呼吸机相关性肺炎。

(一)坠积性肺炎

1. 定义

坠积性肺炎是因体位造成肺膨胀受限、气管引流障碍而诱发的肺部感染。

2. 原因分析

长期卧床和胸部活动受限为主要病因，还与患者体质虚弱、严重创伤、大手术后、高位截瘫等因素有关。常见于脑出血、脑梗死、脊髓病变、重症肌无力、多发性硬化、帕金森病、运动神经元病等长期卧床的患者。

3. 临床表现

患者主要表现为发热、咳嗽、咳痰，且痰液黏稠、不易咳出等。

4. 预防措施

(1)协助患者加强翻身、拍背。

(2)病情允许时，抬高床头 35°~45°。

(3)加强气道护理，及时吸痰，教会患者正确的咳嗽、咳痰方法。

(4)加强患者口腔护理。

(5)指导并协助患者在床上适当运动。

(二)吸入性肺炎

1. 定义

吸入性肺炎是指患者将口、咽、鼻部分泌物或胃、食管的反流物误吸入下呼吸道，达肺泡及终末呼吸道而引发的肺部炎症病变。

2. 原因分析

(1)吸入胃内容物：患者在神志不清时(如全身麻醉、脑血管意外、癫痫发作、酒精中毒、麻醉过量或服镇静剂后)，防御功能减弱或消失，异物即可被吸入气管，食物下咽不能全部入胃，反流入气管。

(2)气管食管瘘：各种原因引起的气管食管瘘，食物可经食管直接进入气管内。

(3)医源性因素：如胃管刺激咽部引起呕吐，气管插管或气管切开导致喉功能受影响，抑制正常咽部运动，患者可将呕吐物吸入气道。

(4)年龄因素：老年人反应性差，更易发生吸入性肺炎。

3. 临床表现

患者主要表现为呛咳、咳痰、胸痛、气急、面色青紫、呼吸困难、反复发热等。

4. 预防措施

(1)清醒患者进食时，应保持半卧位或坐位，医护人员避免与患者交流，注意环境稳定。

(2)患者进食不要过量、过快，以防食物误入气管和支气管。

(3)对不能进食或吞咽功能不好的患者，及时干预，留置鼻胃管或鼻肠管。

(4)注意鼻饲管刻度及注射方法，选择合适的食物形态和进食方法，预防误吸。

(5)保持呼吸道湿润，避免痰液黏稠不易排出。

(6)协助患者定时翻身、叩背，鼓励其有效咳嗽。

(7)加强患者的口腔护理。

(三)呼吸机相关性肺炎

呼吸机相关性肺炎(VAP)是机械通气过程中常见而又严重的并发症之一，患者一旦发生 VAP，则易造成脱机困难、延长住院时间、增加住院费用，严重时甚至会威胁生命，导致患者死亡。因此，VAP 的预防对重症患者至关重要。

1. 定义

呼吸机相关性肺炎是指机械通气 48 小时后至拔管 48 小时内发生的肺炎。

2. 诊断标准

呼吸机治疗 48 小时后出现全身发热，静脉血中白细胞升高，胸部 X 线检查提示有新增或扩大的阴影面积，从支气管分泌物中分离到新的病原体。

3. 原因分析

(1)患者气道防御机制受损。

(2)机体免疫力下降。

(3)细菌在上呼吸道定植、吸入。

(4)胃内酸碱度降低和细菌逆行定植。

(5)呼吸机管道的污染。

(6)医务人员因素。

4. 预防措施

(1)与器械相关的预防措施：保持呼吸机清洁并按时消毒；建议使用一次性呼吸回路、湿化器，并每周更换；吸痰装置及时更换，储液瓶内吸出液不应超过瓶身的 2/3。

(2)与操作相关的预防措施：①医护人员应严格无菌操作，尽量进行声门下分泌物引流，或采用密闭式吸痰管。②患者鼻饲进食前，将床头抬高 35°～45°，预防食物反流、误吸。③进行气管内导管气囊压力管理，预防外源性感染。

(3)药物预防：①雾化吸入或静脉应用抗菌药物。②选择性消化道去污染(SDD)及选择性口咽部去污染(SOD)。SDD 是通过清除患者消化道内可能引起继发感染的潜在病原体(主要包括革兰氏阴性杆菌、甲氧西林敏感的金黄色葡萄球菌及酵母菌等)达到预防严重呼吸道感染或血流感染的目的。SOD 是 SDD 的一部分，主要用于清除口咽部的潜在病原体。

5. 集束化护理方案

(1)患者取半卧位，将床头抬高 30°～45°。

（2）避免镇静时间过长和程度过深。

（3）加强患者吞咽功能训练，避免口咽部和胃内容物反流入口腔而误吸。

（4）严格落实护理查体，根据肺部听诊情况做针对性肺部物理治疗。

（5）进行持续声门下吸引。

（6）规范使用呼吸机管道。

（7）口腔护理，每日4～6次，预防感染。

（8）医护人员严格落实手卫生制度，预防医源性感染。

（9）每日评估，尽早撤机。

二、导管相关性血流感染

（一）定义

导管相关性血流感染（catheter related blood stream infection，CRBSI）是指带有血管内导管或者拔除血管内导管48小时内，患者出现菌血症或真菌血症，并伴有发热（体温≥38℃）、寒战或低血压等表现，除血管导管外没有其他明确的感染源。实验室微生物学检查显示外周静脉血培养细菌或真菌阳性，或从导管段和外周血培养出相同种类、相同药敏结果的致病菌。

（二）诊断标准

符合下列情况之一，即可诊断CRBSI。

（1）静脉穿刺部位有脓液或渗出物排出，或有弥漫性红斑。

（2）沿导管皮下走行部位出现疼痛性红斑（除外理化因素所致）。

（3）患者经血管介入性操作，出现发热，体温≥38℃，伴有寒战或低血压，无其他原因可解释。

（三）原因分析

（1）皮肤问题：约有50%的CRBSI致病菌来自皮肤，皮肤表面的菌落能够从插管部位沿导管外表面移动，形成导管皮内段乃至远端的定植，最终引起感染。

（2）接头污染：导管接头处受到污染后，细菌沿着导管内壁扩散，引起腔内定植，是CRBSI的重要原因。

（3）血源性感染：患者体内其他部位感染灶病原菌入血，随着血流到达导管末端定植。

（4）输液感染：患者输入了被污染的液体而引起的感染。

（四）预防措施

（1）健全科室规章制度，制定工作规范和操作规程，明确职责。

（2）加强培训，建立静脉置管专业护士队伍。

（3）严格评估置管指征，确定置管部位及导管类型。

（4）置管过程中严格按照操作规程、遵守无菌原则。

（5）置管后认真做好管道维护：①患者洗澡或擦身时，注意保护导管，以防浸湿。②输液管在输血、血制品、脂肪乳后24小时内或停止输液后及时更换。③严格保证输注液体的无菌。④对无菌操作不严格的紧急置管，48 小时内应更换导管，并选择另一穿刺点。⑤外周及中心静脉置管后，用生理盐水或肝素盐水进行常规冲管，预防导管内血栓形成。⑥每天评估留置导管的必要性，尽早拔除导管。⑦导管不宜随意更换，更不应当为预防感染而定期更换。⑧怀疑导管相关性感染、患者出现静脉炎、导管故障时，应及时拔除，必要时进行导管尖端的微生物培养。

三、导尿管相关性尿路感染

(一)定义

导尿管相关性尿路感染(catheter-associated urinary tract infection，CAUTI)主要是指患者留置导尿管后，或者拔除导尿管 48 小时内发生的泌尿系统感染，可分为上尿路感染(主要是肾盂肾炎)和下尿路感染(主要是膀胱炎)。

(二)诊断标准

患者出现尿频、尿急、尿痛等尿路刺激症状，或者有下腹触痛、肾区叩痛，伴或不伴有发热，并且尿常规提示白细胞男性≥5 个/高倍视野，女性≥10 个/高倍视野，留置尿管者应当结合尿培养结果。

(三)原因分析

1. 内源性感染

内源性感染致病菌多数为肠道正常菌群，以无症状菌尿患者为主。

2. 外源性感染

(1)10% ~20% 病原菌来自于集尿系统和尿袋，此种感染多发生在拔除导尿管 24 ~48 小时内。

(2)生殖道和外科手术感染经血行引起泌尿道感染。

(3)操作时使用灭菌不严的膀胱镜、导尿盘、冲洗液、消毒液等。

(4)医护人员未严格执行手卫生。

3. 逆行感染

CAUTI 主要为逆行感染，如导尿时带入细菌和细菌逆行侵入。

4. 人为因素

(1)患者：与其年龄、性别、基础疾病、免疫力和其他健康状况等相关。

(2)医护人员：与导尿管置入方法、护理质量、导尿管留置时间和抗菌药物临床使用等相关。

(四)预防措施

(1)医护人员应严格把握留置导尿管的适应证、限制导尿管留置的时间。

(2)采用严格规范的导尿技术，落实无菌原则。

(3)维护无菌密闭引流，使用防反流尿袋。

(4)规范导管管理和维护：①妥善固定尿管，避免打折、弯曲，保证集尿袋高度低于膀胱水平，避免接触地面，防止逆行感染。②保持尿液引流装置密闭、通畅和完整，患者活动或外出检查时，应夹闭引流管，防止尿液逆流。③患者应当使用个人专用的收集容器，及时清空集尿袋中尿液。清空集尿袋中尿液时，要遵循无菌操作原则，避免集尿袋的出口触碰到收集容器。④留取尿标本进行微生物病原学检测时，应当消毒导尿管后，使用无菌注射器抽取标本送检。⑤不应当常规使用含消毒剂或抗菌药物的溶液进行膀胱冲洗或灌注以预防尿路感染。⑥保持尿道口清洁，对大便失禁的患者清洁后还应进行消毒。留置导尿管期间，应当每日清洁或冲洗尿道口。

四、多重耐药菌感染

(一)相关定义

(1)多重耐药细菌：对临床使用的 3 类或 3 类以上(每类中 1 种或以上)抗菌药物同时呈现耐药的细菌。临床常见的多重耐药菌为耐甲氧西林金黄色葡萄球菌(MRSA)。

(2)广泛耐药细菌：对大多抗菌药物不敏感，只对一两种药敏感的细菌。

(3)全耐药细菌：对所有抗菌药物耐药的细菌。

(二)原因分析

(1)患者在临床治疗中长期使用抗生素，从而筛选产生出多重耐药菌。

(2)ICU 患者、插管患者等易感染多重耐药菌。

(3)有免疫缺陷、基础代谢疾病的患者易感染多重耐药菌。

(4)由社区获得多重耐药菌的患者将多重耐药菌带入医院而造成传播。

(三)多重耐药菌的预防控制

1. 加强多重耐药菌医院感染管理

(1)重视多重耐药菌医院感染管理。

(2)加强重点环节管理。

(3)加强医护人员培训力度。

2. 强化预防与控制措施

(1)医护人员应严格执行手卫生制度，有效切断传播途径，降低患者医院感染发生率。

(2)发现患者感染多重耐药菌后应严格实施隔离措施。

(3)医护人员应遵守无菌技术操作规程。

(4)病室内加强清洁与消毒工作。

3. 合理使用抗菌药

多重耐药菌感染患者应常规行病原微生物检查，根据药敏结果，合理用药。

4. 建立和完善对多重耐药菌的监测

(1)加强多重耐药菌监测工作。

(2)提高临床微生物实验室的监测能力。

五、深静脉血栓形成

ICU 患者是深静脉血栓的高发人群，深静脉血栓的发生，可增加患者的并发症，严重者危及生命。研究显示，常规预防措施可减少 ICU 患者深静脉血栓的发生，改善不良预后，减少总治疗费用。

(一)定义

深静脉血栓形成是血液在深静脉内不正常凝结引起的静脉回流障碍性疾病，多发生于下肢深静脉，可发生于下肢近端和远端。DVT 的主要并发症是肺动脉栓塞(PE)和血栓后综合征(PTS)，显著影响患者的生活质量，甚至导致其死亡。

(二)原因分析

DVT 发生的主要原因有静脉壁损伤、血流缓慢和血液高凝状态。DVT 多见于大手术或严重创伤后，以及长期卧床、肢体制动、肿瘤患者等。

(三)预防措施

预防 DVT 的方法主要包括基本预防、物理预防、药物预防。

1. 基本预防

(1)鼓励、协助患者主动或被动进行踝泵运动，尽早下床，促进下肢静脉血液回流。

(2)对于不能进行主动运动的患者，要协助其进行被动运动。

(3)患者卧位时，禁止腘窝及小腿下单独垫枕。

(4)避免在双下肢静脉穿刺。

(5)定时观察患者双下肢颜色、温度是否正常，做到早发现、早治疗。

(6)指导患者保持良好的生活习惯，戒烟限酒、多饮水、清淡饮食，积极控制血糖、血脂。

2. 物理预防

物理预防措施包括梯度压力弹力袜、间歇充气加压装置、足底静脉泵。

3. 药物预防

预防 DVT 的常用药物包括低分子肝素、维生素 K 拮抗剂等。

六、ICU 综合征

(一)定义

ICU 综合征是指患者在 ICU 中出现精神障碍合并思维紊乱、行为和动作异常、情感障碍等表现的一组综合征。

(二)原因分析

1. 个人因素

患者性别、年龄和疾病情况等均是影响 ICU 综合征发生的因素，尤其是性格内向、有精神神经系统疾病或有脑外伤、脑血管疾病的患者，在 ICU 监护治疗时患者易出现情绪状态的变化，从而导致 ICU 综合征发生。既往有精神病、安眠药中毒或长期对某种药物依赖的患者，在接受 ICU 监护时也容易发生本综合征。

2. 药物因素

在 ICU 中使用的药物常可产生明显的精神毒性作用，如抗感染药物均有不同程度的精神神经系统副作用，尤其是在合用了肾上腺皮质激素后，会使精神神经系统方面的副作用的发生率增加。

3. 人际关系因素

ICU 患者生活自理能力受到限制，加上复杂的仪器设备和监护措施使患者心理上承受很大的压力，约束带的使用更令患者烦躁和不合作。探视时间及次数受限制，患者只能与亲友在短暂的时间内交谈和相处，这使患者处在与外界相对隔绝的状态下，会另其产生烦躁不安，自卑、孤独感。有些患者因为人工气道的建立，不能通过语言表达自己的感受和不适，更不能宣泄自己的情绪，也是造成本病的原因之一。

4. 环境因素

患者长时间卧床，受持续性灯光照射，ICU 医护人员工作繁忙，病室环境嘈杂，仪器噪声以及其他患者的抢救等都会加重患者心理负担。治疗和护理操作频繁，各种治疗处置所致的痛苦，更换体位后的不适，身体各部位的充分暴露而产生的不安和羞涩感等，这些都给患者带来拘谨的感觉，更容易产生恐惧、紧张、焦虑的心理反应。

（三）预防措施

1. 严密观察病情

早期评估患者精神障碍发生的危险因素，积极治疗原发病，预防心脑血管并发症。对清醒的患者认真做好 ICU 的相关介绍，让患者在离开家属后有归属感。

2. 改善环境

保持 ICU 室内环境清洁、整齐、舒适、安静，医护人员避免在床旁讨论患者病情，各类仪器的声音及报警音量调至合适大小，提高患者舒适度。

3. 提高操作技能

医护人员要加强专业技能学习，熟练掌握各类仪器使用流程，出现异常时及时处理，避免营造紧张气氛。

4. 加强护患沟通

ICU 患者无亲属陪护，医护人员是患者最大的依靠，有技巧的沟通交流对患者的情绪有很大的调节作用。

5. 鼓励家属参与心理护理

合理安排家属入 ICU 探视，让家属亲近患者，给患者心理支持和安慰；无探视条件时，可利用手机、电脑进行视频连线，满足患者亲情需求，缓解其紧张情绪。

6. 尽量减少约束带的使用

根据病情合理使用镇静剂、镇痛剂，加强患者的心理护理，从而减少过度依靠约束患者的操作。

7. 提高神经内科 ICU 护士的综合素质

ICU 护士必须具备敏锐的感知观察力、准确快速的记忆力、高度集中的注意力、敏捷独立的思维、稳定的情绪、良好的语言修养等，才能在 ICU 的特殊环境中更好地服务于患者。

第十节 神经内科重症患者细节管理

细节管理指针对治疗过程中各个环节出现的细节性问题,采取细节性的护理方案,从而提升预后效果。细节管理是一种优化的护理管理模式,对护理过程中潜在的风险因素进行排查,再通过细节管理达到改善整体护理工作质量的目的。

一、细节管理的优点

(1)减轻患者经济负担,有效缩短患者住院时间。

(2)减少护理误差,达到辅助性治疗的目的。

(3)为构建和谐的护患关系奠定良好基础。

(4)避免不必要的医疗纠纷。

(5)能够提高护理工作人员的信心。

(6)提高患者的生活质量,改善紧张的护患关系。

二、护理人员管理

(一)加强管理与培训

(1)了解护理前沿及动态,积极开展新技术新业务。

(2)定期组织护理查房及业务学习。

(3)定期组织考核,加强在职培训,提高护士综合素质。

(二)培养细节管理意识

(1)定期召开质量分析会、汇总问题、组织讨论、归纳总结,分析工作中出现的细节问题。

(2)全员培训,培养细节管理的意识,并贯穿于整个护理工作中。

(3)分层管理培训,提高护理人员细节管理能力。

(三)流程制度的建立

(1)建立层级管理制度(护士长—责任组长—责任护士),落实好一级质控。

(2)细化各班次工作流程并详细记录。

(3)制订护理工作手册。

(4)所有工作制度化、流程化,并制订工作质量量化标准,避免差错事故及医疗纠纷的发生。

(四)护理文书记录要求

(1)护理记录应客观、真实、及时、准确、完整,与医疗记录保持一致,不得伪造。

(2)护理记录应突出专科特色,如给氧方式、有创或无创呼吸支持条件;用药、治疗的情况及效果评价;患者肢体肌力及康复锻炼情况;患者心理状态;各种管道名称、引流方式、引流物性质和量等情况。

（五）护理技术细节管理

（1）定期组织技能培训及考核，提升护理技术水平。

（2）加强个人操作熟练度，增加患者信任度，建立和谐的护患关系。

（六）护理服务细节管理

（1）根据病情类型和症状，开展针对性细节护理措施。

（2）提升患者舒适度，避免各类并发症的发生。

（3）节省物品、耗材的使用，避免浪费，减轻患者经济负担。

（4）及时关注 ICU 患者家属需求，努力提升护理满意度。

三、患者的细节管理

（一）入院环节管理

做好患者的入院评估，介绍病区环境及医护人员、介绍病房管理制度、签署知情同意书、介绍疾病相关知识、了解患者背景、密切关注患者病情变化，进行个体化的心理护理。

（二）基础护理管理

1. 晨间及晚间护理

晨间及晚间护理每日各 1 次，实行无盆化管理。操作过程中注意观察患者的病情、皮肤情况，注意保暖、保护患者隐私；注意病室通风，保持空气新鲜。

2. 床上擦浴

床上擦浴每日 1 次，在 15～30 分钟内完成，避免时间过长，造成患者不适或受凉。操作过程中注意保护伤口，避免各种管路受压、扭曲，注意与患者沟通，擦浴时注意保暖、保护患者隐私。

3. 会阴冲洗

会阴冲洗每日 2 次，注意保暖、保护患者隐私，观察阴道分泌物性质，分泌物过多时，应先用温水清洗或专用湿巾擦拭后，再行操作。女性月经期宜采取会阴冲洗，操作过程中避免牵拉尿管。

4. 口腔护理

口腔护理每日 4 次，根据患者口腔情况，选择合适的口腔护理溶液。对昏迷患者，禁止漱口，护理时棉球不可过湿，观察患者口腔有无感染，动作轻柔，避免损伤黏膜，患者如有活动义齿应为其取下，并协助清洁，开口器应从臼齿放入，必要时由两人完成操作。

5. 头部护理

头部护理每周 1～2 次，注意洗发前用脱脂棉球堵塞耳孔，用毛巾盖好双眼，防止进水，清洗后梳理并吹干，防止受凉。洗发过程中观察患者病情变化，危重症患者建议剃短头发，便于护理。

6. 足部护理

足部护理每周 1～2 次，注意水温，防止烫伤。确保足部全部浸泡入水，洗净足趾间隙，根据情况修剪趾甲，皮肤干燥者，可适当使用护肤品。

(三)病情观察

详见本章第三节相关内容。

(四)健康教育落实管理

(1)选择适宜的宣教时机。ICU患者入院时病情危重,同时对新环境感到陌生,致使患者及家属均处于紧张、焦虑状态,此时应做好基本入院介绍,不宜对患者进行过多宣教。患者办好入院手续,确定陪护人员后,再详细进行宣教。

(2)每位患者有固定责任护士。ICU应严格落实责任制整体护理制度,确定管床责任护士,让患者及家属有归属感。

(3)健康教育内容应符合患者病情,普通患者每周可进行两次健康教育;住院时间超过一周以上者,根据患者情况至少每周进行一次健康教育。

(4)健康教育内容建议采用多元化的形式,如口头宣教、视频宣教、宣传册宣教、卡片宣教等。

(5)健康教育之后应及时评估宣教效果,针对患者未掌握知识,再次补充宣教。

(6)对预出院患者,提前制做出院指导卡,告知家属相关注意事项及出院手续办理流程。

(7)出院患者根据情况留取联系方式,定期做好延续护理并进行追踪指导。

(五)重症患者家属管理

(1)认真落实入院宣教,及时签署各类知情同意书。

(2)根据医院及科室规定,在探视时间内,有序管理入室探视的家属,做好防护措施。

(3)因客观原因无法入室探视时,责任护士应与家属做好沟通解释,合理安排时间进行视频探视。

(4)主管医生及责任护士每日定时向患者家属告知患者病情、治疗及护理情况,避免患者家属频繁询问,影响正常工作。

(5)指导患者家属在自助查询系统查询住院费用,方便家属提前缴费,避免延误治疗用药。

(6)定期进行家属满意度调查,建立意见本,鼓励患者家属提出宝贵意见。

(六)出院环节管理

(1)为患者发放出院指导卡,做好出院宣教,包括出院手续办理流程、服药情况、复诊时间、注意事项。

(2)出院前责任护士要做好患者基础护理,保证皮肤清洁。

(3)带管出院患者,应查看管道失效期并妥善固定,告知患者及家属相关注意事项。

(4)患者外带药物、生活用品应与患者家属当面交接清楚。

(5)对死亡患者,按流程做好相关文件登记。

四、重症患者安全管理

(一)人身安全

责任护士要做好病情观察,准确评估。对于意识障碍、烦躁、不能配合的患者,及时采取相应措施（如药物镇静、保护性约束等），避免患者坠床、意外脱管等风险事件的发生。对清醒患者，做好心理评估，对中、重度焦虑、抑郁患者要做好心理疏导，避免患者出现自杀、自伤行为。

（二）环境安全

责任护士应每班查看病房床单位、仪器设备等是否完好，发现故障及时报修。患者周围避免放置利器，对烦躁患者及时加护床栏。严格落实 ICU 物体表面及空气的消毒工作，避免交叉感染。

（三）药物安全

（1）重视临床护士药物安全知识管理和培训：培养护士的慎独精神，加强药品相关知识的培训，建立健全相似药品的管理规范。

（2）强化临床用药关键环节的管理：严格落实查对制度、加强药物之间相互作用的管理、规范药品配置流程。

（3）制订血管活性药物应用规范：血管活性药物是 ICU 常用药，应用不当会对危重患者造成严重的危害。因此，应制订更换血管活性药物的操作流程，避免因血管活性药物更换造成患者相关血流动力学波动。

（4）制订抢救时用药规范：护士应对口头医嘱完整复述并确认。在执行时双人核查，事后及时补开医嘱及记录。

（5）护理人员参与给药全过程，严格观察用药后的疗效及不良反应，发现异常，及时报告，做好护理记录。

（四）管道安全

（1）掌握各类管道置管适应证，准确评估患者。

（2）严格执行置管操作流程，避免相关感染。

（3）规范固定各类管道，预防意外脱管，建议使用专用固定器，如气管插管固定器、尿管固定胶带等。

（4）操作前、中、后严格落实查对制度，按规定要求贴好管道标识（红色高危、黄色中危、绿色低危）。

（5）及时评估患者病情，尽早拔管。

（6）积极预防管道相关并发症，如皮肤机械性损伤、尿路感染等。

第十一节　危重症患者及其家属人文关怀

危重症患者是生理功能处于不稳定状态的患者，人体内重要器官功能任何微小改变即可导致机体不可逆的功能损害或死亡。由于 ICU 特殊的管理要求和危重症患者的心理状态和心理反应，同时也因危重症患者病情重，抢救治疗任务繁重，护理工作量大，大多数医护人员只重视患者的抢救治疗，而忽视对患者的心理沟通或不具备良好的沟通技巧，以至于危重症患者得不到应有的人文关怀，最终影响患者的病程及转归。

因此，强化 ICU 医护人员的人文精神，提高医护人员的人文素质及沟通能力显得非常重要。

一、人文关怀概述

人文关怀是对人的生存状况的关怀、对人的尊严与符合人的生活条件的肯定，对自由的追求。危重症患者的人文关怀是医护人员以人性、人道的观念关心、关注、关爱危重症患者的感觉世界、精神世界，以患者为中心，最大限度地为危重症患者着想的文化。人文关怀在护理上具体体现为"人文护理"，而人文护理的实质内涵就是"人性化护理"，即护理工作要以人为本，尊重和关爱患者，护士要将自己的知识内化后自觉地给予患者情感的付出，而人性化护理是通过护士与患者良好的沟通来实现的。

二、危重症患者人文关怀的特点

1. 人文关怀中主体的单元性、个体性

因价值观念、思维方式、地理环境不同，每个个体或每个单元各有自己的特点，不可做具体规定。这就要求护士提供护理服务时，应充分考虑每个患者所处的社会环境、家庭环境、文化修养及心理状态，注重个性与共性的有机结合。

2. 个体的特殊性

神经内科危重症患者疾病种类、意识状态、相关基础疾病、患者对疾病的认知及所产生的心理应激反应等均有所不同，因此，危重症患者的人文关怀和人性化护理内容应有个体化差异。

3. 内容的综合性

危重症患者在医疗护理单元内要接受多种不同的治疗和护理，因此在关怀的内容上需要综合性的干预。

4. 主观能动性

患者不是被动接受医疗服务的对象，而是主动的追求者。医护人员一定要重视患者的主观能动性，发挥他们的主观能动性，通过患者的积极配合战胜病痛。

5. 意志和情绪

患者的情绪是影响疾病转归和预后的重要因素，而在疾病的特殊时期患者常常表现为意志薄弱、情感脆弱和情绪的不稳定。护理人员要懂得给予患者情感上的支持，让患者有战胜疾病的意志和信心。

6. 社会属性

社会属性是人的本质属性，护理人员要充分了解患者的特点，尽可能满足患者的合理需求。

三、ICU 护士的人文修养要求

（一）积极的性格特征

个性品质在人际交往中占有十分重要的地位，作为护患关系的主导者，ICU 护士要有积极的品质，为良好的护患关系奠定基础。

1. 对患者诚信、可靠

（1）尊重患者保守个人秘密的权利：在疾病的状态下，患者心理变化是复杂而微妙的，既想得到帮助，又不愿把自己的秘密公开，因此护理人员要获得患者的信任，就必须尊重患者保守个人秘密的权利。

（2）尊重患者的知情权：护理人员在与患者交流时要了解患者有无得到了解病情的动机，既要尊重患者的知情权，又要根据情况做好保护性医疗制度。

2. 对工作认真负责

认真负责的工作态度是获得患者认同、赞赏、信任的良好基础。

3. 保持自信、开朗

自信开朗的性格才能够增加护士的亲和力，才能更好地与患者沟通。

（二）学会"通情"

"通情"又称为"同感"，是把护士个人的价值观、信仰、文化观作为行为标准，也包括将个人偏见暂时忘掉，以中性的态度、开放的思想进入患者的感觉世界中，与患者一道感受其经历，同时又能意识到自己不在患者所处的事件中，以保持专业人员的理智。

（三）保持积极稳定的情绪

护士的情绪直接影响其观察力及行为，情绪健康、稳定则有助于营造和谐的气氛，形成融洽的护患关系。因此护理人员要保持乐观、稳定、积极向上的态度，以促进护患间的有效配合。

（四）注重文学艺术、文化传统及语言文字的修养

文学艺术修养是通过文学艺术作品的鉴赏活动而逐步提高的，对于护士来说，文学鉴赏能提高自身的观察能力、理解能力。所以护士要不断学习，加强自身修养，提高自身的整体素质。

（五）培养与患者进行有效沟通的能力

1. 善于倾听，诱导患者交谈

护患之间要获得良好的沟通效果，护士善于倾听至关重要，倾听患者本身就是对他们的安慰和鼓励，更有利于全面了解病情，也有利于疾病的治疗。

2. 善于使用辅助语言

辅助语言又称副语言，包括语音、语调、语气、语速、节奏、流畅性等，ICU的医护人员尤其应注意与患者的交流方式，要尊重、平等地对待患者，以免对其造成心理上的伤害。

3. 善于使用身体语言

在人际沟通中，55%以上的信息交流是通过无声的身体语言实现的，如微笑、轻拍肩膀、搀扶等，这会拉近与患者的距离，增加患者信任度，降低医疗纠纷的发生率。

（六）仪表亲切、得体

在个性特征中，外貌魅力会引发明显的"辐射效应"，患者对护理人员的第一印象往往在很大程度上决定了其与护理人员的关系，因此，ICU护理人员应举止稳重、端庄得体。

四、危重症患者人文关怀的实施

1. 从物质层面上营造人文关怀的氛围

在 ICU 的布局及设置管理中，处处体现人文关怀的精神，如 ICU 整体颜色、光线等。

2. 从技术层面上赋予人文关怀

可以利用现代的科学技术体现人文关怀，如实现患者与家属可视交谈等。

3. 从行为层面上体现人文关怀

危重症患者人文关怀更多的是从医护人员的行为中体现出来的。因此医护人员的每个动作都必须体现人文关怀的要求。

4. 从教育层面上强化人文知识

医护人员要加强人文知识的学习，提高自身人文素养，构建和谐医患关系。

5. 从内修层面上深化人文素养

内修层面即在深入全面理解患者主体患病经过的基础上，进一步理解人文关怀的重要性。

五、ICU 护理人员对危重症患者及其家属关怀与沟通的方式

作为 ICU 护理人员，在为患者实施护理服务前一定要按照护理程序，用观察法和询问法，全面地收集患者各种信息，并对其心理状态进行客观评估，根据评估结果做出正确的护理诊断，从而进一步分析不良心理反应的主要原因和影响因素，最后选择对患者进行关怀与沟通的方式。

(一)积极与患者沟通

(1)了解患者需求，尽量满足患者情感需要。患者入 ICU 后，护士应及时了解患者各种信息，准确地向患者介绍 ICU 环境及治疗情况，以减轻患者孤独感、恐惧感。遇病情严重需抢救的患者，安排护理人员持续陪伴在其身边，消除患者的恐惧心理。

(2)尊重患者，体现人文关怀。注意维护患者的尊严、尊重患者的人格、维护患者的权利。

(3)掌握熟练的专科理论知识和过硬的护理技术。由于 ICU 的特殊性，患者的治疗、护理类型种类多且技术要求高，尤其各种侵入性操作会增加患者的痛苦，因此 ICU 护士必须要有过硬的专科护理知识和专科技术。

(二)重视与家属的沟通

1. 患者与家属的沟通

意识清醒的 ICU 患者会因为与家属的分离出现紧张、忧虑情绪，因此，在病情、病室条件允许时，让家属入 ICU 进行探视，也可设立探视通道、使用视频电话探视等方式，让患者在一定程度上保持与亲人的联系，缓解其紧张情绪。

2. 医护与家属的沟通

ICU 患者的家属会出现担心、紧张等情绪，此时，医护人员应在评估患者后及时与

患者家属进行病情解释，适当安抚家属情绪。这在一定程度上可提高住院患者满意度、减少医患矛盾。

（三）与患者及家属沟通的方式

1. 语言沟通

语言是情感交流的重要工具，是心灵沟通的纽带，是护患交流的桥梁。对清醒患者及时进行有效沟通，安慰、鼓励患者。对嗜睡、昏睡、昏迷或者意识模糊的患者也应进行适当的语言刺激，即呼唤护理，以促进患者意识恢复。对于重症患者家属应注意多沟通、多安抚、多反馈患者情况，缓解家属焦虑情绪。

2. 非语言沟通

ICU 患者的特点是因疾病或治疗（如气管插管或气管切开）引起暂时失语，不能进行正常的语言沟通，需要制订切实可行的沟通计划。ICU 患者病情突然加重时要适当安慰家属，给予精神鼓励。

3. 医护人员在医患沟通中应注意的要点

（1）医护人员应具有较强的医患沟通观念，建立较科学完善的医患沟通制度和规范，是进行有效医患沟通，融洽医患关系的关键。

（2）加强医患沟通是将知情同意原则与医疗服务相结合的过程，这是医护人员的基本义务，也是患者的重要权利。让患者了解治疗效果是有一定概率的医学特殊性，了解医疗服务行业的高风险性和不确定性，同时有针对性地制订治疗、护理计划，解除患者焦虑与紧张的心理，树立战胜疾病的信念，积极配合治疗。

（3）医患沟通应体现在整个诊疗过程中，在患者入院后、手术或做创伤性检查前、病情发生变化和出院时，都要主动与患者沟通，尊重患者的选择权、同意权和知情权，对患者提出的问题应热情、耐心地做出解释。

（4）医患沟通中应有换位思考意识，充分理解患者；强化角色意识，医学伦理道德与医术并重；协调社会关系，多方位关心患者。

（四）强化护理人员人性化服务护理理念

人性化护理不是一项或几项护理操作，它贯穿于整个护理服务的过程及每个护理动作中。护士工作时要真正做到"以人为本"和"以患者为中心"。

第七章

神经内科康复治疗与护理

第一节　神经内科发展康复治疗的必要性

康复(rehabilitation)是指采用各种措施，消除或减轻康复对象(病、伤、残者)身心及社会功能障碍，使其功能达到或保持在最佳水平，增强其生活自理能力，重返社会，提高其生存质量。神经内科患者尽管有的病理变化无法消除，但经过康复，仍然可以使个体达到其最佳的生存状态。

神经内科发展康复治疗的必要性如下。

(1)早期康复介入，真正实现了治疗与康复同时进行，改善了患者的功能障碍，提高其生活自理能力，并能减少病后抑郁状态的发生，提升患者的生活质量。

(2)神经内科患者合并症多，病情复杂、多变，康复室设在病房内，便于患者与医生更好地沟通。

(3)及时对患者及家属进行健康宣教，使他们尽快了解康复护理的重要性及必要性，自觉主动地进行康复训练。

(4)早期康复介入不但缩短了康复时间，还使患者从根本上体会到康复的必要性，提高了患者生活自理能力，为出院后家居康复护理打下了坚实的基础。

第二节　神经内科常见康复护理

康复训练开始越早，功能恢复的可能性越大，预后越好。一般认为康复治疗开始的时间应为患者生命体征稳定，神经病学症状不再发展后的 48 小时，以便尽可能地减轻失用(包括健侧)。应注意对未进行手术治疗的蛛网膜下腔出血患者，近期再发病的可能性很大，应观察 1 个月左右再谨慎地开始康复训练。康复治疗包括：肢体功能训练、言语功能训练、吞咽功能训练、认知功能训练、感觉功能训练、神经源性膀胱功能训练、心理康复、作业治疗及理疗等。

一、运动障碍的康复护理

运动障碍导致患者致残率高达 86.5%。发病后早期有效的康复干预能促进肢体功能的恢复，减轻功能残障，从而降低后续长期的护理成本。

康复护理措施要在评估患者功能水平的基础上制订并实施，实施后要积极进行护理评价，再通过评价结果及时修改已制订的康复护理措施，并为制订下一步康复护理措施提供依据。

（一）脑血管病患者运动障碍康复护理

1. 软瘫期

患者意识清楚或轻度意识障碍，生命体征平稳，但患肢肌力、肌张力均很低，腱反射减弱。在不影响临床抢救，不造成病情恶化的前提下，康复护理措施应早期介入，从而预防并发症及继发性损害，同时为下一步功能训练做准备。一般 2 小时更换一次良肢位以防止发生压疮、肺部感染及局部痉挛。

（1）良肢位摆放：是指为防止或对抗痉挛姿势的出现，保护肩关节、防止半脱位，防止骨盆后倾和髋关节外展、外旋，早期诱发分离运动而设计的一种治疗体位。偏瘫患者典型的痉挛姿势上肢表现为肩下沉后缩、肘关节屈曲、前臂旋前、腕关节掌屈、手指屈曲；下肢表现为外旋，髋膝关节伸直、足下垂内翻。早期注意保持床上的正确体位，有助于预防或减轻上述痉挛姿势的出现或加重。良肢位摆放方法如下。

1）患侧卧位：患侧在下，健侧在上，头部垫枕，患臂外展前伸旋后，患侧肩部尽可能前伸，以避免受压和后缩，上臂旋后，肘与腕均伸直，掌心向上；患侧下肢轻度屈曲位，健侧下肢屈髋屈膝向前放于长枕上，健侧上肢放松，放在胸前的枕上或躯干上（图 7-1）。

2）健侧卧位：健侧在下，患侧在上，头部垫枕，患侧上肢伸展位置于枕上，使患侧肩胛骨向前向外伸，前臂旋前，手指伸展，掌心向下；患侧下肢向前屈髋屈膝，并完全由枕头支持，注意足不能内翻悬在枕头边缘（图 7-2）。

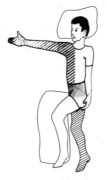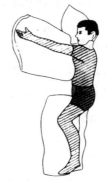

图 7-1　患侧卧位　　　　　图 7-2　健侧卧位

3）仰卧位：头部用枕头良好支撑，患侧肩胛和上肢下垫一长枕，上臂旋后，肘与腕均伸直，掌心向上，手指伸展位，整个上肢平放于枕上；患侧髋下、臀部、大腿外侧放垫枕，防止下肢外展、外旋，膝下稍垫起，保持伸展微屈（图7-3）。

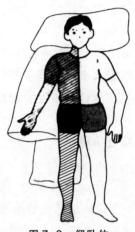

图7-3　仰卧位

（2）肢体被动运动：主要目的是为了预防关节活动受限，另有促进肢体血液循环和增强感觉传入的作用。患者病情较稳定后，对患肢进行按摩可促进血液、淋巴回流，防止和减轻水肿，同时又是一种运动感觉刺激，有利于运动功能恢复。按摩手法要轻柔、缓慢、有节律地进行，不使用强刺激性手法。对肌张力高的肌群用安抚性质的推摩，对肌张力低的肌群则予以摩擦和揉捏。对患肢所有的关节都做全范围的关节被动运动，先从健侧开始，然后参照健侧关节活动范围再做患侧关节活动。运动从近端关节到远端关节循序渐进，动作要轻柔缓慢，重点进行肩关节外旋、外展和屈曲，肘关节伸展，腕和手指伸展，髋关节外展和伸展，膝关节伸展，足背屈和外翻。肢体被动运动每天做2~3次，每次5分钟以上，直到主动运动恢复。

1）肩关节：令患者肩关节外展90°，肘关节屈曲90°，做肩关节内旋、外旋运动，并对肩关节做前屈、后伸运动，运动幅度以患者不感到疼痛为度。

2）肘、前臂：给予患者肘关节屈伸训练，然后将关节屈曲90°，靠于体侧，护士一手扶持患者肘关节，另一手握持其手部，做前臂旋前、旋后训练。

3）腕、指关节：护士一手握患者前臂，一手握持手指，做腕关节屈、伸、尺侧偏、桡侧偏运动，或做由内向外做绕腕运动，屈、伸手指运动，并注意拇指各方向的被动运动。

4）髋关节：患者取仰卧位，屈曲健侧髋关节和膝关节，护士一手按压健侧膝关节，使髋、膝关节充分屈曲，另一手同时向下按压患侧大腿，使患侧髋关节充分伸展；还可令患者患侧髋关节屈曲，护士一手扶持其膝部，另一手握持其足部向外移动，达到髋关节内旋的作用。健侧卧位时，护士一手扶持患者骶部，一手握持其膝部向后移动，起到伸展髋关节的作用。

5）膝关节：患者取仰卧位，做被动膝关节屈、伸运动；护士还可一手扶持患者膝部后方，另一手握持其踝部上方做内旋、外旋运动（可有15°活动范围）。

6）踝关节：护士用一手托抬腘窝，使患者膝关节屈曲，另一手握住足跟，并用前臂力量将足底压向踝背屈方向，牵拉跟腱。

7）髋、膝、踝三关节被动挤压：患者取仰卧位，护士用一手托抬腘窝，使膝关节、髋关节屈曲，另一手握住足跟，并用前臂将足压向头部，使髋关节、膝关节充分屈曲，踝关节充分背屈，并保持一定的挤压力。髋、膝、踝三关节受到充分挤压，可增加本体感觉冲动，预防下肢痉挛。

（3）肢体主动运动：主要是利用躯干肌的活动以及各种手段，促使肩胛带和骨盆带的功能恢复。

1）上肢自主被动运动：嘱患者做 Bobath 握手动作，即双手手指交叉握拳，患侧拇指置于健侧拇指之上，用健侧上肢带动患侧上肢做患肢的被动运动，使双侧肘关节伸展，肩关节前屈，并上举。此运动可防止或减轻患侧上肢出现失用性肌萎缩，维持肩、肘关节活动度和抑制上肢痉挛。

2）体位变换：为了预防压疮和肺部感染，尽早使患者学会更换体位。平卧位会强化伸肌优势，健侧卧位会强化患侧屈肌优势，患侧卧位会强化患侧伸肌优势，不断变换体位可使肢体的伸屈肌张力达到平衡，防止出现痉挛模式。患者一般应 2 小时变换一次体位，先进行健侧翻身训练，再进行患侧翻身训练。

被动向健侧翻身训练：训练原则为先旋转上半部躯干，再旋转下半部躯干。护士一手放在患者颈部下方，另一手放在患侧肩胛骨周围，将患者头部及上半部躯干旋转成侧卧位，然后一只手放在患侧骨盆将其转向前方，另一手放在患侧膝关节后方，将患侧下肢旋转并摆放于自然半屈位。

被动向患侧翻身训练：护士先将患侧上肢放置于外展90°的位置，再让患者自行将身体转向患侧，若患者处于昏迷状态或体力较差时，则可采用被动向健侧翻身的方法帮助患者翻身。

主动向健侧翻身训练：患者做 Bobath 握手动作，伸直肘关节，屈曲肩关节呈90°，头转向健侧；由健侧上肢、躯干带动患侧上肢及躯干翻向健侧，同时健侧膝关节背屈，勾住患侧小腿，在健侧下肢的带动下，使骨盆和患侧下肢转向健侧（图7-4）。

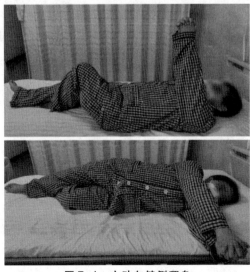

图 7-4　主动向健侧翻身

主动向患侧翻身训练：患者做 Bobath 握手，伸直肘关节，屈曲肩关节90°，头转向患侧。健侧下肢屈曲，足蹬踏床面，着力点在外侧，向患侧用力，在躯干和上肢手配合下，翻向患侧（图7-5）。

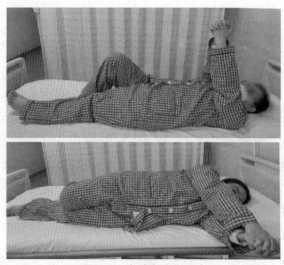

图7-5　主动向患侧翻身

3）桥式运动：进行翻身训练的同时，必须加强患者伸髋屈膝肌的练习，可有效防止站位时因髋关节不能充分伸展而出现臀部后突所形成的偏瘫步态。

双侧桥式运动：患者取仰卧位，上肢放于身体两侧，双腿屈曲，足踏床面，然后将臀部主动抬起，并保持骨盆成水平位，维持一段时间后慢慢地放下（图7-6）。

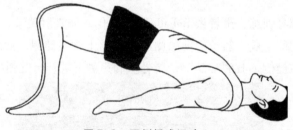

图7-6　双侧桥式运动

单侧桥式运动：在患者能较容易地完成双侧桥式运动后，让患者悬空健腿并伸直，仅患腿屈曲，足踏床面，主动抬臀。

动态桥式运动：患者仰卧屈膝，双足踏住床面，双膝平行并拢，健腿保持不动，患腿做交替的幅度较小的内收和外展动作，并学会控制动作的幅度和速度；然后患腿保持中立位，健腿做内收、外展练习。反复练习可以逐渐获得下肢内收、外展的控制能力。

2. 痉挛期

此期康复护理的目标是通过抗痉挛的姿势体位来预防痉挛模式和控制异常的运动模式，促进分离运动的出现。

（1）抗痉挛训练：大多数患者患侧上肢以屈肌痉挛占优势，下肢以伸肌痉挛占优势。抗痉挛训练主要包括以下几种方法。

1）卧位抗痉挛训练：患者采用 Bobath 握手，上举上肢，使患侧肩胛骨向前，患侧肘部伸直，或患者取仰卧位，双腿屈曲，做 Bobath 握手抱住双膝，将头抬起，前后摆动使下肢更加屈曲。此外，还可以进行桥式运动，也有利于抑制下肢伸肌痉挛。

2）被动活动肩关节和肩胛带：患者取仰卧位，做 Bobath 握手，用健侧手带动患侧手上举，伸直和加压患臂。可帮助上肢运动功能的恢复，也可预防肩痛和肩关节挛缩。

3）下肢控制能力训练：患者卧床期间进行下肢训练可以改善下肢控制能力，为以后行走训练做准备。

下肢屈曲动作训练：目的是抑制下肢伸肌异常运动模式的产生，促进下肢分离运动的出现，主要进行屈髋、屈膝动作的训练。患者取仰卧位，上肢置于体侧，或双手十指交叉举至头顶，护士一手将患足保持在背屈位、足底支撑于床面；另一手扶持患侧膝关节，维持髋关节呈内收位，令患足不离开床面而移向头端，完成髋、膝关节屈曲，然后缓慢地伸直下肢，如此反复练习。

踝背屈训练：患者取仰卧位，双腿屈曲，双足踏在床面上。护士一手拇指、食指分开，夹住患侧踝关节的前上方，用力向下按压，使足跟支撑于床面，另一只手使足背屈外翻。当被动踝背屈抵抗消失后，让患者主动保持该位置，随后指示患者主动背屈踝关节。注意开始时要防止患者过度用力引起足内翻。

（2）坐位训练：只要患者病情允许，应尽早采取床上坐位训练。长期卧床制动，尤其是老年人，可产生许多严重的并发症，如下肢静脉血栓形成、坠积性肺炎、压疮等。

1）坐位耐力训练：开始坐起时患者可能发生体位性低血压，故应首先进行坐位耐力训练。取坐位时，不宜马上取直立（90°）坐位，可先取 30°坐位坚持 30 分钟后，再依次过渡到 45°、60°、90°。如已能保持坐位 30 分钟，则可进行床边坐起训练。

2）从卧位到床边坐起训练：从患侧坐起时，患者将患腿置于床边，使膝关节屈曲，开始时需护士帮助患者完成这一动作，或用健腿把患腿抬到床边。然后健侧上肢向前超过身体，同时旋转躯干，健手在患侧推床以支撑上身，并摆动健腿到床外，帮助完成床边坐位。若患者需要更多帮助，护士可将手臂环绕患者头部和患肩，通过身体扶持使患者坐直。从健侧坐起时，先向健侧翻身，健侧上肢屈曲缩至身体下，双腿远端垂于床边，头向患侧（上方）侧屈，健侧上肢支撑躯干慢慢坐起。患者由床边坐位躺下，运动程序与上述相反。

3. 恢复期

恢复期早期患侧肢体和躯干肌力尚弱，还没有足够的平衡能力，因此，坐起后常不能保持良好的稳定状态，故恢复期应先进行平衡训练。

（1）平衡训练：平衡分为三级，一级平衡为静态平衡；二级平衡为自动态平衡；三级平衡为他动态平衡。平衡训练包括左右训和前后训练。患者在静态平衡训练完成后，再进行自动态平衡训练，即要求患者的躯干能做前后、左右、上下各方向不同摆幅的摆动运动。最后进行他动态平衡训练，即在他人一定外力推动下仍能保持平衡。

1）坐位平衡训练：先进行静态平衡训练，患者取无支撑下床边或椅子上静坐位，髋关节、膝关节和踝关节均屈曲90°，足踏地或踏支持台，双足分开约一脚宽，双手置于膝上。护士协助患者调整躯干和头至中立位，当感到双手已不再用力时松开双手，此时患者可保持该位置数秒，然后慢慢地倒向一侧，要求患者自己调整身体至原位，必要时给予帮助(图7-7)。静态平衡训练完成后，让患者双手手指交叉，伸向前、后、左、右、上、下方并有重心的相应移动，即自动态平衡训练；完成自动态平衡训练后就可认为已完成坐位平衡训练，此后坐位训练主要是耐力训练。

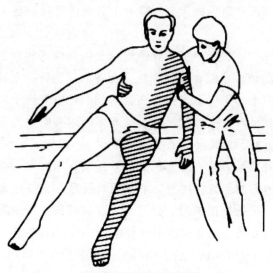

图7-7　坐位平衡训练

偏瘫患者取坐位时常出现脊柱向健侧侧弯，身体重心向健侧臀部偏移。护士应立于患者对面，一手置于患侧腋下，协助患侧上肢肩胛带上提，肩关节外展、外旋，肘关节伸展，腕关节背伸，患侧手支撑于床面上；另一手置于健侧躯干或患侧肩部，调整患者姿势，使患者躯干伸展，完成身体重心向患侧转移，达到患侧负重的目的。

2)立位平衡训练：①起立训练。患者双足分开约一脚宽，双手手指交叉，上肢伸展前伸，双腿均匀承重，慢慢站起，此时护士站在患者面前，用双膝支撑患者的患侧膝部，双手置于患者臀部两侧帮助患者重心前移，伸展髋关节并挺直躯干，坐下时动作相反。要注意防止患者仅用健腿支撑站起。②站位平衡训练。静态站位平衡训练是在患者站起后，让患者松开双手，上肢垂于体侧，护士逐渐去除支撑，让患者保持站位，注意站位时不能有膝过伸。患者能独立保持静态站位后，让患者重心逐渐移向患侧，训练患腿的负重能力，同时让患者双手交叉，上肢(或仅用健侧上肢)伸向各个方向，并伴随躯干(重心)的相应摆动，训练自动态站位平衡。如在受到突发外力的推拉时仍能保持平衡，说明已达到他动态站位平衡。③患侧下肢支撑训练。当患侧下肢负重能力提高后，就可以开始进行患侧单腿站立训练。患者站立位，身体重心移向患侧，健侧手可握一固定扶手以起保护作用，健侧足放在台阶或小凳上。为避免患侧膝关节过度伸展，护士应用手帮助患侧膝关节保持屈曲15°左右。随着患侧下肢负重能力的提高，可用另一手握住患者健侧足，使之向下踩的力量减弱，进而使患侧下肢负重能力逐渐接近单足站立平衡能力。

（2）步行训练：当患者达到自动态平衡后，患侧下肢承重达体重的一半以上，且可向前迈步时才可开始步行训练。训练方法如下。

1）步行前准备：患者先练习扶持站立位，接着进行患侧下肢前后摆动、踏步、屈膝、伸髋等活动，以及患侧下肢负重训练，双腿交替前后迈步进一步训练患侧下肢平衡。

2）扶持步行训练：护士站在患侧，一手握住患侧手，掌心向前；另一手从患侧腋下穿出，手背靠在患者胸前，与患者一起缓慢向前步行。训练时要按照正确的步行动作行走或平行杠内步行，然后练习扶杖步行再到徒手步行。

3）改善步态训练：步行训练早期，患者常有膝过伸和膝打软（膝突然屈曲）现象，应进行针对性的膝控制训练。如出现患侧骨盆上提的划圈步态，说明膝屈曲和踝背屈功能差，应重点训练。

4）复杂步态训练：包括高抬腿步、走直线、绕圈走、转换方向、跨越障碍、各种速度和节律地步行，以及训练步行耐力，增加下肢力量，训练步行稳定性（如在窄道上步行）和协调性（如踏固定自行车）等。

5）上下楼梯训练：上下楼梯训练应遵照健侧腿先上、患侧腿先下的原则。护士站在患者患侧后方一手协助控制患侧膝关节，另一手扶持健侧腰部，帮助患者将重心转移至患侧，健侧足先登上一层台阶，健侧肢体支撑稳定后，重心充分前移，护士一手固定患者腰部，另一手协助患侧腿抬起，髋膝关节屈曲，患侧足置于高一层台阶。如此反复进行，逐渐减少帮助，最终使其能独立上楼梯。下楼梯时，护士站在患侧，协助完成膝关节的屈曲及迈步。患者健侧手轻扶楼梯以提高稳定性，但不能把整个前臂放在扶手上。

（3）上肢控制能力训练：包括臂、肘、腕、手的训练。

1）前臂的旋前、旋后训练：指导患者坐于桌前，用患侧手翻动桌上的扑克牌，亦可在任何体位让患者转动手中的一件小物件。

2）肘的控制训练：该训练重点在伸展动作上。患者仰卧，患侧手臂上举，尽量伸直肘关节，然后缓慢屈肘，用手触摸自己的口、对侧耳和肩。

3）腕指伸展训练：患者双手交叉，手掌向前，手背向后，然后伸肘，举手过头，掌面向上。返回胸前，再向左、右各方向依次伸肘。

4. 改善手功能训练

改善手功能需患手反复进行放开、抓物和取物品训练，并纠正错误运动模式，方法如下。

（1）作业性手功能训练：通过编织、绘画、橡皮泥塑等训练患者双手协同操作能力。

（2）手的精细动作训练：通过打字、搭积木、拧螺丝、拾小钢珠等动作，以及与日常生活有关的动作训练，加强患者手的综合能力。

（二）脊髓损伤患者运动障碍康复护理

脊髓损伤急性期是伤后 6~8 周内，脊柱、脊髓损伤患者早期急救处理极为重要，急救措施的正确、及时与否，决定患者的预后。不完全脊髓损伤可因急救处理不当而造成完全性损伤，完全性损伤可因急救处理不当造成损伤水平上升，对颈脊髓损伤患者，上升一个节段就意味着康复目标的降低及残疾程度的增加。

1. 正确体位的摆放

脊髓损伤急性期，患者卧床阶段正确摆放体位，不仅有利于损伤部位的愈合，而且有利于预防压疮、关节挛缩及痉挛的发生。

（1）仰卧位：四肢瘫患者上肢体位摆放时应将双肩向上，防止后缩，双上肢放在身体两侧，肘关节伸展，腕关节背屈30°～45°以保持功能位，手指自然屈曲，手掌可握毛巾卷，以防形成功能丧失的"猿手"。截瘫患者上肢功能正常，采取自然体位即可；四肢瘫及截瘫患者下肢体位摆放方法相同，髋关节伸展，保持髋关节轻度外展。双下肢下垫软枕使下肢高于心脏水平，促进静脉回流，以防止下肢肿胀。双足底可垫软枕，以保持踝关节背屈中立位，预防足下垂的形成（图7-8）。

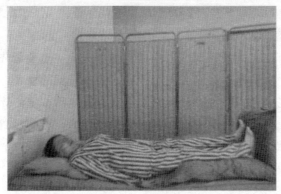

图7-8 仰卧位

（2）侧卧位：四肢瘫患者应将双肩向前，关节伸展，上方的前臂放在胸前的枕头上，下方的前臂旋后放在床上，腕关节自然伸展，手指自然屈曲，在躯干背后放一枕头给予支撑；四肢瘫及截瘫患者的下肢体位摆放相同，下方的髋和膝关节伸展，上方的髋和膝关节屈曲放在枕头上，与下方的腿分开，踝关节自然背屈，踝关节下垫一软枕（图7-9）。

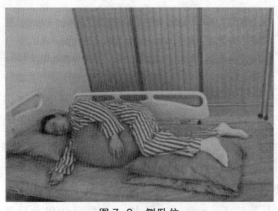

图7-9 侧卧位

2. 被动运动

被动运动可促进血液循环，保持关节和肌肉的最大活动范围，防止关节畸形、肌肉挛缩。患者受伤后就应开始被动运动训练，每个肢体的关节从近到远端的活动时间应在 10 分钟以上，每个关节都要进行数次的全范围活动，训练应每天 1～2 次。对外伤和脊柱骨折导致的脊髓损伤，脊柱稳定性差的患者，禁止进行脊柱的屈曲和扭转活动。四肢瘫患者禁止进行头颈部及双肩的牵伸运动。为避免加重胸、腰椎的损伤，截瘫患者应禁止进行髋关节活动。肩关节屈曲、外展对上脊柱有影响，活动范围应控制在 90°以内。做对下脊柱有影响的直腿抬高运动时，应禁止超过 45°，膝屈曲下髋关节屈曲运动禁止超过 90°。

3. 主动运动

加强患者肢体残存肌力的训练，可以提高机体的运动功能，增强患者日常生活能力，为患者重返社会奠定基础。不同肌肉，不同肌力的训练方法不同，以循序渐进为原则，不可操之过急，以免造成损伤。患者应逐渐从被动运动过渡到主动运动，并尽早进行独立的功能性上肢运动，如肱三头肌无力时，做伸肘动作，通过肩的外旋、前伸，放松肱二头肌，靠重力使肘关节伸展。此外，还包括手的功能训练，先借重力使腕关节屈曲，此时手指呈伸展位，将双手或单手示指和拇指放在要抓取的物体上，靠桡侧腕伸肌收缩使腕关节伸展，使屈指肌腱被动牵张，即可抓起较轻的物体。四肢瘫的患者主动运动的重点是三角肌、肱二头肌和斜方肌的下部，以加强转移和行走的控制。

主动运动包括：①助力运动，肌力小于 3 级的患者可采取助力运动，在治疗师或护士的帮助下，配合完成肢体运动，也可在悬吊装置的帮助下进行肢体减重运动，提高肌力。②抗阻力运动，肌力大于 3 级的患者需进行抗阻力运动，可用沙袋、滑轮提供阻力，或采取渐进性抗阻力运动。③等速肌力运动，对肌力大于 3 级的患者可利用等速训练仪进行训练，可较快提高肌力。但抗阻力运动和等速肌力训练有一定限制，最好在恢复早期或后期康复中进行。

4. 体位变换

脊髓损伤患者应根据病情变换体位，一般每 1～2 小时变换一次，使用气垫床可延长体位变换时间。变换前向患者及家属说明目的和要求，以取得患者的理解和配合，体位变换时，注意维持脊柱的稳定性，可由 2 或 3 人进行轴向翻身，避免因脊柱的不对称性而造成二次损害。避免托、拉、拽等动作，并仔细检查患者全身皮肤有无局部压红、破溃、皮疹、肢体血液循环障碍等情况。

5. 脊髓损伤恢复期患者康复护理

经过约 2 个月的综合治疗，患者运动、平衡、转移及日常生活活动能力都有了一定程度的改善，此期的问题是肌肉挛缩、各种功能性活动能力低下、日常生活不能自理，康复护士应配合物理治疗师、作业治疗师监督保护、辅导患者去实践已学到的日常生活动作，不脱离整体训练计划，指导患者独立完成某些功能训练。

(1)增强肌力，促进运动功能恢复：脊髓损伤患者为了应用轮椅、拐杖或自助器，在卧床或坐位时，主要重视肌力的训练，训练方法按不同肌力可分为以下三类：①0级和1级肌力主要训练方法为被动活动、肌肉电刺激及生物反馈治疗。②2~3级肌力，可进行较大范围的辅助、主动及器械性运动，根据患者肌力情况，调节辅助运动量。③3级~4级肌力，可进行抗阻力运动。

(2)垫上训练的康复护理：垫上训练主要是对躯干和四肢的灵活性、力量及功能性动作的训练。

1)垫上翻身：患者平卧在垫上，头颈屈曲旋转，双上肢上举，做节律性对称性摆动，借摆动惯性，头从一侧转向另一侧，随后双上肢、躯干、下肢顺势转向俯卧位。从俯卧位向仰卧位翻身，可先在一侧骨盆或肩胛下放枕头帮助旋转，如翻身仍困难，可增加枕头，以辅助躯干和肢体的转动。四肢瘫患者他人需帮助才能完成，也可借助绳梯或吊环。

2)垫上胸肘支撑：为改善床上活动，强化前锯肌和其他肩胛肌的肌力，促进头颈和肩胛肌的稳定，应在垫上进行胸肘支撑练习。患者取俯卧位，两肘交替移动，直到两肘撑起后，肘位于肩的下方，也可做双肘伸直手支撑俯卧位，可用于患者床上移动，但需要三角肌、肱二头肌、肱三头肌、肱桡肌等肌肉的肌力良好及肘关节活动正常。

3)垫上双手支撑：进行垫上双手支撑的患者，上肢功能必须正常。这项训练更适用于截瘫患者。患者取坐位，双手放于体侧臀部旁并支撑在垫上，使臀部充分抬起，有效支撑动作取决于患者上肢力量、支撑手的位置和平衡能力。训练时为保持坐位平衡，头、肩、躯干要前屈，使重心保持在髋关节前方，双上肢靠近身体两侧，手在髋关节稍前一点，手掌尽可能伸展，手指伸展，身体前倾，头的位置超过膝关节。双侧肘关节伸直，双手向下支撑，双肩下降，把臀部从垫上抬起，如患者上肢长度不足以支撑使臀部抬离床面，可加用手支撑器。

4)垫上移动：包括侧方支撑移动、前方支撑移动和瘫痪肢体移动。患者可利用吊环进行坐起和躺下训练，这对改善患者日常生活能力非常重要。截瘫患者因双上肢功能正常，垫上移动容易完成，而四肢瘫患者的垫上移动与损伤水平及上肢的长度有关。移动方法：患者先借助吊环自主坐起，双手放在体侧，躯干前屈、前倾，双手用力快速向下支撑，头及肩后伸，躯干及下肢向前移动，反复训练，并以相同方式进行向后和两侧的移动。

(3)坐位训练的康复护理：脊髓损伤患者多采用长坐位和端坐位进行平衡维持训练，包括静态平衡训练和动态平衡训练。在训练中，应逐步从睁眼状态过渡到闭眼状态下进行。

1)静态平衡训练：患者取长坐位，在前方放一姿势镜，患者和护士可随时调整坐位的姿势。当患者在坐位能保持平衡时，再指示患者将双上肢从前方、侧方抬起至水平位。

2)动态平衡训练：护士与患者进行抛球、传球的训练，不但可加强患者的平衡能力，也可强化患者双上肢、腹背肌的肌力及耐久力。

(4)转移训练的康复护理：转移训练大致分三种形式，即双足离地的躯干水平转移、双足不离地的躯干水平转移和双足不离地的躯干垂直转移。前者的移动平稳，后两者的移动需很强的肌力。训练动作有从轮椅到训练台、床、卫生间、汽车等，包括帮助转移和独立转移训练。

1）帮助转移训练：可由 1 人帮助患者进行双足不离地的躯干垂直转移，或由 2 人帮助患者进行双足离地躯干水平移动。以 2 人辅助为例，转移训练时，护士双足及双膝抵住患者双足及双膝的外面，开始时患者躯干前倾、髋关节屈曲，髋后伸、伸膝、躯干伸展，治疗师双手抱住患者臀下或提起患者腰带，同步完成站立动作。注意患者站立时护士固定住双脚及双膝，以防跌倒，坐下时，患者髋关节屈曲，治疗师双手由臀部滑向肩胛，使患者屈髋，臀部坐到凳子上。

2）独立转移训练：主要包括臀部在轮椅上向前移动和从轮椅到床的转移。从轮椅到床的转移方法有：①向前方转移。训练前，护士应先演示、讲解，并协助患者完成训练。将轮椅靠近床边 30cm，锁住轮椅，将双下肢放在床上，打开刹车靠近床边，再次锁住轮椅，用双上肢支撑将身体移至床上，完成转移。②向侧方转移。一种方法是将轮椅侧方靠近床边并去掉靠床侧轮椅的扶手，将双下肢放在床上，一手支撑在轮椅的扶手上，另一手支撑在床上，将臀部移至床上。另一种方法是将双脚放在地上，使脚与地面垂直，双上肢支撑，将臀部移至床上，这种转移方法可以使双脚最大限度的负重。③斜向转移。将轮椅斜向床边 30°，锁住并将双脚放在地面上。利用支撑动作将臀部移到床上。上述转移过程也可使用滑板，如从床至轮椅转移时将轮椅与床平行摆放，前轮尽量向前，锁住轮椅，取下靠床的轮椅扶手，架好滑板，放好双下肢，利用双上肢支撑将臀部移到滑板上，再移到轮椅上。

（5）站立训练的康复护理：病情较轻的患者经过早期坐位训练后，无直立性低血压等不良反应即可在康复医师指导下进行站立练习。训练时应注意协助患者保持脊柱的稳定性，协助其佩戴好腰围。T_{10} 以下损伤的截瘫患者，可借助矫形器与拐杖实现功能性步行。

（6）步行训练的康复护理：伤后 3~5 个月，已完成上述训练者，可配带矫形器完成步行训练。尽早开始步行训练可防止下肢关节挛缩，减少骨质疏松，促进血液循环。训练方法：先进行平行杠内站立训练，后进行平行杠内行走训练，可采用迈至步、迈越步、四点步、二点步等方法训练。患者步行平稳后移至杠外训练，可用双拐来代替平行杠，训练方法相同。

（7）日常生活活动能力训练的护理：日常生活活动能力训练包括进食、梳洗、如厕、更衣、沐浴、交流、家务、外出等训练。训练前嘱患者排空大小便，如患者携带尿管，便器等应在训练前协助患者妥善固定好。训练后，对患者整体情况进行观察及评估，患者如有不适感及时与康复医师联系，调整训练内容。

二、言语功能障碍的康复护理

语言是交流沟通的重要手段，患者应尽早开始语言训练。尽管患者失语，但仍需与其进行语言或非语言交流，通过交谈和观察，全面评估患者语言障碍的程度，并列举语言功能恢复良好者案例，同时加强心理疏导，增强患者语言训练的信心。

1. 失语症患者的康复护理

患者首先可进行听理解训练和呼吸训练，以后逐渐同步进行语言表达训练和书写训练。

（1）Schuell刺激法（认知刺激法）：该治疗方法是通过刺激言语过程，促进患者的语言功能。其核心要求是以强的听觉刺激为基础，根据患者失语情况选用听觉、视觉或触觉刺激方式和不同刺激强度反复给予刺激，一次刺激未能引出反应则需反复几次，以提高其反应性。一项刺激应引出一个反应，如不能引起反应，应改变刺激或减轻难度，诱发应答。患者反馈时，错误反应不要给予否定，或设法解释，而是给予提示，直到患者应答正确或呈现另一刺激。

（2）阻断去除法：该方法是建立于再学习机制假设上的一种语言治疗法。失语症患者基本保留语言能力，而语言的运用能力存在障碍，通过训练可获得语言运用能力。

（3）程序学习法：即同样的内容用两种不同语言表达方式来回答。该方法将刺激的顺序分成若干阶段，对刺激的方法和反应的强度进行严格限定，如通过具体语言材料（词和句子）的选择性练习，促进语言恢复。

（4）脱抑制法：此方法是利用患者可能保留的功能（如唱歌）来解除功能的抑制。

（5）功能重组法：通过对被抑制的通路和其他通路的训练使功能重新组合开发，以达到语言运用的目的。

（6）间接法：该方法是以改善患者日常生活交流能力为目的的方法，包括交流效果促进法、功能性交际治疗、小组治疗及交流板应用等。

2. 构音障碍患者的康复护理

患者应先进行松弛训练和呼吸训练，在此基础上再进行发音训练、发音器官运动训练和语音训练等。每次训练应注意选择合适的训练环境及训练时间，要考虑患者的注意力、耐力及兴趣，可根据患者的日常生活及工作性质选择训练内容，语言训练的同时进行整体康复。

（1）松弛疗法：主要是通过呼吸和四肢远端关节的活动，缓解患者的紧张心理，从而间接降低构音器官肌肉的紧张性。松弛疗法包括：①下肢放松训练。由远端开始做脚趾屈曲，膝关节伸直等动作。②躯干放松训练。主要为收腹深呼吸训练。③上肢放松训练。手握紧，双臂向前伸直举至肩水平。④肩颈头部放松训练。包括耸肩、颈屈伸、旋转，皱眉闭目，用力咬牙闭唇，下颌做上、下、左、右移动旋转，舌用力抵住硬腭等。每个动作保持3秒，然后放松，重复10次左右。

（2）呼吸训练：呼吸气流量和呼吸气流的控制是正确发音的基础，也是语调、重音音节、节奏形成的先决条件。训练方法：①患者取坐位或卧位，上肢上举、摇摆。②双上肢伸展吸气，放松呼气。③做吸气—屏气—呼气训练，可使用吸管在水杯中吹水泡、吹气球、蜡烛、纸张等，尽量延长呼气时间。

（3）发音器官控制训练：一般情况下，按喉、腭和腭咽区、舌体、舌尖、下颌运动依次进行训练。①感觉刺激训练：用长棉棒循环刺激唇—牙龈—上齿龈背侧—硬腭及软腭—舌—口底—颊黏膜。②舌唇运动训练：让患者做唇的张开、闭合、前突、缩回，以及舌的前伸、后缩、上举、向两侧运动等，可以利用压舌板进行抗阻训练。

（4）发音训练：待患者发音器官运动功能基本恢复后，可以开始进行发音训练。发音训练包括发音启动训练，持续发音训练、音量控制训练和鼻音控制训练。要先元音后辅音，先张口音后唇音，先单音节后多音节，最后过渡到单词和句的训练。

（5）言语清晰度的训练：让患者用不同方式说一句短句。例如，分别以急躁、愤怒、惊讶、高兴的方式说"你要去哪里"，包括发单音及控制言语速度。

（6）言语节奏的训练：①重音练习，患者在朗读前先在朗读材料上标明重音。②语调练习，让患者反复练习高升调、曲折调、平直调语句。③停顿练习，让患者把一句话分成若干小段，根据意群朗读，使语意鲜明。

（7）交流辅助工具的运用：最简单的交流辅助工具有图片板、词板和句子结构板。经过训练，患者可以通过交流板上的内容表达各种意思。在为患者设计交流板时，要对患者的运动机能、智力、言语能力等进行全面的评估，充分利用患者残余功能来设计。

三、吞咽功能障碍的康复护理

吞咽功能障碍主要见于球麻痹和假性球麻痹患者，单侧皮质脑干束受损者也可出现一过性的吞咽功能障碍。患者早期进行吞咽训练，会改善吞咽困难，预防因吞咽障碍导致的误吸、营养不良等并发症。

（一）经口进食训练

1. 间接训练

（1）口唇运动：利用单音单字进行康复训练，如嘱患者张口发"a"音，口唇逐渐向两侧运动发"yi"音，然后再发"wu"音，也可嘱患者缩唇，然后发"f"音。其他练习方式如吹蜡烛、吹口哨、缩唇、微笑等动作也能促进唇的运动，加强唇的力量。此外，可用指尖或冰块叩击唇周，或做短暂的肌肉牵拉和抗阻运动、按摩等，通过张闭口动作促进口唇肌肉运动。

（2）颊肌、喉部运动：①颊肌运动：嘱患者轻微张口后闭上，使双颊部充满气体、鼓腮，随呼气轻轻吐出，也可将患者手洗净后，作吮手指动作，或模仿吸吮动作，体验吸吮的感觉，以收缩颊部及轮匝肌，每日2次，每次重复5遍。②喉上提训练：让患者头前伸，使颌下肌肉伸展2～3秒。然后在颌下施加压力，嘱患者低头，抬高舌背，即舌向上轻抵硬腭或做发辅音的发音训练。目的是改善喉入口的闭合能力，扩大咽部的空间，增加食管上括约肌开放的被动牵张力。

（3）舌部运动：让患者将舌头向前伸出，然后左右运动摆向口角，再用舌尖舔下唇后转舔上唇，后轻抵硬腭部，重复20次。

（4）屏气—发声运动：患者坐在椅子上，双手支撑椅面做推压运动和屏气。此时胸廓固定，声门紧闭，然后突然松手，声门打开，呼气发声。此运动不仅可以训练声门的闭锁功能、强化软腭的肌力，而且有助于除去残留在咽部的食物。

（5）冰刺激：用头端呈球状的不锈钢棒蘸冰水或用冰棉签棒轻触咽腭弓为中心的部位，左右部位交替刺激，然后嘱患者做空吞咽动作。冰刺激可以提高软腭和咽部的敏感度，改善吞咽过程中必须的神经肌肉活动功能，增强吞咽反射，减少唾液腺的分泌。

（6）呼吸道保护手法：①声门上吞咽法，也叫自主气道保护法，让患者吸气后屏气，在屏气时（此时声带和气管关闭）做吞咽动作，然后立即做咳嗽动作，亦可在吸气后呼出少量气体，再做屏气、吞咽动作及吞咽后咳嗽。②超声门上吞咽法，让患者吸气后屏气，再做加强屏气动作，最后做吞咽后咳嗽，咳出咽部残留物。③门德尔松氏手法，指示患者先进食少量食物，然后咀嚼、吞咽，在吞咽的瞬间，用拇指和示指顺势将喉结上推并处于最高位置，保持这种状态 2～3 秒，然后完成吞咽，再放松呼气。此手法是自主延长吞咽时间并加强喉上举和前置运动，以此增强环咽肌打开程度的方法，目的是帮助提升患者吞咽功能。

2. 直接训练

直接训练为进食时采取的措施，训练内容包括进食体位、食物入口位置、食物性质（大小、结构、温度和味道等）、一口量和进食习惯等。

（1）进食体位：开始训练时应选择既有代偿作用又安全的体位，尽可能让患者选取坐位，对于不能取坐位的患者，一般至少取躯干抬高 30° 的仰卧位，让患者颈部前屈，偏瘫侧肩部以枕垫起，喂食者位于患者健侧。此时进行训练，食物不易从口中漏出、有利于食团向舌根运送，还可以减少向鼻腔逆流及误咽的危险。颈部前屈是预防误咽的一种方法，仰卧时颈部易呈后屈位，使与吞咽活动有关的颈椎前部肌肉紧张、喉头上举困难而容易发生误咽。

（2）食物的形态：根据患者吞咽障碍的程度及阶段，本着先易后难的原则来选择。容易吞咽的食物特点是密度均匀、黏性适当、不易松散、通过咽和食管时易变形且很少在黏膜上残留。稠的食物比稀的食物安全，它能较满意地刺激触觉、压觉和促进唾液分泌，使吞咽变得容易。此外，要兼顾食物的色、香、味及温度等。不同病变造成的吞咽障碍影响吞咽器官的部位有所不同，因此对食物的要求亦有所不同，口腔准备期的食物应质地软，易咀嚼，如菜泥、水果泥和浓汤。必要时还需用长柄勺或长注射器喂饲；口腔期的食物应有内聚性和黏性，如很软的食物和浓汤；咽部期应选用稠厚的食物，如果蔬泥和湿润、光滑的软食。避免食用有碎屑的糕饼类食物和缺少内聚性的食物；食管期应以软食、湿润的食物为主，避免高黏性和过于干燥的食物。

根据食物的性状，一般将食物分为稀流质、浓流质、糊状、半固体（如软饭）、固体（如饼干、坚果等）五类。在临床实践中，应首选糊状食物。

（3）食物在口中位置：食物应放在健侧舌后部或健侧部，有利于食物的吞咽。

（4）一口量：包括调整进食的一口量和控制速度的一口量，即最适于患者吞咽的每次摄食入口量，正常人约为 20ml。训练时一般先以少量试之（3～4ml），然后酌情增加。同时需注意餐具的选择，应采用边缘钝厚，勺柄较长，容量约 5～10ml 的勺子为宜。调整合适的进食速度，前一口吞咽完成后再进食下一口，避免 2 次食物重叠入口的现象。为防止吞咽食物误吸入气道，可结合声门上吞咽训练方法，这样在吞咽时可使声带闭合，封闭喉部后再吞咽，吞咽后咳嗽，以除去残留在咽喉部的食物残渣。

（5）培养良好的进食习惯：患者每日进食最好定时、定量，尽量取坐位，最好在餐桌旁而不要在床边进食。

（6）代偿性训练：代偿性训练是患者进行吞咽时采用的姿势与方法，一般是通过改变食物通过的路径和采用特定的吞咽方法使吞咽变得安全。训练方法：①侧方吞咽。让患者分别向左、右侧转头，做侧方吞咽，可除去梨状隐窝部的残留食物。②空吞咽与交替吞咽。让患者每次进食吞咽后，反复做几次空吞咽，使食团全部咽下，然后再吃下一口食物，可除去残留食物防止误咽。亦可每次吞咽食物后饮极少量的水（1～2ml），这样既有利于刺激诱发吞咽反射，又能达到除去咽部残留食物的目的，称为交替吞咽。③用力吞咽。让患者将舌用力向后移动，帮助食物推进通过咽腔，以增大口腔吞咽压，减少食物残留。④点头样吞咽。让患者颈部尽量前屈，形似点头，同时作空吞咽动作，可去除会厌谷残留食物。⑤低头吞咽。让患者以颈部尽量前屈的姿势吞咽，使会厌谷的空间扩大，并使会厌向后移位，避免食物溢漏入喉前庭，更有利于保护气道，收窄气管入口，咽后壁后移，使食物尽量离开气管入口处。

（7）电刺激治疗：包括神经肌肉低频电刺激和肌电反馈技术。

（二）管饲饮食

管饲饮食能保证意识不清和不能经口进食患者的营养和水分供给，避免误吸。2周内的管饲饮食采用鼻胃管和鼻肠管喂养，2周以上的管饲饮食可采用经皮内镜下胃造瘘术和经皮内镜下空肠造瘘术。对于管饲饮食患者需同时进行吞咽康复训练。

四、认知功能障碍的康复护理

认知功能障碍常常给患者的治疗和生活带来许多困难，所以认知功能训练对患者的全面康复起着极其重要的作用。训练要与患者的功能活动和解决实际问题的能力紧密配合。

1. 认知行为干预

根据认知过程影响情绪和行为的理论，通过干预认知和行为来改变患者不良认知和功能失调。

（1）日常生活能力训练：可选择一些日常生活中一系列分解动作组成的完整动作来进行训练。如摆放餐具、吃饭、餐后收拾餐具等，鼓励患者正常使用日常工具，做简单的家务，避免发生失用综合征。鼓励患者多动脑，如可在护理人员及家属的指导下进行下棋、做算术游戏等益智活动。

（2）运动训练：指导患者选择适宜的活动，如散步、打太极拳、做保健操等，活动量以患者不感到劳累为宜；培养兴趣爱好，如乐器、画画等，增强患者与人交往的能力。

（3）社会支持：鼓励患者积极参加社会活动，与家人、社会建立良好的联系，指导家庭照料者熟悉基本护理原则，护理人员多用赞美、鼓励的语言激励患者，树立患者和家属战胜疾病的信心。

2. 记忆训练

记忆训练主要包括即刻记忆训练、短时记忆训练、长时记忆训练。

（1）即刻记忆训练：训练环境要安静，康复护理人员读出一串随机动物或者植物的名称，让患者复述，若能正确复述，可逐渐增加动物或者植物的名称数量，训练时间不宜太长，以免患者出现烦躁情绪，不配合训练。

（2）短时记忆训练：让患者看几件物品或图片，记忆后复述，也可以用积木摆一些图案给患者看，打乱，再让患者按原样摆好。

（3）长时记忆训练：训练时康复护理人员结合患者日常生活功能，通过鼓励患者回忆过去的生活经历，帮助患者认识目前生活中的真实人物、事物和时间，以助其恢复记忆并减少错误判断。

同时，患者应养成避免出错的习惯，在认知功能障碍患者训练初期可予以提示，再逐渐取消提示，这种方法可以引入尚保存的隐性记忆，且患者自己提示比他人提示效果好。空间性再现技术则是利用残存记忆力，反复训练，逐渐增加时间间隔，如在患者面前放置 3～5 件日常生活中熟悉的物品，让患者分辨一遍，并记住它们的名称，然后撤除所有物品，让患者回忆刚才面前的物品，反复数次完全记住后，增加间隔时间进行重复训练。这种方法强调反复训练以及记忆的有效性和正确性。

3. 定向能力训练

康复护理人员可以在与患者接触时反复讲解一些生活中的基本知识，并要求患者讲述日期、具体时间、地点、天气等，使患者逐渐形成时间概念；帮助患者认识目前生活中真实的人物（如亲人、朋友）和事件；在病房或卧室设置醒目易懂的标志，以便患者认识病房、卧室、厕所位置。痴呆患者一般都有脱离环境接触的倾向，而且由于病理原因使部分大脑功能障碍，因此可予以实际定向疗法，即利用真实定向训练板，每天记录相关信息，反复作环境的定向练习。训练核心是用正确的方法反复提醒，在训练过程中鼓励患者尽量多谈论熟悉的人或事，并鼓励其尽量自己完成饮食起居等日常活动，以保持同现实生活的接触和日常生活能力。

五、感觉障碍的康复护理

神经系统疾病出现的感觉障碍主要有麻木、灼痛，感觉过敏，感觉缺失等，不同的感觉障碍康复护理方法也不同。

（1）局部麻木感、灼痛：有非手术疗法和手术治疗。前者包括药物治疗（镇静、镇痛剂，维生素）、交感神经节封闭、物理疗法（干扰电疗法、超声波疗法、磁疗、激光照射、直流电药物离子导入疗法、电针灸等）。对非手术疗法症状不能缓解者，可以选择手术治疗，而对非手术治疗无效和手术失败者，可采用脊髓电刺激疗法。

（2）感觉过敏：通常采用脱敏疗法。皮肤感觉过敏是神经再生的常见现象，感觉过敏的脱敏治疗包括两方面：一是教育患者使用敏感区，告知患者如果不使用敏感区，其他功能训练就无法进行，这种敏感是神经再生过程的必然现象；二是在敏感区逐渐增加刺激，具体方法包括：① 旋涡浴。初始治疗用慢速，再逐渐加快，1 次 15～30 分钟。② 按摩。先在患者皮肤上涂按摩油，作环形按摩。若局部有肿胀，可由远端向近端进行按摩。③ 轻刺激。用各种不同质地不同材料的物品刺激皮肤，如毛巾、毛毯、毛刷、沙子、米粒、小玻璃珠等。④ 叩击方法。如用叩诊锤、铅笔橡皮头叩击敏感区以增加耐受力。

（3）感觉丧失：在促进神经再生的治疗基础上，采用感觉重建的方法治疗。如用不同物体放在患者手中，不靠视力帮助，进行感觉训练。开始让患者识别不同形状、大小的木块，然后用不同织物来识别和练习，最后用一些常见的生活用品，如肥皂、钥匙、别针、汤匙、铅笔等来练习。

六、神经源性膀胱功能障碍康复护理

神经源性膀胱是一类由神经性病变导致膀胱、尿道功能失常，由此而产生一系列并发症的疾病的总称。由于膀胱的储尿和排空机制发生障碍，神经源性膀胱会导致泌尿系感染、结石、尿路积水等并发症，严重者会导致肾功能衰竭。因此，在康复护理中，应根据患者神经源膀胱的类型制订康复护理计划，并采取适当的康复护理措施，对减少并发症的发生，提高患者生活质量有积极的意义。膀胱功能训练包括排尿习惯训练、诱导排尿训练、排尿意识训练（意念排尿）、反射性排尿训练及盆底肌训练。

1. 排尿习惯训练

护理人员详细记录患者 3 天的排尿情况，以确定患者排尿模式。根据排尿模式和日常习惯，确立排尿间隔时间表。排尿间隔时间不少于 2 小时，在规定的时间提示并协助患者排尿。

2. 诱导排尿训练

（1）利用条件反射诱导排尿：对能离床的患者，协助患者到洗手间，坐于马桶上，打开水龙头让患者听流水声，诱导其排尿。对卧床的患者，为其放置便器，用温热毛巾外敷膀胱区或用温水冲洗会阴，边冲洗边轻轻按摩患者膀胱膨隆处，促进排尿。

（2）开塞露纳肛诱导排尿：采用开塞露纳肛，促使逼尿肌收缩，内括约肌松弛而导致排尿。

3. 排尿意识训练

排尿意识训练，也称意念排尿，适用于留置尿管的患者。每次放尿前 5 分钟，患者卧于床上，护理人员指导其全身放松，想象自己在一个安静、宽敞的卫生间，听着潺潺的流水声准备排尿，并尝试自己排尿，然后由陪同人员缓缓放尿。想象过程中，强调患者运用全部感觉。开始时可由护士指导，当患者掌握正确方法后可由患者自己训练，护士督促并询问情况。

4. 反射性排尿训练

患者导尿前半小时，通过寻找"扳机点"，如用手腕的力量，以指腹轻轻叩击耻骨上区或大腿上 1/3 内侧，50～100 次/分，每次叩击 2～3 分钟；也可采用牵拉阴毛、挤压阴蒂或阴茎、用手刺激肛门诱发膀胱反射性收缩，产生排尿。

5. 盆底肌训练

患者在不收缩下肢、腹部及臀部肌肉的情况下自主收缩盆底肌肉（会阴及肛门括约

肌），每次收缩维持 5~10 秒，重复做 10~20 次，每日 3 组。患者也可以坐在马桶上，两腿分开，开始排尿，中途有意识地收缩盆底肌肉，使尿流中断，如此反复排尿、止尿，重复多次，使盆底肌得到锻炼。

七、心理护理

心理护理是指在康复护理过程中，护士运用心理学的理论和技术，以良好的人际关系为基础，通过各种方式或途径，给予患者积极的影响，以改变其不良的心理状态和行为，解决心理健康问题，促进患者的康复。康复护理的对象主要是残疾者和慢性病患者，他们存在不同程度的心理障碍和社会适应障碍，所以心理护理应贯穿康复活动的全过程。护理方法如下。

1. 营造积极向上的心理环境

护理人员应主动与患者交流，尊重患者，善于倾听，及时解决患者的疑问，建立和谐的沟通环境。根据患者所患疾病、性格及心理特点的不同安排病房和床位。将开朗乐观的患者与悲观消极的患者安排在同一间病房，将康复进展迅速且成功的患者与病情反复、情绪低落的患者安排在同一间病房，使他们能够进行情感和康复经验的交流，用一方积极的情绪去感染和改变另外一方，从而激发患者积极的心理状态。

2. 心理支持

心理支持疗法是护理人员通过护患沟通了解患者的心理问题，消除心理障碍，提高心理承受能力，恢复心理平衡的一种护理方法。具体方法包括保证、解释、指导、鼓励和疏泄等。

（1）保证：患者常将注意力全部集中在残疾的身体上，而忽略本身尚存的身体功能，导致其自我评价太低，加重了痛苦和焦虑。护士可在康复评定的基础上，根据患者的实际情况用科学的态度对康复效果作出切合实际的保证，让患者看到康复的希望，缓解紧张情绪。

（2）解释：护士在了解患者心理问题的原因后，有针对性地进行解释。解释内容包括患者目前的处境，治疗程序，可能的恢复程度及医疗技术的局限性，情绪波动与疾病的关系等，逐渐消除患者一些不切实际的幻想，以良好的心态接受事实。

（3）指导：在人生中途致残的患者要面对家庭及社会角色的变化，许多具体问题需要解决，护士要指导患者残疾后的生活安排、营养摄入，以及调节自己的生活方式等，学会与残疾共生，以最佳的方式生活下去。

（4）鼓励：护理人员对患者恰当的鼓励应与患者的治疗阶段相联系，这样才会取得很好的效果，而不应泛泛使用。如利用患者在康复过程中的任何进步进行正强化，运用专业的康复知识发表权威性的评论，用自己乐观的情绪表达对患者康复的信心等。

（5）疏泄：致残后患者要经历心理危机及各种复杂多变的心理活动，护士要创造条件，诱导或启发患者将内心被压抑的痛苦发泄出来，要以同情、谅解、耐心的态度聆听患者的倾诉，获取患者的信任，从而有针对性地加以引导，使患者获得心理上的轻松感。

3. 正确应用心理防卫机制

指导患者应用积极的心理防卫机制化解心理危机，树立信心去克服困难和寻求新的出路。许多患者自强不息、顽强拼搏，不但康复效果较好，还能为社会做出贡献，最大限度地体现自己的社会价值。

4. 防止医源性因素的影响

医院和病房整洁舒适的环境，医护人员娴熟的技术操作，和蔼可亲的态度，权威性的评价和暗示，都会对患者的心理活动产生积极的影响。医护人员要掌握患者的心理活动规律，满足患者的心理需要，防止医源性因素对康复进程的影响。

5. 提供康复信息和社会支持

来自于家属、亲友和社会各方面的精神和物质上的支持，以及良好的社会道德风尚，对患者身心康复、回归社会起着积极的作用。

6. 寻求心理咨询和心理治疗

康复护理人员运用心理学的理论和技术，通过和康复对象进行商谈、讨论、启发和教育，对其在情感、认知和行为方式等方面存在的问题进行有目的、有计划的矫治，改变其思维方式，提高认知水平，以解决各种心理问题，使其更好地适应康复环境，正确认识自我，维持心理平衡。存在严重的心理疾病的患者，需要寻求专业心理咨询师的帮助。

第三节　神经内科常用物理治疗

一、电疗法

电疗法是用电流或电磁场预防和治疗疾病的方法，根据电流频率不同分为低频电疗法和中频电疗法。

1. 低频电疗法

低频电疗法电流频率在1kHz以下。常用的低频电疗法有神经肌肉电刺激疗法、经皮神经电刺激疗法、脊髓电刺激疗法及功能性电刺激疗法等。主要治疗作用为止痛、促进血液循环及兴奋神经和肌肉。适应证：颈椎病、腰椎病、神经痛、关节痛、肢体残端痛、扭挫伤、肌无力、废用性肌萎缩、各种类型的下运动神经元损伤等。每次治疗10～20分钟，每日1次，10～15次为1个疗程。

2. 中频电疗法

中频电疗法电流频率在1～100kHz之间，临床常用2～5kHz。常用的中频电疗法包括电脑中频电疗法和干扰电疗法等。主要治疗作用为镇痛、兴奋神经肌肉、软化瘢痕、松解粘连、提高平滑肌张力。适应证：各种扭挫伤、肌筋膜炎、各种神经炎、颈椎病、腰椎病、废用性肌萎缩、尿潴留、中枢神经及周围神经损伤所致运动功能障得、瘢痕与挛缩、浸润硬化与粘连、血肿机化等。每次治疗20～30分钟，每日1次，15～20次为 1 个疗程。

二、经颅磁刺激技术

经颅磁刺激(transcranial magnetic stimulation，TMS)是利用脉冲磁场作用于中枢神经系统，改变大脑皮质神经细胞的膜电位，使之产生感应电流，影响脑内代谢和神经电活动的刺激技术。

TMS 的作用原理是通过时变磁场诱发出感应电场，即法拉第磁效应。简单来说，是一个快速电流脉冲通过刺激线圈，产生强大的瞬间磁场(1-2T)，该磁场在大脑皮质功能区的神经组织产生环形感应电流，使神经细胞去极化。其作用强度主要取决于刺激频率、强度、线圈形状、方向等多个参数。相对于电刺激疗法，其特点在于更容易实现颅脑深部刺激，人体不适感很小，是无创刺激技术。适应证：脑卒中及其并发症、脊髓损伤及其并发症、抑郁症、精神分裂症、失眠、幻听、帕金森病、神经性耳鸣、多动症等。

三、超声波疗法

频率高于 20kHz，超过人耳的听阈范围的声波称为超声波。应用 $500\sim5000$kHz 的超声波作用于人体，以此治疗疾病的方法称为超声波疗法。治疗剂量范围内，可提高周围神经兴奋性、减轻炎症反应，提高痛阈、减轻疼痛，提高皮肤血管通透性、增强真皮再生能力，还可降低骨骼肌张力，小剂量可促进骨痂生成，增加血红蛋白及血液 pH 值等。适应证：各类软组织扭挫伤、瘢痕、组织内硬结、各类骨关节病、颈椎病、腰椎病、脊髓损伤、各类神经痛、周围神经损伤、颞颌关节功能紊乱等。操作方法有固定法和移动法。固定法剂量宜小，常用剂量为 $0.1\sim0.5$W/cm^2，每次治疗 $3\sim5$ 分钟；移动法的移动速度为 $1\sim2$cm/s，常用剂量为 $0.5\sim2$W/cm^2，每次 $5\sim10$ 分钟，每日或隔日 1 次，$6\sim10$ 次为 1 个疗程。

四、生物反馈疗法

生物反馈疗法是采用电子仪器将人体内肌电、血管紧张度、汗腺分泌、心率等不随意活动的信号叠加输出，转变成患者可直接感知的视听信号，再通过患者反复的学习和训练，并进行自我调节控制，改变异常活动的治疗方法。包括放松性训练和兴奋性训练。放松性训练主要用于降低肌肉紧张度，以缓解肌肉痉挛；兴奋性训练主要用于增强肌肉紧张度，以提高肌肉的收缩能力。适应证：紧张性头痛、焦虑症、失眠、脊髓损伤后截瘫、周围神经损伤、肌腱移位术后、痉挛性斜颈等。

第八章

神经内科护理管理

第一节　护理人员分层管理

为保证神经内科长足发展，有效发挥不同能力、不同层次护士的作用，体现职业的认同感和责任感，更好地为患者服务，科室应建立并完善护理人员分层使用与管理体系。

一、N0 级护士

1. 任职资格

工作≤1年的护士。

2. 工作目标

在科室护士长领导下及上级护士带教下，完成本职护理工作。

3. 岗位职责

(1)能熟练掌握基础护理理论知识和技能。

(2)在带教教员指导下，能完成一般治疗、生活护理、基础护理。

(3)完成患者入院、出院的处置。

(4)参与患者的生活护理、健康教育。

(5)带一般病情患者外出检查。

(6)参加护理查房、病例讨论。

(7)参加业务学习、技能培训。

二、N1 级护士

1. 任职资格

工作1年以上，具备护士执业资格，通过医院规范化培训考核成绩达标者。

2. 工作目标

在科室护士长领导下、上级护士指导下，完成本职护理工作。

3. 岗位职责

(1)正确执行医嘱，及时准确地完成各项护理工作。

（2）做好患者基础护理工作，经常巡视病房，密切观察患者病情变化，并做好护理记录。

（3）在上级护士指导下配合医生做好危重患者的抢救工作。

（4）做好患者心理护理和健康教育，经常征求患者意见，改进护理服务。

（5）做好病房消毒隔离工作，预防院内感染。

（6）在护士长指导下参与病房管理工作。

（7）参加护理查房、病例讨论、业务学习、技能培训。

（8）在上级护士指导下协助医生进行各种诊疗工作，指导护理员及保洁员的工作。

（9）做好值班和交接班工作。

（10）完成上级领导安排的其他工作。

三、N2 级护士

1. 任职资格

工作 5 年以上，且聘护师专业技术职称满 2 年，并通过年度岗位能力考核成绩达标者。

2. 工作目标

在科室护士长领导下、上级护士指导下，完成本职护理工作。

3. 岗位职责

（1）能熟练掌握基础护理理论知识和技能。

（2）参加病房护理临床实践，指导护士正确执行医嘱及各项护理技术操作规程。

（3）在上级护士指导下参与病房危重、疑难患者护理工作，在医生指导下做好危重患者的抢救工作。

（4）参加病房护理查房，不断积累经验，完成各项护理记录。

（5）做好患者心理护理和健康教育，经常征求患者意见，改进护理服务。

（6）做好病房消毒隔离工作，预防院内感染。

（7）在护士长的指导下参与病房护理质量及安全管理工作。

（8）在上级护士指导下参与护士、实习护士临床带教、培训、考核工作。

（9）做好值班和交接班工作。

（10）完成上级领导安排的其他工作。

四、N3 级护士

1. 任职资格

工作 10 年以上，且聘护师专业技术职称满 5 年或聘主管护师专业技术职称，并通过年度岗位能力考核成绩达标者。

2. 工作目标

在科室护士长领导下、上级护士指导下，完成本职护理工作。

3. 岗位职责

（1）正确执行医嘱，负责各项护理措施落实到位。

（2）在上级护士指导下参与病房危重、疑难患者护理工作。

（3）在上级护士指导下参与病房护理查房和病例讨论，对护理业务给予具体指导。

（4）做好患者心理护理和健康教育，经常征求患者意见，改进护理服务。

（5）完成病房消毒隔离工作。

（6）在护士长的指导下参与病房护理质量及安全管理工作。

（7）配合护士长组织科内业务培训及护理科研、教学工作。

（8）协助护士长进行病区行政管理及护士队伍建设工作。

（9）做好值班和交接班工作。

（10）完成上级领导安排的其他工作。

五、N4 级护士

1. 任职资格

工作 15 年以上，聘主管护师专业技术职称满 10 年或聘副主任护师以上专业技术职称，并通过年度岗位能力考核成绩达标者。

2. 工作目标

在科室护士长领导下，指导科室护理业务技术，参与护理质量管理，完成护理科研及教学工作。

3. 岗位职责

（1）参加并指导危重患者的护理及抢救工作。

（2）主持科室的护理查房、护理病案讨论，参加护理会诊。

（3）参加临床护理实践并指导科室护理业务技术。

（4）在护士长的指导下参与护理质量及安全管理。

（5）做好患者心理护理和健康教育，经常征求患者意见，改进护理服务。

（6）在护士长的指导下负责护理人员培训、考核工作。

（7）配合护士长做好护理科研及教学工作。

（8）协助护士长进行护理人员队伍建设。

（9）协助护理部加强对全院护理工作的指导。

（10）做好值班和交接班工作。

第二节　神经内科常用药物管理

一、一般药物管理

（一）基数药品管理

病房内基数药品应指定专人管理，负责领药、登记、管理、效期清点等具体管理工作。应设有基数药品清点记录本，每日检查、清点药品数量和质量，并记录签名，防止过期、变质，如发现有过期、破损、浑浊、变色、药品名称字迹模糊不清，应立即停止使用并重新请领补齐基数药。病房内所有基数药品，只能供住院患者按医嘱使用，其他人员不得私自取用。基数药使用后要及时补充。患者剩余用药不得放入基数药中再使用。定期与药房核对，并根据临床需要增减基数药的种类和数量。基数药应分类存放在药柜中保存，药柜保持清洁、整齐、干燥。药品按有效期时限的先后有计划使用，定期检查，防止过期和浪费。药柜中应有药品标签，标签上应注明药名、规格和数量，要求字迹清晰、标识明显。内用药与外用药分开放置，静脉用药与外用药分开放置。外观相似、药名相近的药品分开放置，同种药品但不同规格的分开放置。按要求粘贴"易混淆药品"标识。各种内用药、外用药、高浓度药等药品按要求贴好标识。抢救药放在抢救车内，按抢救车管理制度及时清点记录并签名，用后补齐，便于紧急时使用。

(二)特殊药品存放要求

(1)易氧化和需避光的药物应放在阴凉处避光保存，如维生素C、氨茶碱、硝普钠、肾上腺素等。

(2)易燃、易爆药品或制剂放置在阴凉处，远离明火，加锁保存，如过氧乙酸、乙醇、甲醛等。

(3)需冷藏的药品要放在冰箱冷藏室内，以保证药效，如胰岛素、生物制品、皮试液、肝素等。

(三)贵重药管理

(1)神经内科常见的贵重药主要有静注人免疫球蛋白、利妥昔单抗注射液、人血白蛋白、rt-PA等，贵重药应单独存放并加锁保存。

(2)冰箱内冷藏药品不能上锁时当班人员离开药疗室时应及时锁门，保证安全。

(3)贵重药物每班清点交接。

(4)患者停药后如有退药应及时退回。

(四)胰岛素保存及使用规定

(1)未开启的胰岛素放冰箱冷藏室保存。

(2)胰岛素第一次开瓶使用时要注明开启日期及时间。

(3)不同种类的胰岛素开启后，根据各自使用说明书进行储存。

(4)使用时查看有效期和开启日期，有一项过期均不得使用。

二、神经内科常用药物管理

药物治疗是神经内科疾病的治疗方法之一。护士执行医嘱时不仅要能够识别医生医嘱的缺陷，还要做到"三查八对"，尤其是自己不太熟悉的药物出现时，一定要先看说明书，了解药理作用、临床应用、使用与保存、禁忌证、不良反应及处理，做好防止出现给药缺陷的最后一道防线。同时积极配合医生，做好疗效观察和不良反应的预防工作，根据患者病情的变化，及时向医生提出合理的治疗意见。神经内科常用的药物有脱水降颅压药、抗血小板聚集药物、抗凝及溶栓药物、抗癫痫药物、抗震颤麻痹药、胆碱能神经系统药物、抗抑郁药物、生物制品等。

（一）脱水降颅压药

脱水降颅压药是通过一些在体内不易被代谢的低分子物质，迅速提高血浆渗透压，使组织脱水或抑制肾小管对电解质和水的重吸收，产生利尿、消肿、降压作用，达到减轻脑水肿、降低颅内压的目的。

1. 复方甘露醇和甘露醇

（1）复方甘露醇和甘露醇的主要区别：二者配方成分的具体含量有所不同，复方甘露醇是由甘露醇、糖和盐共同组成，以 250ml 的剂型为例，其中含有甘露醇 37.5g、糖 12.5g、盐 1.125g，是 15% 的甘露醇。普通甘露醇以 250ml 的剂型为例，其不含有糖分，而含有 50g 的甘露醇，属于 20% 的甘露醇。两者都是常用的脱水药物，常用于减轻脑细胞水肿、防止脑疝形成、降低颅内压力、渗透性利尿。前者的作用更为温和，不容易引起肾小管堵塞导致的肾功能不全，但脱水效果相对于甘露醇可能稍弱。

（2）临床应用：用于治疗各种原因引起的急性颅内压增高综合征、脑水肿。一般以 20% 的甘露醇 125～250ml，快速静脉滴注，滴速为每分钟 5～10ml，15～30 分钟内滴完。

（3）注意事项：①甘露醇遇冷易结晶，故应用前应仔细检查，如有结晶，可置热水中或用力振荡待结晶完全溶解后再使用。②急性肺水肿和严重失水者禁用，冠心病、心肌梗死、心力衰竭者慎用。应了解患者是否有胸闷、鼻充血等不良反应，并及时报告。③65 岁以上老人应用易引起肾功能不全，应注意观察患者尿量，长期应用的患者可发生低钠血症、低钾血症，须注意及时化验电解质和肾功能，以及监测血压等，将结果及时反馈给医生。肾功能异常者宜选用其他脱水剂。④严格遵照医嘱按时按量给药，并注意病情变化。本药可引起高渗性口渴，若一次用量过大，还可导致惊厥。⑤应用甘露醇时宜选用粗大的血管，并确保针头在血管内，以避免药液外渗而导致组织水肿和皮肤坏死。

2. 甘油果糖

（1）药理作用：甘油果糖为高渗制剂，通过高渗透性脱水，能使脑水分含量减少，降低颅内压。本品降低颅内压作用起效缓，持续时间较长。

（2）临床应用：常用于降低颅压，用法为静脉滴注，成人每次 250～500ml，每日 1～2 次，500ml 需滴注 2～3 小时，250ml 需滴注 1～1.5 小时。根据年龄、症状可适当增减药量。

（3）注意事项：静脉滴注过快可发生溶血及血红蛋白尿。本品含 0.9% 氯化钠，用药时须注意患者食盐的摄入量。

（二）抗血小板聚集药物

抗血小板聚集常用药物为阿司匹林。

（1）药理作用：阿司匹林可使血小板的环氧合酶（即前列腺素合成酶）乙酰化，从而减少血栓素 A_2（TXA_2）的生成，对 TXA_2 诱导的血小板聚集产生不可逆的抑制作用。

（2）临床应用：预防大脑一过性的血流减少（如短暂性脑缺血发作）和已出现早期症状（如面部或手臂肌肉一过性瘫痪，一过性失明）后预防脑梗死。该药宜在饭后用温水送服，不可空腹服用，本品为肠溶片，必须整片吞服，用法为100mg，每日1次。

（3）注意事项：阿司匹林常见的副作用为胃肠道反应，如腹痛和胃肠道轻微出血，偶尔出现恶心、呕吐和腹泻。胃出血、胃溃疡以及主要在哮喘患者中出现的过敏反应（呼吸困难和皮肤反应）极少见。

（三）抗凝及溶栓药物

1. 低分子肝素钙（速碧林）

（1）药理作用：本药具有较高的抗凝血因子Xa和抗凝血因子Ⅱa活性，具有快速和持续的抗血栓形成作用。

（2）临床应用：本药多用于预防和治疗血栓栓塞性疾病或血栓形成。临床常用方法为0.4ml于腹壁前外侧皮下注射，每天1~2次，10天为1个疗程。

（3）注意事项：①有严重的肾功能损害、出血性脑血管意外、未控制的高血压者一般不宜使用本药。②一般不能同乙酰水杨酸（镇痛、解热剂量）、非甾体类消炎镇痛药、右旋糖酐、噻氯匹啶一起使用。③对于使用低分子肝素的患者，同样有发生肝素诱导或与免疫有关的严重血小板减少症的危险，偶有血栓形成。这些情况通常发生在治疗的第5天到第21天。

2. 尿激酶

（1）药理作用：尿激酶为非选择性纤维蛋白溶解剂，可使血栓及血浆内纤溶酶原均被激活，使全身处于溶栓状态。

（2）临床应用：本药用于脑梗死的超早期（3~6小时）治疗及血栓性静脉炎、静脉栓塞、肺栓塞、动脉血栓形成（脑栓塞、冠状动脉栓塞除外）。常用量为50万~150万单位，其中25万单位在10分钟内静脉推注完毕，余量可溶于5%葡萄糖注射液或生理盐水中于2小时内静脉滴注完。

（3）注意事项：①有出血、出血倾向或出血史，近期大手术或创口未愈，严重高血压、活动性溃疡、严重肝肾功能不全、空洞型肺结核及分娩后的患者均禁用本药。②主要不良反应有变态反应和出血，如果发现异常情况应立即停药并报告医生，积极配合医生做好相应处理，监测患者生命体征变化及病情进展。

3. 阿替普酶

（1）药理作用：阿替普酶（rt-PA）是一种血栓溶解药，主要成分是糖蛋白，含526个氨基酸。本药可通过其赖氨酸残基与纤维蛋白结合，并激活与纤维蛋白结合的纤溶酶原转变为纤溶酶。由于本药选择性地激活纤溶酶原，因而不产生应用链激酶时常见的出血并发症。对于急性心肌梗死患者，静脉使用本药可使阻塞的冠状动脉再通。

（2）临床应用：①治疗急性心肌梗死和肺栓塞。②治疗急性缺血性脑卒中、深静脉血栓及其他血管疾病。③治疗动静脉瘘血栓形成。

（3）注意事项：

1）以下患者应慎用：①脑血管疾病患者。②高血压病患者。③急性心包炎患者。④

严重肝功能障碍者。⑤感染性血栓性静脉炎患者。⑥高龄(年龄大于75岁)患者。⑦正在口服抗凝药的患者。⑧活动性经期出血者。

2)患者用药期间应监测心电图。

3)本药一般不能与其他药物配伍静脉滴注,也不能与其他药物共用一条静脉血管来滴注。

4)国外资料报道,可与本药配伍的溶液有:①葡萄糖溶液或氯化钠溶液。$500\mu g/ml$的本药可加入5%的葡萄糖溶液或0.9%氯化钠溶液中,室温下盛于玻璃或聚氯乙烯容器中可保持稳定8小时。②灭菌注射用水。灭菌注射用水无抑菌作用,可用来配制浓度为$1mg/ml$的阿替普酶,但不做更进一步的稀释。

5)国外资料报道,与本药有配伍禁忌的溶液有:①注射用抑菌水。注射用苯甲醇抑菌水及注射用对羟苯甲酸类抑菌水不用来配制阿替普酶溶液。②平衡盐溶液。平衡盐溶液与本药相混,室温下24小时内会发生沉淀,如在-20℃下放置24小时,融化以后溶液的光散射增加,提示药物性质已发生变化。

6)患者的凝血酶原时间超过15秒时,禁止本药和口服抗凝药同时使用。

7)使用本药时可见注射部位出血,但不影响继续用药,发现其他出血迹象则应停药。

8)本药每天最大剂量不能超过150mg,否则会增加颅内出血的风险。

(四)抗癫痫药

1. 丙戊酸钠

(1)药理作用:丙戊酸钠为广谱抗癫痫药,作用机制尚未阐明,可能与脑内抑制性神经递质γ-氨基丁酸(GABA)的浓度升高有关。

(2)临床应用:本药用于单纯性、多发性和失神发作性癫痫或癫痫小发作,每次口服100~200mg,每日1~3次。

(3)注意事项:①妊娠与哺乳期妇女禁用,有肝病者慎用,对于必须严格限制钠盐摄入者,不应服用丙戊酸钠。②患者服用后可有恶心、呕吐、消化不良等反应,故应饭后服用或与饭同服,从小剂量开始,逐渐加量。另外,丙戊酸钠可有短暂性脱发等不良反应,但不影响继续服药。③药物可影响凝血功能和肝功能,故服药前后及服药期间应监测患者凝血功能、肝功能及血药浓度,发现异常及时通知医生。④长期服药患者应避免从事汽车驾驶、高空作业及操作机器的工作,且最好有专人陪护,以免因镇静、感情紊乱、行为改变、无力而致外伤等意外发生。

2. 卡马西平

(1)药理作用:卡马西平与三环类抗抑郁药结构相似,具有抗惊厥、抗胆碱能和镇静作用。

(2)临床应用:本药用于治疗癫痫(包括大发作、局限性发作、精神运动性发作、混合型发作)、三叉神经痛和舌咽神经痛。一般每次口服100~200mg,每日2~3次。

(3)注意事项:①禁用于有骨髓移植史和过敏史者;妊娠、哺乳期妇女及有心血管、肝、肾疾病者慎用。②治疗应遵从量化原则,从小剂量开始,逐渐加量,以减轻眩晕、嗜睡、恶心、呕吐等不良反应。③对精神病患者用药时要考虑是否有激发其症状的作用；老年人服用本品时，要采取保护性措施，以防止发生意外。④因药物作用妨碍视力和动作协调，患者服药期间不可从事汽车驾驶、操作机器、高空作业等工作，以免发生意外。

（五）抗震颤麻痹药

1. 苯海索（安坦）

（1）药理作用：苯海索为中枢纹状体胆碱受体阻滞药，外周抗胆碱作用较弱。

（2）临床应用：本药主要用于震颤麻痹、利血平和吩噻嗪类引起的锥体外系反应、肝豆状核变性等。口服一般从小剂量开始，每日 1～3 次。

（3）注意事项：①青光眼、前列腺肥大及对本品过敏者禁用，老年人用药需谨慎。②主要不良反应有类阿托品样作用，如口干、便秘、瞳孔散大、尿潴留、视力模糊，少数患者还可出现眩晕、精神紊乱、谵妄、幻觉。本药不良反应发生率高，患者服药后应严密观察，及时发现不良反应并报告医生。

2. 金刚烷胺（金刚胺，三环葵胺）

（1）药理作用：该药通过增强多巴胺在突触前的合成和释放，减少多巴胺的摄取而达到抗震颤麻痹的作用，并有抗胆碱和抗病毒作用。

（2）临床应用：该药用于各种类型震颤麻痹的对症治疗和流感的治疗。口服剂量为每次 100mg，每日 2～3 次。

（3）注意事项：①孕妇、有癫痫病史、驾驶员及脑血管硬化者忌用。②主要不良反应有头晕、失眠、精神紊乱、定向力丧失、嗜睡、口干、踝部水肿、皮肤网状青斑等。每日最后一次剂量应在休息前几小时内给予，以免引起失眠。为避免加重共济失调等症状，停药时应逐渐减量。③告知患者服药后不可从事驾驶、操作机器等危险工作，外出活动时应有人陪同，以免因为精神症状或动作协调性受影响而发生意外。④告知患者出现皮肤斑状变色时要及时报告，指导患者抬高腿部可使皮肤变色减轻，且在停药几周后完全消失。⑤如患者出现眩晕或无力时要卧床休息，从卧位站起时动作宜缓慢，以免发生直立性低血压。

3. 多巴丝肼（美多芭）

（1）药理作用：该药通过补充左旋多巴和抑制外周左旋多巴的代谢，使较多的左旋多巴被大脑利用。

（2）临床应用：该药用于帕金森病或帕金森综合征，也可治疗抑郁症、强迫症、神经性贪食症（暴食症）。一般口服剂量为每次 62.5～250mg，每日 1～4 次。

（3）注意事项：①严重失代偿内分泌紊乱，肝、肾功能不全及心脏病患者禁用；严重的精神病患者禁用；25 岁以下者和孕妇禁用。②服药期间不可服用单胺氧化酶抑制剂。③主要不良反应有胃肠道反应及失眠、不安等精神症状，劝告患者在进食期间服药或辅以食物、饮料，避免高蛋白饮食后服药。④青光眼患者需定期测量眼压，高血压患者应注意监测血压变化，有胃、十二指肠溃疡或骨软化症的患者应密切观察病情变化，发现异常及时报告医生处理。⑤遵医嘱正确服药，不可随意加量、减量或停服、漏服，以免影响疗效或加重病情。

（六）胆碱能神经系统药物

1. 溴吡斯的明

（1）药理作用：溴吡斯的明为可逆性的抗胆碱酯酶药，能抑制胆碱酯酶的活性，使胆碱能神经末梢释放的乙酰胆碱破坏减少，突触间隙中乙酰胆碱积聚，产生毒蕈碱样（M）和烟碱样（N）胆碱受体兴奋作用。此外，对运动终板上的烟碱样胆碱受体（N_2 受体）有直接兴奋作用，并能促进运动神经末梢释放乙酰胆碱，从而提高胃肠道、支气管平滑肌和全身骨骼肌的肌张力，作用虽较溴化新斯的明弱但维持时间较久。

（2）临床应用：本药适用于重症肌无力及术后腹部胀气和尿潴留的治疗。口服常用量为每次 60mg，每 3～4 小时服用 1 次，极量为每次 120mg，每日 360mg。

（3）注意事项：①心律失常、房室传导阻滞、术后肺不张或肺炎患者，以及孕妇慎用。②心绞痛、支气管哮喘、机械性肠梗阻及尿路梗阻患者禁用。③该药吸收、代谢、排泄存在明显的个体差异，其药量和用药时间应根据服药后效果而定。④常见不良反应有腹泻、恶心、呕吐、胃痉挛、汗及唾液增多等，较少见的有尿频、缩瞳等。⑤接受大剂量治疗的重症肌无力患者，常出现精神异常。

2. 新斯的明

（1）药理作用：新斯的明有抑制胆碱酯酶活性的作用，能直接激动骨骼肌运动终板上烟碱样受体（N_2 受体）。其作用特点为对腺体、眼、心血管及支气管平滑肌作用较弱，对胃肠道平滑肌作用较强，能促进胃收缩和增加胃酸分泌，并促进小肠、大肠，尤其是结肠的蠕动，从而防止肠道蠕动弛缓，促进肠内容物向下推进。本品对骨骼肌兴奋作用较强，但对中枢作用较弱。

（2）临床应用：本药用于手术结束时拮抗非去极化肌肉松弛药的残留肌松作用，如手术后功能性肠胀气及尿潴留等，在神经内科常用于治疗重症肌无力。常用量，皮下注射或肌内注射，每次 0.25～1mg，每日 1～3 次；极量，皮下或肌内注射，1 次 1mg，1 日最大量为 5mg。

（3）注意事项：①癫痫、心绞痛、室性心动过速、窦性心动过缓、血压下降、迷走神经张力升高、机械性肠梗阻或泌尿道梗阻及哮喘患者禁用。②甲状腺功能亢进症和帕金森病患者等慎用。③如药物过量，常规给予阿托品对抗。④服用此药物的患者可出现药疹，大剂量时可引起恶心、呕吐、腹泻、流泪、流涎等，严重时可出现共济失调、惊厥、昏迷、语言不清、焦虑不安、恐惧，甚至心脏停搏。

（七）抗抑郁药

1. 帕罗西汀（赛乐特）

（1）药理作用：该药为强力、高选择性的 5-HT 再摄取抑制剂，通过特异性抑制脑神经的 5-HT 再摄取而起到抗抑郁作用。

（2）临床应用：本药适用于治疗各种类型的抑郁症、强迫性神经症、惊恐障碍及社交焦虑症。口服常用量一般为每日 20mg，早餐时顿服，必要时可每晚加服 20mg。

（3）注意事项：①本品过敏者禁用，有癫痫、躁狂病史者，窄角型青光眼者，孕妇及哺乳期妇女慎用。②不良反应有腹泻和食欲下降等。多数不良反应的强度和频率随用药时间的延长而降低，通常不影响治疗。③偶有心动过速、短暂的血压改变、肝功能异常、光敏反应、低钠血症等不良反应，通常在停药后迅速恢复正常。④告知患者按医嘱正确服药，本药应缓慢加量，达到治疗效果后需维持治疗，终止治疗前应逐渐减量，否则会引起感觉障碍、头晕、睡眠障碍、震颤、意识模糊等不适。⑤指导患者定期复查心电图、肝肾功能、血清电解质等。

2. 曲唑酮(美抒玉)

(1)药理作用：该药为特异性5-HT再摄取抑制剂，可诱发直立性低血压，无神经系统兴奋作用。

(2)临床应用：本药适用于治疗抑郁症和伴随抑郁症状的焦虑症，以及药物依赖者戒断后的情绪障碍。口服起始每日50~100mg，分次服用，每3~4天增加50mg，最大剂量每日400mg，长期维持的剂量应保持在最低有效剂量。

(3)注意事项：①心律不齐和意识障碍患者禁用。②少数患者在服用后会出现低血压和晕厥。③与降压药合用时，应减少降压药的剂量。

3. 氟西汀(百忧解)

(1)药理作用：该药为中枢神经系统5-HT的再摄取抑制剂。

(2)临床应用：本药用于治疗抑郁症、强迫症、神经性贪食症(暴食症)。口服量一般为每日20mg，早餐时顿服。

(3)注意事项：①对氟西汀过敏者、孕妇、哺乳期妇女禁用；有严重心、肝、肾疾病者应慎用。②禁止与单胺氧化酶抑制剂同服。服用百忧解前或后14日内不得服用单胺氧化酶抑制剂，如大剂量或多次服用百忧解，则服用单胺氧化酶抑制剂至少间隔5周以上。③因其可影响血糖浓度，糖尿病患者服用百忧解时应注意监测血糖，及时调整胰岛素和口服降糖药的剂量。④部分患者可出现恶心、口干、食欲下降、消化不良、发热、衰弱等不良反应，告知患者停药后这些症状可自行缓解。如出现头痛、困倦、震颤、抽搐等神经系统症状应及时停药并报告医生。⑤过量服药可引起恶心、呕吐、不安、轻度躁狂以及癫痫发作等中枢神经兴奋症状。⑥告知患者服药后应注意避免从事驾驶、操作机械等工作。

(八)静脉注射人免疫球蛋白

(1)药理作用：本品含有广谱抗病毒、细菌或其他病原体的IgG抗体，另外免疫球蛋白的独特型抗体能形成复杂的免疫网络，所以本品具有免疫替代和免疫调节的双重治疗作用。经静脉输注后，能迅速提高机体血液中的IgG水平，增强机体的抗感染能力和免疫调节功能。

(2)临床应用：①治疗原发性免疫球蛋白缺乏症，如X连锁低免疫球蛋白血症，常见变异性免疫缺陷病、免疫球蛋白G亚型缺陷病等。②治疗继发性免疫球蛋白缺陷病，如重症感染、新生儿败血症等。③治疗自身免疫性疾病，如原发性血小板减少性紫癜、川崎病等。

(3)注意事项：①本品应于2~8℃避光保存。②本药专供静脉输注用。③药液呈现混浊、沉淀或瓶子有裂纹、过期失效，均不得使用。④药物开启后，应一次输注完毕，不得分次或给第二人输注。⑤有严重酸碱代谢紊乱的患者应慎用。⑥个别患者在输注时出现一过性头痛、心慌、恶心等不良反应，可能与输注速度过快或个体差异有关，上述反应大多轻微且常发生在输液开始 1 小时内，因此输液过程中，护士需定期观察患者的整体情况和生命体征。

第三节　神经内科护理工作管理制度

一、护理人力资源紧急调配制度

为确保遇到特殊情况或人员不足时，保证日常护理工作安全、有效运行，结合实际情况，特制定以下规定。

（一）一般情况

一般情况包括护士休产假、病假、事假或离职等。

（二）特殊情况

1. 护士个人因素

影响正常工作的紧急意外情况，包括护士突发疾病、其他紧急情况等。

2. 科室工作因素

(1)科室收治批量患者。

(2)危重、大手术后患者需特护以及当日大手术患者多等。

3. 公共特殊任务

(1)承担紧急突发公共卫生事件或灾害的救治任务。

(2)接到上级指令，承担军事、社会活动的保障任务。

（三）人员调配方案

1. 个人因素不能正常工作时

本人及时报告护士长，说明具体原因、情况，由护士长安排代班人员。

2. 科室工作因素需紧急补充护理人员时

（1）原则上先由护士长进行科内调配；遇有批量患者、特护多人以上或持续时间较长，向护理部申请，护理部在全院范围内调配护士进行支援。

（2）支援时间超过三个月者或科室人员编制不足，应由护士长与科主任沟通，科室向机关提出增加人员申请，经院领导批复后，由人力资源办公室协助解决。

3. 公共特殊任务

（1）由主管院领导通知护理部在全院范围内调配护士进行支援。

（2）凡需由护理部在全院范围内统一调配护士时，护士长应积极配合、支持，不得以任何理由推诿。

（3）所抽调的护士必须按照指定时间、地点到位，不得以任何理由推诿所分配的工作。

二、护理安全管理制度

(1)建立健全各种规章制度，规范各项护理技术操作规程，落实各级护理人员岗位职责。

(2)执行安全告知流程，对住院患者进行风险评估，详细告知安全注意事项，并签订《住院患者安全告知同意书》。对危重、老年、小儿、智力低下、语言障碍、精神心理行为异常等特殊患者，必须告知患者亲属24小时留陪人，对病区存在走失风险的患者应及时签订《神经内科患者走失高危风险同意书》，规范使用各种安全警示标识，采取有效防范措施，减少不良事件发生。

(3)认真履行告知义务，为患者进行有创或侵入性操作前与患者及家属有效沟通，及时解答患者和家属有关疑问，以取得其知情、理解、合作，并适时进行记录。

(4)及时巡视病房，严密观察患者病情，严格落实"医嘱执行""查对""交接班"等核心制度，遵守技术操作规程，严防差错事故和院内感染的发生。

(5)严格执行探视及陪护制度，陌生人员来访时主动、礼貌询问，对可疑人员提高警惕，伺机报告并加强防范。

(6)加强午间、夜间病区安全防护，按规定及时锁病区大门，护士站无人时及时将药疗室、治疗室门上锁。夜间熄灯前与值班医师共同巡视病房，清点患者人数，患者不得外出外宿，否则以自动出院处理。

(7)规范病区药品管理，执行药品管理制度，毒麻药品专柜、专人、双锁保管，有基数登记，有交接记录，有使用记录。高危药品专门区域存放，警示标识醒目，使用前双人核查。抢救药品、器材做到定数量、定位置、定期检查、定人保管，处于备用状态。

(8)定期对病区护理用具、设备仪器、安全通道、门窗等进行检查，发现隐患及时上报，督促维修并做好记录。

(9)加强易燃、易爆、易损物品管理，积极进行控烟知识宣教，定期检查电源、水源、防火设施，及时维修，保证安全使用。人员熟知安全通道、灭火器、消防栓、电源总开关等设施位置，掌握失火、停电、停水、地震等突发事件应急预案。

(10)主动报告护理不良事件与缺陷，同时采取补救措施，及时组织讨论、分析，汲取教训，严防再次发生。

(11)定期对护理人员进行法律法规、职业防护、安全警示教育，增强安全责任意识，做到工作严谨、精力集中，认真履行岗位职责。

三、分级护理制度

(一)分级护理原则

第一条 确定患者的护理级别，应当以患者病情和生活自理能力为依据，并根据患者的情况变化进行动态调整。

第二条 具备以下情况之一的患者，可以确定为特级护理。

（1）病情危重，随时可能发生病情变化需要进行抢救的患者。

（2）重症监护患者。

（3）各种复杂或者大手术后的患者。

（4）严重创伤或大面积烧伤的患者。

（5）使用呼吸机辅助呼吸，并需要严密监护病情的患者。

（6）实施连续性肾脏替代治疗（CRT），并需要严密监护生命体征的患者。

（7）其他有生命危险，需要严密监护生命体征的患者。

第三条 具备以下情况之一的患者，可以确定为一级护理。

（1）病情趋向稳定的重症患者。

（2）手术后或者治疗期间需要严格卧床的患者。

（3）生活完全不能自理且病情不稳定的患者。

（4）生活部分自理，病情随时可能发生变化的患者。

第四条 具备以下情况之一的患者，可以确定为二级护理。

（1）病情稳定，仍需卧床的患者。

（2）生活部分自理的患者。

第五条 具备以下情况之一的患者，可以确定为三级护理。

（1）生活完全自理且病情稳定的患者。

（2）生活完全自理且处于康复期的患者。

（二）分级护理要点

第一条 护士应当遵守临床护理技术规范和疾病护理常规，并根据患者的护理级别和医师制订的诊疗计划，按照护理程序开展护理工作。护士实施的护理工作包括以下几点。

（1）密切观察患者的生命体征和病情变化。

（2）正确实施治疗、给药及护理措施，并观察、了解患者的反应。

（3）根据患者病情和生活自理能力提供照顾和帮助。

（4）提供护理相关的健康指导。

第二条 对特级护理患者的护理包括以下要点。

（1）严密观察患者病情变化，监测生命体征。

（2）根据医嘱，正确实施治疗、给药措施。

（3）根据医嘱，准确测量出入量。

（4）根据患者病情，正确实施基础护理和专科护理，如口腔护理、压疮护理、气道护理及管路护理等，实施安全措施。

（5）保持患者的舒适和功能体位。

（6）实施床旁交接班。

第三条 对一级护理患者的护理包括以下要点。

（1）每小时巡视患者，观察患者病情变化。

（2）根据患者病情，测量生命体征。

（3）根据医嘱，正确实施治疗、给药措施。

（4）根据患者病情，正确实施基础护理和专科护理，如口腔护理、压疮护理、气道护理及管路护理等，实施安全措施。

（5）提供护理相关的健康指导。

第四条 对二级护理患者的护理包括以下要点。

（1）每2小时巡视患者，观察患者病情变化。

（2）根据患者病情，测量生命体征。

（3）根据医嘱，正确实施治疗、给药措施。

（4）根据患者病情，正确实施护理措施和安全措施。

（5）提供护理相关的健康指导。

第五条 对三级护理患者的护理包括以下要点。

（1）每3小时巡视患者，观察患者病情变化。

（2）根据患者病情，测量生命体征。

（3）根据医嘱，正确实施治疗、给药措施。

（4）提供护理相关的健康指导。

第六条 护士在工作中应当关心和爱护患者，发现患者病情变化，应当及时与医师沟通。

四、护理查对制度

护理人员进行各项护理、检查、治疗、处置操作前、中、后必须进行查对。

（一）医嘱查对

（1）处理医嘱：按照《医嘱执行制度》进行查对。

（2）临时医嘱：记录执行时间、签全名，对医嘱有疑问时，应查对清楚后方可执行。

（3）抢救时：医师下达的口头医嘱，执行者应复述一遍后经核实无误方可执行。事后应请医师及时补开医嘱。使用过的药品空瓶，必须经另一人核对后方可弃去。

（4）长期医嘱：每周查对一次，查对时必须有护士长参加，查对完后护士长用红笔签全名。

（二）服药、注射、输液查对

（1）服药、注射、输液时要严格执行"三查八对"制度。"三查"即治疗、备药、操作、标本采集前、中、后查对。"八对"即核对床号、姓名、药名、剂量、浓度、时间、用法和效期。

（2）备药前要检查药品有无变质、瓶口有无裂痕、是否过期。如不符合要求或标签不清者，不得使用。

（3）加药后要经两人以上核对无误后方可执行。加药者、核对者及执行者须在输液瓶标贴上签名。

（4）易致过敏的药物给药前询问患者有无过敏史。使用毒、麻、限、剧药时，用后保留安瓿。用多种药时要注意有无配伍禁忌。

(5)发药或注射时,患者如提出疑问,要及时核查无误后方可执行。

(三)标本采集查对

(1)根据医嘱打印标本条码,准备相应标本容器并规范粘贴条码。

(2)根据检验项目要求采集标本,采集标本前、中、后核查患者信息,采集后再次核查标本容器信息与患者信息是否一致。

(3)标本采集完毕及时使用扫描终端记录标本采集时间并确认。

(4)与送检人员核对标本后送检。

(四)输血查对

(1)血液标本分别由两名护士分两次采集,进行血型检测,核对患者姓名、ID号、住院号、性别、年龄、血型、床号等信息。

(2)医护人员持提血单及输血申请单到血库取血,严格执行双人、双查、双签制度。查输血单与血袋标签上供血者的姓名、血型、血袋号及血量是否相符,交叉配血报告有无凝集,还应查采血日期,血液有无凝血块或溶血,并查血袋有无裂痕。

(3)输血前严格执行查对制度,双人核查受血者腕带信息和供血者相关信息及血液质量,核对受血者与血袋标签上的AB(O)血型和Rh(D)血型是否一致,并将受血者床号、姓名、血型等标注于血袋上。如有疑问,立即询问输血科工作人员,待查对清楚无误后方可输注。

(4)输血完毕保留血袋24小时,以备必要时查对。

五、护理交接班制度

(1)交接班人员严格执行"四看五查一巡视"。

(2)当班者必须在交班前完成本班各项工作,写好交班报告及各项护理记录,处理好用过的物品。如遇到特殊情况,必须做详细交代,与接班者共同做好查对方可离去。

(3)每班必须按时交接,接班者应提前到科室,阅读交班报告、护理记录、医嘱本,在接班者未明确交班内容前,交班者不得离开岗位。

(4)各班必须为下一班备好各项用物,如敷料、试管、标本瓶、注射器、常备器械、被服等。

(5)接班者发现患者病情、治疗、器械、物品交接不清时,应立即查问。因交接不清,当查不查而发生的问题由接班者负责;因工作责任心不强,该交不交而发生的问题,由交班者负责。

(6)在交接班过程中遇到抢救患者时,应共同参与抢救,由接班者负责书写抢救记录。

(7)交班报告应由当班护士书写,准确记录病区患者流动情况。

(8)交接班方式和要求。

1)晨会集体交班时,应认真听取夜班报告,做到交班本写清、口头讲清、患者床旁交接清。

2）白班、小夜班、大夜班均要进行口头及书面交接班，凡危重、大手术患者必须床旁交接。

（9）交班内容。

1）住院总人数，出入院、转科、转院、分娩、手术、死亡人数，以及新入院患者、危重患者、抢救患者、大手术前后或有特殊处置病情变化及患者思想情绪变化情况。

2）医嘱执行情况，重症护理记录，各种检查标本采集及各种处置完成情况，对未完成的工作，也应向接班者交代清楚。

3）常备贵重、毒、麻、限制药品，器械、仪器等的使用情况及数量。

4）交、接班者共同巡视病房，检查病室是否达到整洁、安静、舒适、安全的要求及各项护理制度落实情况。

5）床旁交接内容：对新入院、危重、大手术后及病情有特殊变化的患者，应床旁交接病情、检查、治疗、输液通路、皮肤、伤口、管道、床单位等情况。

附：四看五查一巡视

四看：

（1）看医嘱本：查看有无新开医嘱，医嘱是否已执行，有无留待执行的医嘱。

（2）看交班本：包括全日患者流动情况，新入院、危重、手术及有特殊变化患者的重点病情，各班次所给予的医疗处理及护理措施等是否记录正确，有无遗漏。

（3）看体温本：是否按要求测体温，有无高热或突然发热的患者。

（4）看各项护理记录是否完整、正确，有无遗漏或错误。

五查：

（1）查新入院患者的初步处理是否完善，病情有特殊变化者是否已得到及时处理。

（2）查手术前患者准备是否完善，各种需带去手术室的用物是否备齐。

（3）查危重、瘫痪患者是否按时翻身，床铺是否整洁，患者皮肤是否完好，有无压疮。

（4）查大小便失禁患者处理是否妥善，皮肤、衣被是否整洁。

（5）查大手术后患者创口有无渗血，敷料是否妥帖，是否排气排尿，引流管是否固定通畅。各项处置是否妥善、及时。

一巡视：对新入院、危重、大手术后及病情有特殊变化的患者，交、接班人员应共同巡视，进行床边交接班。

六、消毒隔离制度

1. 人员管理

（1）医务人员进入室内应衣帽整洁，不留长指甲、不戴首饰。

（2）严格执行手卫生制度，操作前后应认真洗手或手消毒。

（3）进行侵入性操作时应戴帽子、口罩，必要时戴手套，严格执行无菌操作规程。

2. 环境管理

（1）病房空气新鲜，定时开窗通风，必要时进行空气消毒。

(2)病房整洁，无污迹、灰尘；病床湿式清扫，一床一套(巾)；床头柜等物体表面每天擦，一桌一抹布，遇有污染时随时消毒。

(3)地面湿式清扫拖擦，每日2次；遇有血液、体液等污染时，应使用1000mg/L含氯消毒剂擦拭消毒。

(4)患者的被服每周至少更换1次，如遇有污染时随时更换；禁止在病房、走廊清点脏被服。

(5)清洁工具(抹布、拖把等)定点放置，分室使用，标志明显，用后清洗消毒，晾干备用。

3. 消毒隔离

(1)住院患者应按规定着装，不能随意互串病房。

(2)感染患者与非感染患者分开安置，同类感染患者相对集中，特殊感染者单独安置。

(3)无菌物品与非无菌物品分开放置，灭菌物品必须注明开启日期和失效日期，并贴有明显标识。每日检查无菌物品的有效期，失效物品及时取出并重新消毒或更换。一次性医疗用品严禁复用；可重复使用的器械及物品，使用后放置于密闭回收箱内，由消毒供应中心统一回收处理。

(4)配备合格的洗手设施和速干手消毒剂。医护人员诊疗、护理患者前后、接触污染物品后，均应洗手或手消毒。

(5)查体用具如手电、听诊器、血压计、叩诊锤等应放置在固定的位置，每次查房后消毒处理，对床单位隔离的患者应固定用具，出院时彻底消毒。

(6)进行抽血、输液操作时，做到一人一巾一带。

(7)标本运送应使用密闭运送盒，避免污染环境和病原体播散。

(8)患者出院、转科或死亡后，床单位必须进行终末消毒处理。被胎、床褥、枕芯、床垫等应采用床单位消毒机进行消毒。

(9)严格按照《医疗废物管理条例》分类收集医疗废物，密闭转运，日产日清。

七、护理抢救制度

(1)各种抢救工作由科主任、护士长负责组织和指挥。重大抢救应根据病情提出抢救方案，并呈报院领导，如涉及法律纠纷要报告有关部门。

(2)抢救器材及药品必须齐全完备。要定人保管、定位放置、定量储备，用后随时补充。值班人员必须掌握各种器械、仪器性能及使用方法。抢救物品一般不外借，以保证应急使用。

(3)参加抢救人员必须全力以赴，明确分工，紧密配合，听从指挥，坚守岗位，严格执行各项规章制度。医生未到前，护理人员应根据病情及时给氧、吸痰、测量生命体征、建立静脉通道、行人工呼吸和胸外心脏按压、配血、止血等，及时提供诊断依据。

1)严密观察病情，抢救措施及时到位，记录准确完整。

2）严格查对制度，口头医嘱护士应复诵一遍，与医生核对后执行，所有药品的空安瓿须经另一人核对方可弃去，并及时补充医嘱。

3）严格执行交接班制度，对病情变化、抢救经过、各种用药等要详细交接并记录。

4）抢救完毕，应在 6 小时内据实补记各种抢救记录及小结。

八、急救物品管理规定

急救物品、器材是急危重患者的抢救必需物品，需严格"五定"管理并保证性能良好。

1. 定位放置

急救车及车内药品、器械等按统一规定位置放置。

2. 定人管理

专人管理，负责检查、清点、补充或维护。

3. 定量配置

按照《病区急救车急救药品及物品目录》配备物品，并根据专科情况增加。药品原包装盒存放，明确标明失效期。

4. 定时检查

查点药品及物品数量、质量、性能及失效期。实行封条管理的，每两周一次，贴封条进行封存并上锁，封条上有急救车专用封条的文字标识及查对日期、检查人签字等项目；未实行封条管理的，每周查一次所有药品、物品。使用后，当班未补齐的药品、器材需醒目注明，并严格交接班，由下一班及时补充。

5. 定期消毒

无菌物品、器械定期检查、消毒。

6. 文件管理

《急救车物品定位卡》《急救药品物品清单》（包括名称、规格、剂量、数量、失效期）一式两份，急救车内、外各一份。建立《急救物品交接登记本》，急救物品每日交接并登记。

九、护理不良事件与缺陷主动报告制度

（一）护理不良事件与缺陷定义

护理不良事件是指在护理过程中意外的、不希望发生的或有潜在危险的事件。护理缺陷是指护理人员违反医疗卫生管理法律、行政法规、部门规章和诊疗护理规范、常规等发生的过失行为。护理不良事件与缺陷包括给药差错、患者跌倒、坠床、压疮、管道脱落、锐器伤、职业暴露及患者自杀、走失、化学性伤害、温度伤害等。

（二）分级标准

1 级：警告事件——非预期的死亡，或是非疾病自然进展过程中造成永久性功能丧失。

2 级：不良后果事件——在疾病医疗过程中因诊疗活动而非疾病本身造成的患者机

体与功能损害。

3 级：未造成后果事件——虽然发生错误事实，但未给患者机体与功能造成任何损害，或有轻微后果而不需任何处理可完全康复。

4 级：隐患事件——由于及时发现错误，未形成事实。

（三）报告流程与时限

所有不良事件均直接上报至护理部。1～2 级，立即上报护士长、科主任、护理部、相关职能部门；3～4 级，2 小时内报护士长，24 小时内上报护理部。

（四）电子上报、审核流程及时限

所有不良事件在护理文书系统内填写《不良事件上报表》，当事人下班前完成报表填写，并提交护士长审核。护士长在当事人提交后 24 小时之内完成审核，提交护理部。

（五）不良事件处理

（1）当事人报告护士长、主管医师。

（2）采取一切应急措施确保患者安全，最大限度降低损失和不良影响。

（3）在护理记录单上真实记录相关病情变化及处理措施。

（4）现场实物的封存与启封：凡与护理不良事件有关的病案、原始资料、样本等应妥善保存，不得涂改、伪造、隐匿和销毁，并由医患双方共同对现场实物、资料进行封存或启封。

（六）事件分析与讨论

1～2 级：科室在 2 个工作日内完成分析。3～4 级：科室在 5 个工作日内完成分析。护理部助理员和分管片区总护士长参与科室不良事件分析讨论，提出意见和建议。

由当事人描述事件的经过和结果，科室采用科学的方法（如根本原因分析法、追踪法、PDCA 循环等）进行原因分析，提出切实可行的改进措施，认真落实。科室完成讨论分析后，通过护理文书系统填写《护理不良事件分析表》，提交审核。

气管切开套管意外脱出应急预案

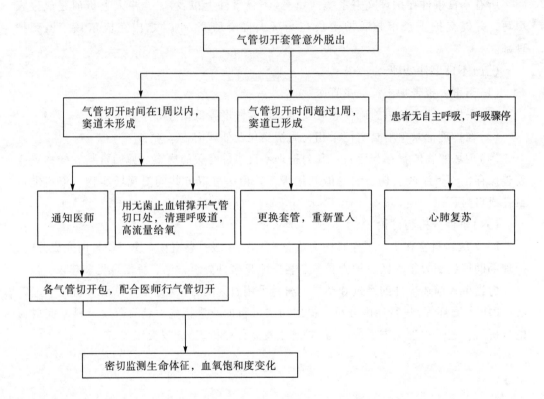

经口鼻气管插管意外脱出应急预案

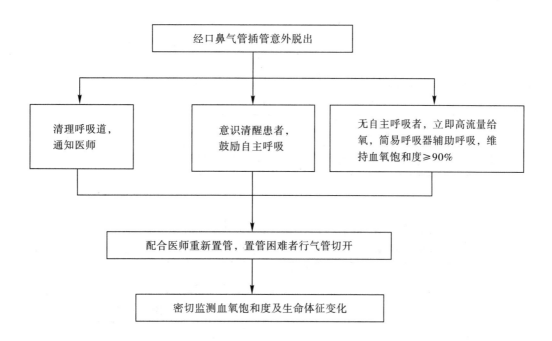

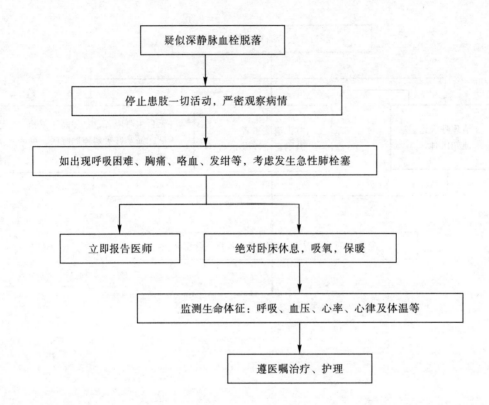

附录三

深静脉血栓脱落应急预案

疑似深静脉血栓脱落

停止患肢一切活动，严密观察病情

如出现呼吸困难、胸痛、咯血、发绀等，考虑发生急性肺栓塞

立即报告医师

绝对卧床休息，吸氧，保暖

监测生命体征：呼吸、血压、心率、心律及体温等

遵医嘱治疗、护理

附录四

中心静脉导管、深静脉导管滑脱应急预案

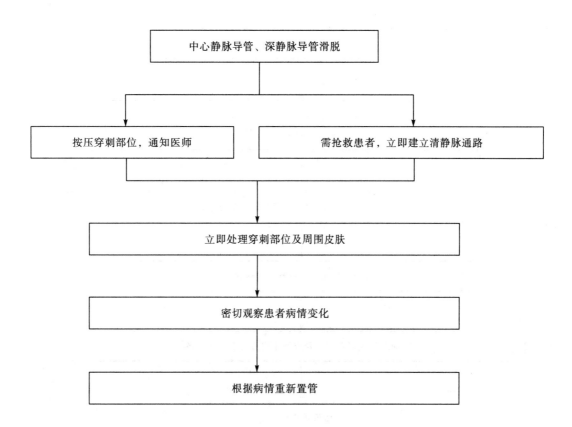

脑室引流管滑脱应急预案

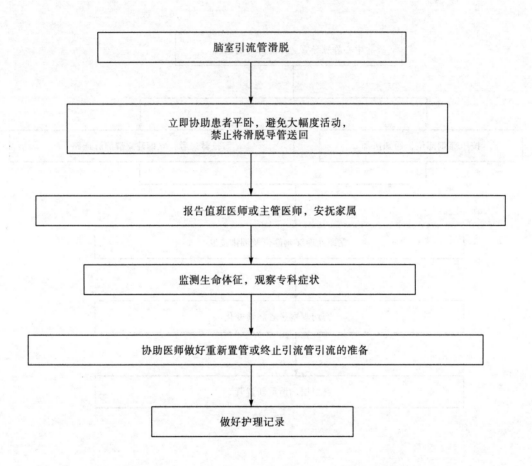

脑室引流管滑脱

↓

立即协助患者平卧，避免大幅度活动，
禁止将滑脱导管送回

↓

报告值班医师或主管医师，安抚家属

↓

监测生命体征，观察专科症状

↓

协助医师做好重新置管或终止引流管引流的准备

↓

做好护理记录

患者失踪应急预案

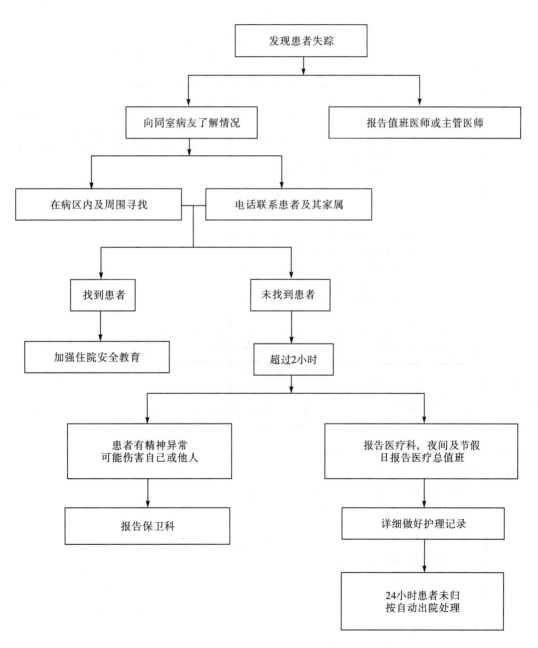

患者突发精神行为异常应急预案

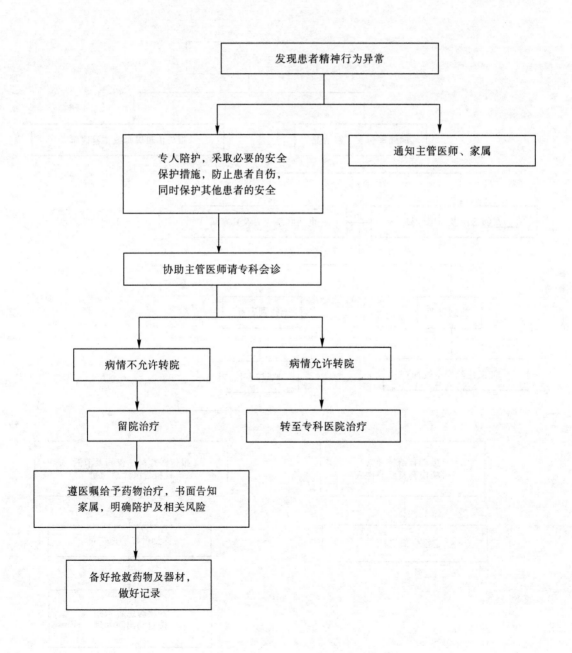

発现患者精神行为异常

专人陪护，采取必要的安全
保护措施，防止患者自伤，
同时保护其他患者的安全

通知主管医师、家属

协助主管医师请专科会诊

病情不允许转院

病情允许转院

留院治疗

转至专科医院治疗

遵医嘱给予药物治疗，书面告知
家属，明确陪护及相关风险

备好抢救药物及器材，
做好记录

附录八

患者自杀应急预案

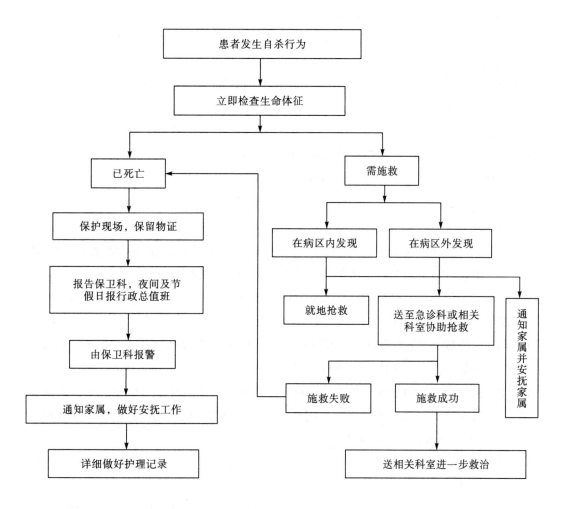

参考文献

[1]贾建平，陈生弟．神经病学［M］．8 版．北京：人民卫生出版社，2018.

[2]吴江，贾建平．神经病学［M］．3 版．北京：人民卫生出版社，2015.

[3]王笑中，焦守恕．神经系统疾病症候学［M］．北京：人民卫生出版社，1979.

[4]中国吞咽障碍康复评估与治疗专家共识组．中国吞咽障碍评估与治疗专家共识（2017 年版）［J］．中华物理医学与康复杂志，2018，40(1)：1-10.

[5]中国卒中吞咽障碍与营养管理共识专家组．中国卒中吞咽障碍与营养管理手册［J］．中华卒中杂志，2019，11(14)：1153-1169.

[6]国家卫生计生委医院管理研究所护理中心，护理质量指标研发小组．护理敏感质量指标实用手册(2016 版)［M］．北京：人民卫生出版社，2016.

[7]吴欣娟，李艳梅．神经内科护理工作指南［M］．北京：人民卫生出版社，2016.

[8]中国吞咽障碍膳食营养管理专家共识组．吞咽障碍膳食营养管理中国专家共识（2019 版）［J］．中华物理医学与康复杂志，2019，41(12)：881-888.

[9]管向东，陈德昌，严静．中国重症医学专科资质培训教材［M］．3 版．北京：人民卫生出版社，2019.

[10]中华医学会神经病学分会神经免疫学组．中国重症肌无力诊断和治疗指南（2020版)［J］．中国神经免疫学和神经病学杂志，2021，1(28)：1-2.

[11]关鸿志，崔丽英．自身免疫性脑炎诊疗的规范化势在必行［J］．中华神经科杂志，2017，50(2)：81-82.

[12]邱伟，徐雁．多发性硬化诊断和治疗中国专家共识(2018 版)［J］．中国神经免疫学和神经病学杂志，2018，25(6)：6-13.

[13]中华医学会神经病学分会，中华医学会神经病学分会神经康复学组，中华医学会神经病学分会脑血管病学组．中国脑卒中早期康复治疗指南［J］．中华神经科杂志，2017，50(6)：405-412.

[14]张素珍，吴子明．眩晕症的诊断与治疗［M］．5 版．郑州：河南科学技术出版社，2017.

[15]吴欣娟，孙红．重症医学科护理工作指南［M］．北京：人民卫生出版社，2016.

[16]张永生，郎红娟．常见护理技术操作并发症预防与护理［M］．西安：世界图书出版公司，2016.

[17]杨莘，刘芳．神经内科临床护理思维与实践［M］．北京：人民卫生出版社，2013.

[18]郑彩娥，李秀云．康复护理技术操作规程［M］．北京：人民卫生出版社，2018.

[19]燕铁斌，尹安春．康复护理学［M］．4 版．北京：人民卫生出版社，2017.

[20]王玉梅，李凌，熊莉娟，等．老年人跌倒预防临床实践指南的质量评价及内容分析[J]．中华护理杂志，2019，54(11)：1729-1734.

[21]刘捷，丁福．降低住院患者医院获得性压力损伤方案的制订及应用研究[J]．中华护理杂志，2020，55(12)：1765-1769.